中医内科学

歌诀详解

李敬孝　著

U0130052

 黑龙江科学技术出版社
HEILONGJIANG SCIENCE AND TECHNOLOGY PRESS

图书在版编目（CIP）数据

中医内科学歌诀详解 / 李敬孝著. -- 哈尔滨 ： 黑龙江科学技术出版社, 2023.5（2024.1 重印）

ISBN 978-7-5719-1191-1

Ⅰ.①中... Ⅱ.①李... Ⅲ.①中医内科学－基本知识 Ⅳ.①R25

中国版本图书馆 CIP 数据核字(2021)第 216510 号

中医内科学歌诀详解
ZHONGYI NEIKEXUE GEJUE XIANGJIE
李敬孝 著

责任编辑　焦　琰
出　　版　黑龙江科学技术出版社
地　　址　哈尔滨市南岗区公安街 70-2 号
邮　　编　150007
电　　话　（0451）53642106
传　　真　（0451）53642143
网　　址　www.lkcbs.cn
发　　行　全国新华书店
印　　刷　运河（唐山）印务有限公司
开　　本　880 mm×1230 mm　　1/32
印　　张　12.875
字　　数　350 千字
版　　次　2023 年 5 月第 1 版
印　　次　2024 年 1 月第 2 次印刷
书　　号　ISBN 978-7-5719-1191-1
定　　价　39.80 元

前 言

　　《中医内科学歌诀详解》是以普通高等教育国家级规划教材《中医内科学》为蓝本，采用七言歌诀形式编著，结合中医基础理论、中医诊断学、中药学、方剂学等基础课程，概括了中医内科学的治疗精要，并囊括了教学大纲要求掌握的全部内容。

　　中医内科学是全国中医院校专业课程体系中的主干课程，是中医及中药类相关专业本专科学生毕业考试、全国硕士研究生入学考试和全国执业医师、药师资格考试的必考科目。该门课程因内容繁多，与其他课程交集复杂，重难点理解困难，难于记忆，如何快速简便地学习记忆该门课程是师生普遍关心的问题。

　　本书按照《中医内科学》教材的框架体系分类，将每个疾病的方药证治规律细化编写成歌诀，以简驭繁，排沙简金，珠圆玉润，琅琅上口，使读者乐于习诵，便于记忆，只需熟读背诵数句简单上口的歌诀，便可迅速掌握复杂的中医内科证治要点，本书亦可作为中医院校本专科学生的应试助学的参考书，对于刚步入中医临床的医师具有很好的指导作用。

　　本书编者竭尽全力，悉数阐明李敬孝教授的学术思想，文中不足之处恳请广大读者予以斧正，使其更加完善。

著者

目　录

第一章　肺系疾病

第一节　感冒

【歌诀】

> 感冒四时风邪表，喷嚏头痛流鼻涕，
> 恶寒发热身不适，疏散外邪解表立。
> 风寒束表荆防散，风热犯表银翘需，
> 暑湿新加香薷饮，湿邪羌活胜湿宜，
> 尚有气虚参苏饮，加减葳蕤滋阴取，
> 四肢不温恶寒重，麻附细辛治阳虚。

感冒是以鼻塞、流涕、喷嚏、头痛、恶寒、发热、全身不适为主证的病症，是最常见的外感病之一。四季皆可发病，以冬春季节多见。本病又有伤风、冒风、冒寒、小伤寒、重伤风之别名。病情较轻者多为感受当令之气，称为冒风、伤风、冒寒；病情较重者多为感受非时之邪，称为重伤风。在一个时期内广泛流行、病情类似者称为时行感冒。西医学的普通感冒、急性上呼吸道感染属于本病范畴，可参照本病辨证论治；流行性感冒属于时行感冒的范畴，可部分参考本节辨证论治。

【病因病机】

1. 六淫邪气

气候突变，六淫肆虐，冷热失调，人体卫外之气未能及时应变，以致虚邪贼风伤人。

2. 时行疫毒

时行疫毒是指具有传染性的致病邪气，多因时令不正，故使天时暴厉之气流行人间。

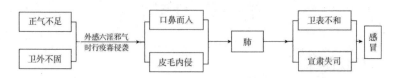

图 1-1　感冒的病因病机演变图

【辨证要点与鉴别诊断】

（一）辨证要点

表 1-1　辨实证与虚证

	实证	虚证
病性	外邪袭肺，卫表不和，肺失宣肃	素体不强，卫外不固，易反复感邪，属正虚肺卫不和
症候	有外寒束表、风热犯表、暑湿伤表之别	有气虚、阴虚、阳虚之分

表 1-2　辨风寒与风热

	风寒感冒	风热感冒
恶寒	重	轻
发热	轻	重
口渴	口不渴	口渴
出汗	无汗	少汗或有汗
咽痛	无	有
舌苔	苔薄白	苔薄黄
脉象	浮紧	浮数

表 1-3　辨兼夹证

	好发时机	症状特点
夹湿	长夏	身热不扬，头痛如裹，肢体酸痛，胸闷脘痞，舌苔腻
夹暑	夏季	身热有汗，心烦口渴，小便短赤，舌苔薄黄
夹燥	秋季	身热头痛，咽干口燥，干咳无痰或黏痰，口渴欲饮
夹食	饱食后	身热，脘痞纳呆，恶心欲呕，大便或溏，脉滑

（二）鉴别诊断

1. 温病早期

温病早期发热急骤，寒战发热甚至高热，汗出后热虽降，但脉数不静，身热旋即复起，咳嗽胸痛，头痛较剧，甚至出现神志昏迷、惊厥、谵妄等传变入里的症候。而感冒发热一般不高或不发热，病势轻，不传变，服解表药后，多能汗出热退，脉静身凉，病程短，预后良好。

2. 鼻渊

鼻渊多流浊涕腥臭，眉额骨处胀痛、压痛明显，一般无恶寒发热，病程较长，反复发作，不易痊愈。而感冒多流清涕，并无腥臭味，头痛范围不限于前额或眉骨处，寒热表证明显，急性发作，愈后症状消失。

【西医相关疾病及特征性症状】

1. 普通感冒

其病源为鼻病毒、冠状病毒、流感病毒、副流感病毒、腺病毒等。其诊断要点为：①起病较急，全身症状有发热、恶寒、全身酸痛、乏力、纳减等；局部症状有打喷嚏、鼻塞、流涕，咽部干痒、疼痛，声音嘶哑，或咳嗽等。②临床上许多感染性疾病如麻疹、猩红热、百日咳等急性传染性疾病初期都有类似症状，要注意鉴别。

3

2. 流行性感冒

其病源为流感病毒，分甲、乙、丙三型。甲型病毒抗原性变异频繁，常引起暴发或大流行。其诊断要点为：①起病急，局部症状一般较轻，全身中毒症状明显，有高热、畏寒、全身酸痛、头痛、乏力。可伴有咳嗽、咳痰。尚可见到以腹痛、恶心、呕吐、腹泻为主的流行性感冒。个别患者可并发支气管炎、细菌性肺炎、副鼻窦炎、中耳炎及单纯性疱疹等。②要注意与流行性脑膜炎及麻疹等急性传染病早期相鉴别。脑膜炎往往伴有皮肤瘀点及脑膜刺激征。中医将流行性感冒亦称为时行感冒。

【辨证论治】

（一）实证感冒

1. 风寒束表

◇临床表现：恶寒重，发热轻，无汗，头痛，肢节酸楚，甚则疼痛，鼻塞声重，打喷嚏，时流清涕，咽痒，咳嗽，痰白稀薄；舌苔薄白，脉浮或浮紧。

◇治法：辛温解表，宣肺散寒。

◇代表方：荆防败毒散。

◇**歌诀：荆防败毒茯苓草，枳桔柴前羌独芎。**

本方由荆芥、防风、茯苓、独活、柴胡、前胡、川芎、枳壳、羌活、桔梗、薄荷、甘草组成。若恶寒甚，可加麻黄、桂枝；若鼻塞流涕重者，加辛夷、苍耳子；若周身酸痛，加独活；若头项强痛，加白芷、葛根；若咽痒咳嗽明显，加细辛、金沸草；若兼有胸闷痞满，不思饮食，舌白腻，可加广藿香、苍术、厚朴。

2. 风热犯表

◇临床表现：身热较著，微恶风，汗泄不畅，咽干甚至咽痛，鼻塞，流黄浊涕，头胀痛，咳嗽，痰黏或黄，口干欲饮；舌尖红，舌苔白干或薄黄，脉浮数。

◇治法：辛凉解表，疏风清热。

◇代表方：银翘散。

◇歌诀：**银翘散主上焦疴，竹叶荆蒡豉薄荷，**
甘桔芦根凉解法，清疏风热煮无过。

本方由金银花、连翘、竹叶、荆芥穗、牛蒡子、淡豆豉、薄荷、甘草、桔梗、芦根组成。若发热甚，加黄芩、石膏、大青叶；若头胀痛甚，加桑叶、菊花、蔓荆子；如咽喉肿痛，加山豆根、玄参；若咳嗽，痰黄稠，加黄芩、浙贝母、瓜蒌皮；若口渴多饮，加天花粉、知母。

3. 暑湿伤表

◇临床表现：发热，微恶风，身热不扬，汗出不畅，肢体困重或酸痛，头重如裹，胸闷脘痞，纳呆，鼻塞，流浊涕，心烦口渴，大便或溏，小便短赤，舌苔白腻或黄腻，脉濡数或滑。

◇治法：清暑祛湿解表。

◇代表方：新加香薷饮。

◇歌诀：**三物香薷豆朴先，散寒化湿功效兼，**
若益银翘豆易花，新加香薷祛暑煎。

本方由香薷、金银花、连翘、厚朴、鲜扁豆组成。若暑热偏盛，加黄连、青蒿、鲜荷叶清暑泄热；若肢体酸重，疼痛较甚，加藿香、佩兰；若胸闷脘痞，腹胀、便溏，加苍术、草豆蔻、法半夏、陈皮；若小便短赤，加滑石、甘草、赤茯苓。

4. 湿邪感冒

◇临床表现：头目沉重，身热不扬，恶寒，周身酸重，口淡无味，胸闷如痞，时或恶心、呕吐，腹胀便溏，舌苔滑腻，脉象沉濡。

◇治法：健脾利湿，分消走泄。

◇代表方：藿朴夏苓汤加减。

◇**歌诀：藿朴夏苓泻猪苓，豆豉杏蔻苡薏仁，**
　　　　　　　湿温初起身寒热，胸闷倦怠宜煎烹。

　　本方由鲜佩兰、鲜藿香、大豆黄卷、苏叶、草豆蔻、马尾连、冬瓜皮、厚朴、姜半夏组成。藿香、佩兰、紫苏叶芳香走窜，祛除表湿，且又能醒脾和胃宽中；草豆蔻、马尾连、厚朴苦温燥湿，行气除胀；马尾连苦温燥湿，兼除蕴热；姜半夏辛温燥湿，蠲饮和胃止呕；半夏之辛，配马尾连或黄连之苦，辛开苦降，调理脾胃，疏调气机而除痞满；大豆黄卷、冬瓜皮渗利湿邪，使其从小便分消。内外兼治，湿邪祛，脾胃健，气机畅，则呕止胀消，病渐除矣。若呕吐较重者，加生姜汁 2~3 滴冲入药内；表邪较重，头巅作痛，恶寒、体痛者，加藁本、香薷；腹痛作泄者，加木香、灶心土。

5. 气虚感冒

　　◇**临床表现：**恶寒较甚，或并发热，鼻塞，流涕，气短，乏力，自汗，咳嗽，痰白，咳痰无力，平素神疲体弱，或易感冒，舌淡苔薄白，脉浮无力。

　　◇**治法：**益气解表，调和营卫。

　　◇**代表方：**参苏饮。

　　◇**歌诀：参苏饮内用陈皮，枳壳前胡半夏齐，**
　　　　　　　姜葛枣香甘桔茯，气虚外感此方宜。

　　本方由人参、茯苓、甘草、紫苏叶、葛根、前胡、桔梗、半夏、陈皮、枳壳、木香、生姜、大枣组成。若乏力，自汗，动则加重，可加黄芪、白术、防风；若畏寒，四肢欠温，加细辛、熟附子。

6. 阴虚感冒

　　◇**临床表现：**身热，微恶风寒，无或微汗或盗汗，干咳少痰，头昏，心烦，口干，甚则口渴，舌红少苔，脉细。

　　◇**治法：**滋阴解表。

　　◇**代表方：**加减葳蕤汤。

　　◇**歌诀：加减葳蕤用白薇，豆豉生姜桔梗随，**
　　　　　　　草枣薄荷八味共，滋阴发汗功可慰。

本方由玉竹、白薇、葱白、淡豆豉、薄荷、桔梗、炙甘草、大枣组成。若心烦口渴较甚，加北沙参、栀子、天花粉；若盗汗明显，加煅牡蛎、糯稻根；若咳嗽痰少，加百部、炙枇杷叶；若纳差食少，加神曲、炒麦芽、鸡内金。

7. 阳虚感冒

◇临床表现：恶寒重，发热轻，头痛身痛，无汗，面色㿠白，语声低微，四肢不温；舌质淡胖，苔白，脉沉细无力。

◇治法：助阳解表。

◇代表方：麻黄附子细辛汤。

本方由麻黄、附子、细辛组成。若咳嗽痰白，咳痰无力，可加苦杏仁、干姜、法半夏；若全身酸痛，头重如裹，可加苍术、薏苡仁、羌活、独活。

第二节　咳嗽

【歌诀】

> 咳为肺病气上逆，外感内伤两大纲，
> 风寒三拗止嗽用，热菊燥杏俱有桑，
> 三子二陈法中土，清金化痰痰热方，
> 肝火泻白芩黛蛤，肺阴亏虚沙麦尝。

咳嗽是以发出咳声或伴有咳痰为主证的一种肺系病症。它既是肺系疾病中的一个症状，又是独立的一种疾病。有声无痰为咳，有痰无声为嗽，临床上多表现为痰声并见，难以截然分开，故以咳嗽并称。西医中的急性支气管炎、慢性支气管炎、咳嗽变异型哮喘等以咳嗽为主要症状的疾病均属本病范畴，可参照本节辨证论治。

【病因病机】

1. 外邪袭肺

外感六淫，从口鼻或皮毛而入，使肺气被束，肺失肃降，《河间六书·咳嗽论》谓"寒、暑、燥、湿、风、火六气，皆令人咳嗽"即是此意。由于四时生气不同，因而人体所感受的致病外邪亦有区别。风为六淫之首，其他外邪多随风邪侵袭人体，所以外感咳嗽常以风为先导，或挟寒，或挟热，或挟燥，其中尤以风邪挟寒者居多。张景岳说："六气皆令人咳，风寒为主。"

2. 内邪干肺

脏腑功能失于调节，影响及肺。可分其他脏腑病变涉及于肺和肺脏自病两端。他脏及肺的咳嗽，可因情志刺激，肝失条达，气郁化火，气火循经上逆犯肺；或由饮食不当，嗜食烟酒、辛辣助火之品，熏灼肺胃，灼津生痰；过食肥甘厚味，致使脾失健运，痰浊内生，上干于肺，阻塞气道，均可使肺气上逆而作咳。因肺脏自病者，常由肺系多种疾病迁延不愈，肺脏虚弱，阴伤气耗，肺主气的功能失常，以致肃降无权，而上逆作咳。

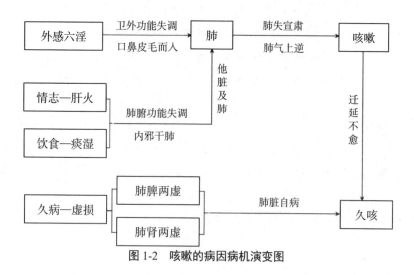

图 1-2　咳嗽的病因病机演变图

【辨证要点及鉴别诊断】

（一）辨证要点

表1-4　辨外感与内伤

	外感咳嗽	内伤咳嗽
病程	多为新病，病程短	多为久病，病程长
病势	常突然发生，病势急	常反复发生，病势缓
辨兼夹证	常伴有鼻塞流涕、恶寒发热、全身酸痛等肺卫表证	可伴有其他脏腑兼证
虚实	一般属于邪实	多为虚实夹杂，本虚标实

（二）鉴别诊断

1. 肺痨

因感染痨虫所致，以咳嗽、咯血、潮热、盗汗以及身体逐渐消瘦为主证，而咳嗽以发出咳声或伴有咳痰为主要临床表现，多不伴有咯血、消瘦等。

2. 肺胀

多见于老年人，有慢性肺系疾病史，以咳嗽、咳痰、喘息气促、胸部膨满、憋气如塞、面色晦暗为特征，或见唇舌发绀，颜面四肢水肿，症状反复发作，时轻时重，经久不愈。咳嗽的症状以咳嗽、咳痰为主，病程可长可短，但咳嗽日久可发展为肺胀。

3. 肺痈初期

多表现为发热，微恶寒，咳嗽，胸痛，咳时剧甚，呼吸不利，咯白色黏痰，痰量日渐增多，苔薄黄，脉浮滑而数。而风热咳嗽表现为咳嗽较剧，气粗或咳声嘶哑。喉燥咽痛，咯痰不爽。痰黏稠或稠黄，咳时汗出，常伴鼻流黄涕，口渴头痛，肢体酸楚，恶风，身热等表证，舌苔薄黄，脉浮数或浮滑。经正确及时治疗后，多在气分缓解。风热咳嗽，经1周身热不退或退而复生，咳吐浊痰，应进一步考虑肺痈之可能。

【西医相关疾病及特征性症状】

1. 急性支气管炎

急性支气管炎是生物性或非生物性致病因素引起的支气管黏膜急性炎症，为一个独立病症，与慢性支气管炎不存在内在联系。本病属常见病、多发病，尤以小儿和老年多见，多为上呼吸道病毒感染引起。受凉为主要原因，秋冬为本病多发季节，寒冷地区也多见，在流感流行时，本病的发生率更高。

2. 慢性支气管炎

慢性支气管炎是气管、支气管黏膜及周围组织的慢性非特异性炎症。临床以咳嗽、咳痰为主要症状，每年发病持续3个月，连续2年或2年以上。

3. 急性喉炎

哮吼样咳嗽，有时伴有高热，常在夜间突然憋醒，伴有吸气时喉哮鸣，呼吸困难。喉镜检查：喉充血，声带肿胀，有黏液性分泌物，喉腔狭小。

4. 肺结核

咳嗽，痰中带血，胸痛，呼吸困难或发绀，伴发热，长期低热或潮热，盗汗，倦怠乏力，面颊潮红等。听诊往往在肺上部出现呼吸音减低、湿啰音。痰液中可找到结核杆菌。血沉增快，结核菌素试验呈阳性。肺部X线检查可确诊。

5. 支气管扩张

反复咳嗽，病程较长。咳浓痰，继发感染时加重，痰液静置可分三层，上层为泡沫，中层为黏液，下层为脓块。咯血量一般由少至多，多呈鲜红色。叩诊病变部位湿啰音，呼吸音减低，叩诊音浊。胸平片肺纹理增多、紊乱，或见环状、条状透明阴影。

【辨证论治】

（一）外感咳嗽

1. 风寒袭肺

◇临床表现：咳嗽声重，气急，咽痒，咳白稀痰，常伴鼻塞，流清涕，头痛，肢体酸楚，恶寒发热，无汗，舌苔薄白，脉浮或浮紧。

◇治法：疏风散寒，宣肺止咳。

◇代表方：三拗汤合止嗽散。

◇**歌诀：三拗汤用麻杏草，宣肺平喘效不低。**

◇**歌诀：止嗽散用百部菀，白前桔草荆陈研。**

三拗汤由麻黄、杏仁、甘草、生姜组成；止嗽散由桔梗、荆芥、紫菀、百部、白前、陈皮、甘草组成。前方以宣肺散寒为主，后方以疏风润肺为主。若咽痒咳嗽较甚，加金沸草、细辛、五味子；若鼻塞声较重，加辛夷、苍耳子；若咳痰黏腻，加法半夏、厚朴、茯苓；若素有寒饮伏肺，兼见咳嗽上气、痰液清稀、胸闷气急、舌淡红、苔白而滑、脉浮紧或弦滑者，治以疏风散寒，温化寒饮，可改投小青龙汤。

肺有郁热，复感风寒所致的咳嗽，称为"寒包火"，亦名寒暄，多发生在秋冬之交。秋天炎热，秋燥过盛，骤加风寒所致。症状呈现寒热并见，既有恶寒、体痛、咳嗽、鼻塞等表寒现象，又有口干渴、尿黄、大便干燥等里热现象，甚则可有高热、头痛、周身关节肌肉酸痛、咽部干痛、咳嗽少痰、舌红苔黄等症。多数患者的临床表现有如下特点：鼻流清涕而鼻中出气觉热或干燥，咳紧特甚，牵引胸痛，其声重粗，痰不易出，色白而少，久咳或稍挟黄痰，甚则带血，口干不多饮或喜热饮。当治以散风寒，清里热。用麻杏石甘汤、柴葛解肌汤和荆防败毒散加减。

2. 风热犯肺

◇临床表现：咳嗽频剧，气粗或咳声嘶哑，喉燥咽痛，咳痰不爽，痰黏稠或黄，常伴鼻流黄涕，口渴，头痛，恶风，身热；苔薄黄，脉浮数或浮滑。

◇治法：疏风清热，宣肺止咳。

◇代表方：桑菊饮。

◇歌诀：**桑菊饮中桔杏翘，芦根甘草薄荷饶；**
清疏肺卫轻宣剂，风温咳嗽服之消。

本方由桑叶、菊花、苦杏仁、连翘、薄荷、桔梗、芦根、甘草组成。若咳甚，加浙贝母、枇杷叶；若肺热甚，加黄芩、鱼腥草；若咽痛，加牛蒡子、射干；若热伤肺津，咽燥口干，舌质红，加南沙参、天花粉、芦根；若痰中带血，加白茅根、藕节；若兼夹暑湿，症见咳嗽胸闷、心烦口渴、尿赤、舌红苔腻、脉濡数，加滑石、鲜荷叶。

3. 风燥伤肺

◇临床表现：干咳无痰，或痰少而黏，不易咳出，或痰中带有血丝，咽喉干痛，口鼻干燥，初起或伴有少许恶寒，身热头痛；舌尖红，苔薄白或薄黄而干，脉浮数或小数。

◇治法：疏风清肺，润燥止咳。

◇代表方：桑杏汤。

◇歌诀：**桑杏汤中浙贝宜，沙参栀豉与梨皮；**
干咳鼻涸又身热，清宣凉润燥能祛。

本方由桑叶、苦杏仁、北沙参、浙贝母、淡豆豉、栀子、梨皮组成。若津伤较甚，舌干红苔少，加麦冬、南沙参；若痰中带血，加白茅根、侧柏叶；若痰黏难出，加紫菀、瓜蒌子；若咽痛明显，加玄参、马勃。若属温燥伤肺重症，症见身热头痛，干咳无痰，气逆而喘，咽干鼻燥，心烦口渴，可改投清燥救肺汤；若痰质清稀，恶寒无汗，苔薄白而干，脉浮弦，为凉燥犯肺，可改投杏苏散。

（二）内伤咳嗽

1. 痰湿蕴肺

◇临床表现：咳嗽反复发作，咳声重浊，因痰而嗽，痰出则咳缓，痰多色白，黏腻或稠厚成块，每于早晨或食后则咳甚痰多，胸闷脘痞，纳差乏力，大便时溏；舌苔白腻，脉濡滑。

◇治法：燥湿化痰，理气止咳。

◇代表方：二陈平胃散合三子养亲汤。

◇歌诀：**二陈汤用半夏陈，苓草梅姜一并存；**
　　　　利气祛痰兼燥湿；湿痰为患此方珍。

◇歌诀：**平胃散内君苍术，厚朴陈草姜枣煮。**
　　　　燥湿运脾又和胃，湿滞脾胃胀满除。

◇歌诀：**三子养亲莱芥苏。**

二陈平胃散由制半夏、陈皮、茯苓、甘草、苍术、厚朴组成。三子养亲汤由白芥子、莱菔子、紫苏子组成。前方燥湿化痰，理气和中；后方降气化痰。若寒痰较重，痰黏白如沫，畏寒背冷，加干姜、细辛；若咳逆气急，痰多胸闷，加旋覆花、白前；若久病脾虚，神疲倦怠，加黄芪、党参、白术。

2. 痰热郁肺

◇临床表现：咳嗽气粗，喉中可闻及痰声，痰多黄稠或黏厚，咳吐不爽，或有热腥味，或夹有血丝，胸胁胀满，咳时引痛，常伴面赤，或有身热，口干欲饮；舌红，苔薄黄腻，脉滑数。

◇治法：清热化痰，肃肺止咳。

◇代表方：清金化痰汤。

◇歌诀：**清金化痰肺热吃，芩草蒌仁与山栀；**
　　　　桔梗云苓广橘红，桑皮二母麦冬施。

本方由桑白皮、黄芩、栀子、知母、浙贝母、瓜蒌子、桔梗、橘红、茯苓、麦冬、甘草组成。若痰热较甚，咳黄脓痰或痰有热腥味，可加鱼腥草、鲜竹沥、薏苡仁、冬瓜子；若胸闷咳逆，痰多，便秘，加葶苈子、大黄、芒硝；若口干明显，舌红少津，加北沙参、麦冬、天花粉。

3. 肝火犯肺

◇临床表现：上气咳逆阵作，咳时面红目赤，引胸胁作痛，咽干口苦，常感痰滞咽喉而咳之难出，量少质黏，或痰如絮条，症状可随情绪波动而增减，舌红，苔薄黄少津，脉弦数。

◇治法：清肺泻肝，化痰止咳。

◇代表方：黄芩泻白散合黛蛤散。

◇歌诀：**泻白桑皮地骨皮，粳米甘草四般宜；**
　　　　清泻肺热平和剂，热伏肺中喘咳医。

黄芩泻白散由黄芩、桑白皮、地骨皮、甘草组成。黛蛤散由青黛、海蛤壳组成。前方顺气降火，清肺化痰；后方清肝化痰。若咳嗽频作，痰黄，加栀子、牡丹皮、浙贝母；若胸闷气逆，加枳壳、旋覆花；若咳时引胸胁作痛明显，加郁金、丝瓜络；若痰黏难咳，加浮海石、浙贝母、瓜蒌子；若咽燥口干，舌红少津，加北沙参、天冬、天花粉。

4. 肺阴亏虚

◇临床表现：干咳，咳声短促，痰少质黏色白，或痰中带血丝，或声音逐渐嘶哑，口干咽燥，午后潮热，颧红盗汗，常伴日渐消瘦，神疲乏力，舌红少苔，脉细数。

◇治法：养阴清热，润肺止咳。

◇代表方：沙参麦门冬汤。

◇歌诀：**沙参麦冬扁豆桑，玉竹花粉甘草襄；**
　　　　秋燥耗津伤肺胃，咽涸干咳最堪尝。

本方由沙参、麦冬、天花粉、玉竹、桑叶、白扁豆、甘草组成。若咳而气促明显，加五味子、诃子；若痰中带血，加牡丹皮、白茅根、仙鹤草；若潮热明显，加功劳叶、银柴胡、青蒿、胡黄连；若盗汗明显，加乌梅、牡蛎、浮小麦；若咳吐黄痰，加海蛤壳、黄芩、知母；若手足心热，腰膝酸软，加黄柏、女贞子、墨旱莲；若倦怠无力，少气懒言，加党参、五味子。

5. 肺肾两亏

◇临床表现：体质薄弱，面色黧黑，头晕健忘，咳嗽无力，呼多吸少，气不接虚，或见汗出肢冷，面青，形体疲惫，颧红，手足心热，舌红干瘦欠润，脉沉软或见脉沉细。本证多见于老年人。

◇治法：填精补肾，敛肺止咳。

◇代表方：都气丸加减。

◇歌诀：地八山山四，苓泽丹皮三，再加五味子，名为都气丸。

本方由熟地黄、补骨脂、金毛狗脊、蜜百合、白芍、芡实、生牡蛎、五味子、款冬花组成。方中熟地黄、补骨脂、金毛狗脊、芡实等补肾填精，温补肾阳；百合补肺肾，止咳嗽；生牡蛎镇咳化痰；五味子敛肺止咳；款冬花止咳化痰。

第三节　哮病

【歌诀】

哮病发作痰鸣喘，宿根新邪肺不宣，
邪实正虚辨标本，发作缓解两期观。
发作期证辨寒热，寒用射麻热定喘，
缓解期证分四型，肺脾肾虚热与寒，
肺虚玉屏脾六君，肾虚肾气都气参，
寒包热用厚朴麻，或用石膏青龙煎。

哮病，又称哮证。是以喉中哮鸣有声、呼吸困难、甚则喘息不能平卧为主证的反复发作性肺系疾病。后世医家鉴于哮必兼喘，故又称哮喘，而喘未必兼哮，为与喘证区分，故定名为哮病、哮证。

【病因病机】

1. 外邪侵袭

外感风寒或风热之邪，未能及时表散，邪蕴于肺，壅阻肺气，气不布津，聚液生痰。如《临证指南医案·哮》曾云："宿哮……沉痼之病……寒入背腧，内合肺系，宿邪阻气阻痰。"其他如吸入花粉、烟尘，影响肺气的宣降，津液凝聚，痰浊内蕴，亦可导致哮病。

2. 饮食不当

贪食生冷，寒饮内停，或嗜食酸咸甘肥，积痰蒸热，或因进食海膻发物，而致脾失健运，饮食不归正化，痰浊内生，上干于肺，壅阻肺气，亦可致成哮病。《医碥·喘哮》云："哮者……得之食味酸咸太过，渗透气管，痰入结聚，一遇风寒，气郁痰壅即发。"故古有"食哮""鱼腥哮""卤哮""糖哮""醋哮"等名。

3. 情志刺激

情志失调，悄怀不遂，忧思气结，肝失调达，气失疏泄，肺气痹阻，或郁怒伤肝，肝气上逆于肺，肺气不得肃降，升多降少，气逆而喘。

4. 体虚病后

素质不强，或病后体弱，如幼年患麻疹、顿咳，或反复感冒，咳嗽日久等，以致肺气耗损，气不化津，痰饮内生；或阴虚火盛，热蒸液聚，痰热胶固。素质不强者多以肾为主，而病后导致者多以肺为主。

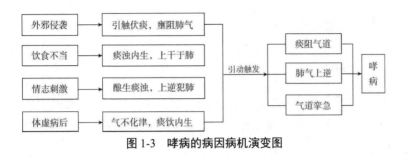

图 1-3　哮病的病因病机演变图

【辨证要点与鉴别诊断】

（一）辨证要点

表 1-5　辨发作期与缓解期

	发作期	缓解期
声息	喘哮气粗声高	喘哮气怯声低
呼吸	呼吸深长，呼出为快	呼吸短促难续，吸气不利
脉象	有力	沉细或沉数

表 1-6　辨寒热

	寒哮	热哮
症状	气促哮鸣，痰稀色白，面色晦暗，口不渴或渴喜热饮，形寒畏冷	气粗息涌，痰稠色黄，面赤口苦，渴喜冷饮，不恶寒
舌脉象	舌苔薄白或薄滑，脉弦紧或浮紧	舌红苔黄，脉滑数或弦滑

　　哮病总为邪实正虚之证，当辨虚实寒热。发时以邪实为主，多见寒哮、热哮，也可见寒包热、风痰、虚哮等兼证，还要注意寒痰、热痰之分，是否兼表之别；未发时以正虚为主，宜辨阴阳之偏虚，肺、脾、肾之所属。若日久不愈，虚实错杂，当辨主次，按病程新久及全身症状辨别。

（二）鉴别诊断

1. 喘证

哮病和喘证都有呼吸急促的表现。哮必兼喘，但喘未必兼哮，哮指声响言，以反复发作，喉中哮鸣有声为主要临床特征；喘指气息言，有急慢性之分，以呼吸气促困难为主要临床特征。

2. 支饮

支饮为饮留胸膈，虽然也可表现出痰鸣气喘的症状，但多由慢性咳嗽经久不愈，逐渐加重而成咳喘，病势时轻时重，发作与间歇的界限不清，以咳嗽和气喘为主。

【西医相关疾病及特征性症状】

1. 支气管哮喘

出现广泛而多变的可逆性呼气气流受限，导致反复发作的喘息、气促、胸闷和（或）咳嗽等症状。

2. 急性喉炎

多发生于小儿，发热，哮吼样咳嗽，声音嘶哑，表现为吸气性呼吸困难，吸气时胸骨上窝、肋间隙、肋下及剑突下凹陷。呼吸困难常呈昼轻夜重。喉镜检查无灰白色假膜。如发现有白色假膜，应与白喉鉴别。

【辨证论治】

（一）发作期

1. 寒哮

◇临床表现：呼吸急促，喉中哮鸣有声，胸膈满闷如塞；咳不甚，痰稀薄色白，咳吐不爽，面色晦暗带青，口不渴或渴喜热饮，天冷或受寒易发，形寒畏冷，初起多兼恶寒、发热、头痛等表证；舌苔白滑，脉弦紧或浮紧。

◇证机概要：寒痰伏肺，遇感触发，痰升气阻，肺失宣畅。

◇治法：宣肺散寒，化痰平喘。

◇代表方：射干麻黄汤。

◇歌诀：**射干麻黄亦治水，不在发表在宣肺；**
姜枣细辛款冬花，紫菀半夏加五味。

本方由射干、麻黄、细辛、生姜、紫菀、款冬花、大枣、半夏、五味子组成。若痰涌气逆，不得平卧，可加葶苈子、紫苏子、杏仁、白前、橘皮等；若咳逆上气，汗多，加白芍；若表寒里饮，寒象较重，可改用小青龙汤治疗。

2. 热哮

◇临床表现：气粗息涌，咳呛阵作喉中，喉中哮鸣，胸高胁胀，烦闷不安；汗出口渴喜饮，面赤口苦，咳痰色黄或白、黏浊稠厚，咳吐不利，不恶寒；舌质红、苔黄腻，脉滑数或弦滑。

◇治法：清热宣肺，化痰定喘。

◇代表方：定喘汤。

◇歌诀：**定喘白果与麻黄，款冬半夏白皮桑；**
苏子黄芩甘草杏，宣肺平喘效力彰。

本方由白果、杏仁、麻黄、紫苏子、半夏、款冬花、桑白皮、黄芩、甘草组成。若表寒外束，肺热内郁，加石膏配麻黄解表清里；肺气壅实，痰鸣息涌，不得平卧，加葶苈子、地龙；肺热壅盛，咳痰稠黄，加海蛤壳、射干、知母、鱼腥草；大便秘结，可加大黄、芒硝、全瓜蒌、枳实；病久热盛伤阴，气急难续，痰少质黏，口咽干燥，舌红少苔，脉细数，养阴清热化痰，加沙参、知母、天花粉。

（二）缓解期

1. 肺虚证

◇临床表现：喘促气短，语声低微，面色㿠白，自汗畏风；咳痰清稀色白，多因气候变化而诱发，发前喷嚏频作，鼻塞流清涕；脉细弱或虚大。

◇治法：补肺益气。

◇代表方：玉屏风散加味。

◇**歌诀：芪术防风鼎足形。**

本方由黄芪、白术、防风组成。若恶风明显，加用桂枝汤；阳虚甚者，加附子；痰多加前胡、杏仁。若气阴两虚，呛咳，痰少质黏，口咽干，舌质红，可用生脉散加沙参、玉竹、黄芪。

2. 脾虚证

◇临床表现：倦怠无力，食少便溏，面色萎黄无华；痰多而黏，咳吐不爽，胸脘满闷，恶心纳呆；或食油腻易腹泻，每因饮食不当而诱发；舌质淡，苔白滑或腻，脉细弱。

◇治法：健脾益气。

◇代表方：六君子汤。

◇**歌诀：四君子汤中和义，参术茯苓甘草比；**
**　　　　益以夏陈名六君，健脾化痰又理气。**

本方由人参、白术、茯苓、甘草、陈皮、半夏组成。若脾阳不振，形寒肢冷，加附子、干姜；若中虚喘哮，痰壅气滞，加三子养亲汤；若脾虚气陷，少气懒言，可改用补中益气汤加减治疗。

3. 肾虚证

◇临床表现：平素息促气短，动则为甚，呼多吸少；咳痰质黏起沫，脑转耳鸣，腰酸腿软，心慌，不劳而累；或五心烦热，颧红，口干；或畏寒肢冷，面色苍白；舌淡苔白质胖，或舌红少苔，脉沉细或细数。

◇治法：补肾纳气。

◇代表方：金匮肾气丸或七味都气丸。

◇**歌诀：金匮肾气治肾虚，熟地淮药及山萸；**

丹皮苓泽加附桂，引火归元热下趋。

金匮肾气丸由附子、桂枝、干地黄、山茱萸、山药、茯苓、牡丹皮、泽泻组成；七味都气丸由熟地黄、山茱萸、山药、泽泻、牡丹皮、五味子组成。前方偏于温补肾阳，后方偏于益肾纳气。阳虚甚，酌加附片、肉桂、补骨脂、淫阳藿、鹿角片；阴虚甚，加生地黄、冬虫夏草；若肾失纳气，气不归元，加蛤蚧、胡桃肉、沉香。

4. 寒包热哮

◇临床表现：喉中哮鸣有声，胸膈烦闷，呼吸急促，喘咳气逆，咯痰不爽，痰黏色黄，或黄白相兼，烦躁，发热，恶寒，无汗，身痛，口干欲饮，大便偏干，舌苔白腻罩黄，舌尖边红，脉弦紧。

◇治法：解表散寒，清化痰热。

◇代表方：小青龙加石膏汤或厚朴麻黄汤加减。

◇**歌诀：小小青龙最有功，风寒束表饮停胸；**

细辛半夏甘和味，姜桂麻黄芍药同。

◇**歌诀：厚朴麻黄小青龙，桂芍去麦膏杏从；**

重于养正轻利水，主治喘满显其功。

小青龙加石膏汤具有祛风寒、宣肺气、豁痰热之功效。主治肺胀、咳而上气，烦躁而喘，心下有水气，脉浮者。由麻黄、芍药、细辛、干姜、甘草、桂枝、半夏、五味子、石膏组成。厚朴麻黄汤能宣肺降逆、化饮止咳。由厚朴、麻黄、半夏、五味子、细辛、干姜、杏仁、石膏、小麦组成。前方用于外感风寒，饮邪内郁化热，而以表寒为主，喘咳烦躁者；后方用于饮邪迫肺，夹有郁热、咳逆喘满、烦躁而表寒不显者。表寒重者加桂枝、细辛；喘哮，痰鸣气逆，加射干、葶苈子、紫苏子祛痰降气平喘；痰吐稠黄胶黏，加黄芩、前胡、瓜蒌皮等清化痰热。

第四节 喘证

【歌诀】

喘分虚实肺肾关，张口抬肩鼻翼煽，
风寒麻黄与华盖，表寒肺热麻石甘，
痰热郁肺桑白皮，痰浊二陈三子联，
肝气乘肺五磨饮，真武葶苈逐水泛，
肺虚生脉补肺汤，肾虚肾气参蛤散，
肺肾两虚苏降气，喘脱参附黑锡丹。

喘证是以呼吸困难，甚至张口抬肩，鼻翼煽动，不能平卧为特征的病症。喘证的症状轻重不一，轻者仅表现为呼吸困难，不能平卧；重者稍动则喘息不已，甚则张口抬肩，鼻翼煽动；严重者，喘促持续不解，烦躁不安，面青唇紫，肢冷，脉浮大无根，发为喘脱。西医学中的肺炎、慢性阻塞性肺疾病、肺源性心脏病、心源性哮喘等属于本病范畴，可参照本病辨证论治；肺结核、矽肺等发生呼吸困难时，也可参考本节辨证论治。

【病因病机】

1. 外邪侵袭

外感风寒或风热之邪，未能及时表散，邪蕴于肺，壅阻肺气，肺气不得宣降，因而上逆作喘。

2. 饮食不当

恣食生冷、肥甘，或嗜酒伤中，脾失健运，痰浊内生；或急慢性疾病影响于肺，致肺气受阻，气津失布，津凝痰生，痰浊内蕴，上阻肺气，肃降失常，发为喘促。

3. 情志失调

捎怀不遂，忧思气结，肝失调达，气失疏泄，肺气痹阻，或郁怒伤肝，肝气上逆于肺，肺气不得肃降，升多降少，气逆而喘。

4. 劳欲久病

肺系久病，咳伤肺气，或久病脾气虚弱，肺失充养，肺之气阴不足，以致气失所主而喘促。若久病迁延，由肺及肾，或劳欲伤肾，精气内夺，肺之气阴亏耗，不能下荫于肾，肾之真元伤损，根本不固，则气失摄纳，上出于肺，出多入少，逆气上奔为喘。

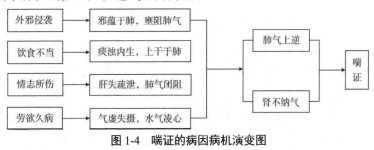

图 1-4　喘证的病因病机演变图

【辨证要点与鉴别诊断】

（一）辨证要点

表 1-7　辨虚实

	实喘	虚喘
呼吸	深长有余，呼出为快	短促难续，深吸为快
声音	气粗声高	气怯声低
兼证	痰鸣咳嗽	少有咳痰
脉象	数而有力	微弱或浮大中空

	实喘	虚喘
病势	急骤	徐缓，时轻时重，遇劳即甚
病位	肺	肺、肾

（二）鉴别诊断

1. 气短

气短与喘证同为呼吸异常，喘证呼吸困难，张口抬肩，摇身撷肚，实证气粗声高，虚证气弱声低；短气亦即少气，主要表现为呼吸浅促，或短气不足以息，似喘而无声，亦不抬肩撷肚。清代李用粹在《证治汇补·喘病》中说："若夫少气不足以息，呼吸不相接，出多入少，名曰气短。气短者，气微力弱，非若喘证之气粗奔迫也。"可见，气短不若喘证呼吸困难之甚。但气短进一步加重，亦可呈虚喘表现。

2. 哮病

喘指气息而言，为呼吸气促困难。哮指声响而言，必见喉中哮鸣有声，有时亦伴有呼吸困难。正如清代程钟龄《医学心悟》曰："夫喘促喉间如水鸡声者谓之哮，气促而连续不能以息者谓之喘。"喘未必兼哮，而哮必兼喘。哮病与喘证病久不愈，可发展为肺胀。

【西医相关疾病及特征性症状】

1. 慢性肺源性心脏病

慢性肺源性心脏病又称肺心病，是由肺组织、肺动脉血管或胸廓的慢性病变引起肺组织结构和功能异常，致肺血管阻力增加，肺动脉压力增高，使右心扩张、肥大，伴或不伴有右心衰竭的心脏病。

2. 喘息性支气管炎

喘息样支气管炎是一种临床综合征，泛指一组有喘息表现的婴幼儿急性支气管炎。肺实质很少受累。部分患儿可发展为支气管哮喘。

3. 肺气肿

肺气肿是指终末细支气管远端的气道弹性减退，过度鼓胀、充气和肺容积增大或同时伴有气道壁破坏的病理状态。

4. 肺炎

老年肺炎常缺乏明显的呼吸系统症状，症状多不典型，病情进展快，易发生漏诊、错诊。首发症状为呼吸急促及呼吸困难，或有意识障碍、嗜睡、脱水、食欲减退等。

【辨证论治】

（一）实喘

1. 风寒犯肺

◇临床表现：喘息咳逆，呼吸急促，胸部胀闷；痰多色白清稀，恶寒无汗，头痛鼻塞；或有发热，口不渴；舌苔薄白而滑，脉浮紧。

◇治法：宣肺散寒。

◇代表方：麻黄汤合华盖散。

◇歌诀：**麻黄汤中用桂枝，杏仁甘草四般施；**
发热恶寒头项痛，喘而无汗服之宜。

◇歌诀：**华盖麻黄杏橘红，桑皮苓草紫苏供；**
三拗只用甘麻杏，表散风寒力最雄。

麻黄汤由麻黄、杏仁、桂枝、甘草组成。华盖散由麻黄、紫苏子、杏仁、陈皮、桑白皮、赤茯苓、甘草组成；前方宣肺平喘，解表散寒力强，适用于咳喘、寒热身痛者；后方宣肺化痰，降气化痰功著，适用于咳喘胸闷、痰气不利者。若寒痰较重，痰白清稀，量多起沫，加细辛、生姜；若咳喘重，胸满气逆，加前胡、厚朴、紫菀。

2. 表寒肺热

◇临床表现：喘逆上气，息粗鼻搧，胸胀或痛；咳而不爽，吐痰稠黏，伴形寒，身热，烦闷，身痛；有汗或无汗，口渴；舌苔薄白或罩黄，舌边红，脉浮数或滑。

◇治法：解表清里，化痰平喘。

◇代表方：麻杏石甘汤。

◇歌诀：**麻杏甘草石膏汤，四药组合有专长；**
肺热壅盛气喘急，辛凉疏泄此法良。

本方由麻黄、杏仁、甘草、石膏组成。表寒重者，加桂枝；痰热重，痰黄黏稠量多者，加瓜蒌、贝母；痰鸣息涌者，加葶苈子、射干。

3. 痰热郁肺

◇临床表现：喘咳气涌，胸部胀痛，痰多质黏色黄或夹血痰；伴胸中烦闷，身热有汗，口渴而喜冷饮；面赤咽干，尿赤便秘；舌质红，苔黄腻，脉滑数。

◇治法：清热化痰，宣肺平喘。

◇代表方：桑白皮汤。

◇歌诀：**桑白皮汤夏苏子，贝母杏仁芩连栀。**

本方由桑白皮、紫苏子、杏仁、半夏、贝母、栀子、黄连、黄芩组成。身热重者，可加石膏；喘甚痰多，黏稠色黄者，可加葶苈子、海蛤壳、鱼腥草、冬瓜仁、薏苡仁；腑气不通，便秘者，加瓜蒌仁、大黄或玄明粉。

4. 痰浊阻肺

◇临床表现：喘咳痰鸣，胸中满闷，甚则胸盈仰息；痰多黏腻色白，咳吐不利；呕恶纳呆、口黏不渴；舌质淡，苔白腻，脉滑或濡。

◇治法：祛痰降逆，宣肺平喘。

◇代表方：二陈汤合三子养亲汤。

◇**歌诀：二陈三子温化痰，夏陈芥苏菔苓和。**

二陈汤由半夏、陈皮、茯苓、甘草组成；三子养亲汤由莱菔子、紫苏子、白芥子组成。两方同治痰湿，前者重点在胃，痰多脘痞者较宜；后方重点在肺，痰涌气急者较宜。痰湿较重，舌苔厚腻者，可加苍术、厚朴；脾虚，纳少，神疲，便溏者，加党参、白术；痰从寒化，色白清稀，畏寒者，加干姜、细辛；痰浊郁而化热，按痰热证治疗。

5. 肝气乘肺

◇临床表现：每遇情志刺激而诱发，突然呼吸短促，息粗气憋；胸胁闷痛，咽中如窒，但喉中痰鸣不著；平素多忧思抑郁，或失眠，心悸；或心烦易怒，面红目赤；舌质红，苔薄白或黄，脉弦。

◇治法：开郁降气平喘。

◇代表方：五磨饮子。

◇**歌诀：四磨饮治七情侵，人参乌药沉香槟；**
　　　　四味浓磨煎温服，破气降逆喘自平；
　　　　去参加入木香枳，五磨理气力非轻。

本方由沉香、槟榔、乌药、木香、枳实组成。肝郁气滞较著者，可加用柴胡、郁金、青皮等；心悸、失眠者，加百合、合欢皮、酸枣仁、远志等；气滞腹胀，大便秘结者，加大黄即六磨汤，以降气通腑。

6. 水凌心肺

◇临床表现：喘咳气逆，倚息难于平卧，咳痰稀白，心悸，全身水肿，尿少；怯寒肢冷，面色瘀暗，唇甲青紫；舌淡胖或胖暗，或有瘀斑、瘀点，舌下青筋显露，苔白滑，脉沉细或涩。

◇治法：温阳利水，泻肺平喘。

◇代表方：真武汤合葶苈大枣泻肺汤。

◇**歌诀：温阳利水真武汤，茯苓术芍附生姜。**
◇**歌诀：葶苈大枣亦泻肺，行水祛痰喘自息。**

真武汤由茯苓、白术、白芍、附子、生姜组成。葶苈大枣泻肺汤由葶苈子、大枣组成。可酌加泽兰、桂枝、益母草、黄芪、防己等益气温阳、活血行气之品；若唇舌紫暗，瘀血内阻，加丹参、当归、红花等；阳虚明显，加肉桂、干姜；全身水肿，可合五皮饮治疗。

（二）虚喘

1. 肺虚证

◇临床表现：喘促短气，气怯声低，喉有鼾声；咳声低弱，痰吐稀薄，自汗畏风；或咳呛，痰少质黏，烦热口干，咽喉不利，面颧潮红；舌淡红，或舌红少苔，脉软弱或细数。

◇治法：补肺益气。

◇代表方：生脉散合补肺汤。

◇**歌诀：生脉麦味与参施，补气生津保肺机。**

◇**歌诀：补肺汤用参芪地，紫菀五味桑白皮。**

生脉散由人参、麦冬、五味子组成；补肺汤由人参、黄芪、熟地黄、五味子、紫菀、桑白皮组成。前方益气养阴，后方重在补肺益肾。若咳逆，咳痰稀薄，加款冬花、紫苏子、钟乳石等；偏阴虚，加沙参、玉竹、百合、诃子；咳痰黏稠，加川贝母、百部；兼肾虚，动则喘甚，加山茱萸肉、胡桃肉、蛤蚧；肺脾气虚，中气下陷，配合补中益气汤加减治疗。

2. 肾虚证

◇临床表现：喘促日久，动则喘甚，呼多吸少，气不得续；形瘦神惫，跗肿，汗出肢冷，面青唇紫；或见喘咳，面红烦躁，口咽干燥，足冷，汗出如油；舌苔白或黑润，或舌红少津，脉沉弱或细数。

◇治法：补肾纳气。

◇代表方：金匮肾气丸合参蛤散。

参蛤散 = 人参 + 蛤蚧。

金匮肾气丸由熟地黄、山药、山茱萸、茯苓、牡丹皮、泽泻、桂枝、附子组成；参蛤散由人参、蛤蚧组成。前者偏于温阳，用于久喘而势缓者；后者长于益气，用于喘重而势急者。若脐下跳动，气从少腹上冲胸咽，为肾失潜纳，加紫石英、磁石、沉香；肾阴虚者，宜用七味都气丸和合生脉散加减。本证一般以阳气虚为多见，若阴阳两虚，应分清主次治之。

3. 喘脱证

◇临床表现：喘逆剧甚，张口抬肩，鼻翼煽动，不能平卧，稍动则咳喘欲绝；或有痰鸣，心悸烦躁，四肢厥冷，面青紫，汗出如珠；脉浮大无根，或脉微欲绝。

◇治法：治以扶阳固脱，镇摄肾气。

◇代表方：参附汤送服黑锡丹。

参附汤＝参、附+姜、枣。

◇歌诀：**黑锡丹中蔻硫黄，桂附楝木沉茴香；**
　　　　　芦巴故纸阳起石，降逆平喘镇浮阳。

参附汤由人参、附子、生姜、大枣组成；黑锡丹由黑锡、阳起石、硫黄、附子、木香、葫芦巴、小茴香、肉豆蔻、桂心、沉香、川楝子、补骨脂组成。前方扶阳固脱，后方收纳肾气。可配合蛤蚧粉加入汤方中服用，以温肾阳，散阴寒，降逆气，定虚喘；阳虚甚，气息微弱，汗出肢冷，舌淡，脉沉细者，加干姜；阴虚甚，气息急促，心烦内热，汗出黏手，口干舌红，脉沉细数者，加麦冬、玉竹，人参改用西洋参；神昧不清者，加丹参、远志、菖蒲；水肿者，加茯苓、炙蟾蜍、万年青根。

4. 肺肾两虚证

◇临床表现：咳嗽痰多，喉咽不利，动则喘咳，气急，胸闷，腰膝酸软，下肢欠温，形瘦神疲，苔腻，脉沉细或兼滑。或见咳喘心悸、胸闷，咳痰清稀，肢体水肿，尿少，舌质淡胖，脉沉细。

◇治法：补肺纳肾，降气化痰。

◇代表方：苏子降气汤加减。

◇歌诀：苏子降气半归橘，前胡桂朴姜草依。

本方由紫苏子、半夏、当归、甘草、前胡、厚朴、肉桂组成。上盛为主，加用杏仁、白芥子、莱菔子；下虚为主，加用补骨脂、胡桃肉、紫石英。

第五节　肺痈

【歌诀】

> 肺叶生疮成脓疡，　风热痰火瘀毒伤，
>
> 咳吐腥臭脓血痰，　邪盛正实辨证纲，
>
> 初期清解银翘散，　成痈如金苇茎汤，
>
> 溃脓加味桔梗施，　恢复沙参竹石匡，
>
> 虚实夹杂证皆见，　苇茎沙参清肺汤。

肺痈是以咳嗽、胸痛、发热、咳吐腥臭浊痰，甚则脓血相兼为主要表现的病症，属内痈之一。西医学中的支气管扩张合并感染、肺脓肿属本病范畴，可参照本节辨证论治。

【病因病机】

1. 感受外邪

多为风热外邪自口鼻或皮毛侵犯于肺所致，正如《类证治裁·肺痿肺痈》所云："肺痈者，咽干吐脓，因风热客肺蕴毒成痈。"或因风寒袭肺，未得及时表散，内蕴不解，郁而化热所为，《张氏医通·肺痈》曾云："肺痈者，由感受风寒，未经发越，停留胸中，蕴发为热。"肺脏受邪热熏灼，肺气失于清肃，血热壅聚而成。

2. 痰热素盛

平素嗜酒太过或嗜食辛辣炙煿厚味，酿湿蒸痰化热，熏灼于肺；或肺脏宿有痰热，或他脏痰浊瘀结日久，上干于肺，形成肺痈。若宿有痰热蕴肺，复加外感风热，内外合邪，则更易引发本病。《医宗金鉴·外科心法要诀·肺痈》曾指出："此症系肺脏蓄热，复伤风邪，郁久成痈。"

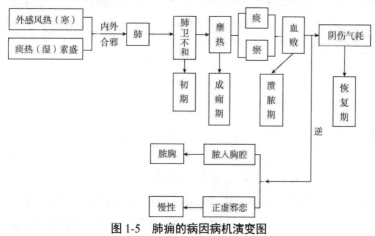

图 1-5　肺痈的病因病机演变图

【辨证要点与鉴别诊断】

（一）辨证要点

1. 辨病期

根据病程的不同阶段和临床表现，可分为初期、成痈期、溃脓期、恢复期四个阶段。通过了解痰的量、色、质、味的变化及临床表现辨其病程所属：初期痰白或黄，量少，质黏，无特殊气味，出现恶寒发热、咳嗽等肺卫表证；成痈期痰呈黄绿色，量多，质黏稠，有腥臭，出现高热、振寒、咳嗽、气急、胸痛等痰热瘀毒蕴肺的症候；溃脓期表现为排出大量腥臭脓痰或脓血痰，质如米粥，气味腥臭异常；恢复期痰色较黄，量减少，质清稀，臭味渐轻，若正气逐渐恢复，痈疡渐告愈合，若溃后脓毒不尽，邪虚正恋，则病情迁延。

2. 辨顺逆

溃脓期是病情顺和逆的转折点，关键在于痰液是否顺畅排出。顺证为溃后声音清朗，脓血稀而渐少，臭味转淡，饮食知味，胸胁少痛，身体不热，脉象缓滑。逆证为溃后喑哑无力，脓血如败卤，腥味异常，气喘鼻搧，胸痛，食少，身热不退，颧红，指甲青紫，脉弦涩或弦急，为肺叶腐败之恶候。

（二）鉴别诊断

1. 风温

风温初起多表现为发热、恶寒、咳嗽、气急、胸痛等，但经正确及时的治疗，一般邪在气分而解，多在1周内身热下降，病情向愈。如病经1周，身热不退或更盛，或退而复升，咳吐浊痰，喉中腥味明显，应考虑有肺痈的可能。

2. 肺痿

病程长而发病缓，形体多虚，肌肉消瘦，咳唾涎沫，脉数虚。另一方面，若肺痈久延不愈，误治失治，痰热塞结上焦，熏灼肺阴，也可转成肺痿。

【西医相关疾病及特征性症状】

1. 肺脓肿

肺脓肿是多种病因所引起的肺组织化脓性病变。早期为化脓性炎症，继而坏死形成脓肿。多发生于壮年，男多于女。根据发病原因，有经气管感染、血源性感染和多发脓肿及肺癌等堵塞所致的感染。

2. 化脓性肺炎

肺炎球菌等病原菌侵入人体血液循环，并在其内生长繁殖或产生毒素，引起严重的肺感染症状或中毒症状。以化脓菌最常见。

【辨证论治】

1. 初期

◇临床表现：恶寒发热，咳嗽，胸痛，咳时尤甚，咳吐白色黏痰，痰量由少渐多，呼吸不利，口干鼻燥；舌尖红，苔薄黄或薄白少津，脉浮数而滑。

◇治法：疏散风热，清肺化痰。

◇代表方：银翘散。

本方由金银花、竹叶、连翘、芦根、桔梗、甘草、牛蒡子、荆芥、淡豆豉、薄荷组成。内热转甚，身热较重，咳痰黄，口渴者，加生石膏、炒黄芩；咳甚痰多，加杏仁、川贝母、前胡、桑白皮、枇杷叶；胸痛，呼吸不利，加瓜蒌皮、广郁金；头痛者，可加菊花、桑叶；燥热伤津者，可加麦冬、天花粉。

2. 成痈期

◇临床表现：身热转甚，汗出身热不解，胸满作痛，转侧不利，咳吐黄稠痰或黄绿色痰，自觉喉间有腥味，咳嗽气急，口干咽燥，烦躁不安；舌质红，苔黄腻，脉滑数有力。

◇治法：清热解毒，化瘀消痈。

◇代表方：苇茎汤合如金解毒散。

◇歌诀：千金苇茎生薏仁，瓜瓣桃仁四味邻。

◇歌诀：如金解毒景岳创，黄芩黄连黄柏藏；
　　　　山栀桔梗甘草和，解毒清肺消痈方。

苇茎汤由苇茎、冬瓜子、薏苡仁、桃仁组成；如金解毒散由桔梗、黄连、黄芩、黄柏、山栀子、甘草组成。前方重在化痰泄热，通瘀散结消痈；后方则以降火解毒、清肺消痈为长。热毒内盛者，加金银花、连翘、鱼腥草、金荞麦、蒲公英等；痰热郁肺，咳痰黄稠者，可加桑白皮、瓜蒌、射干、海蛤壳；胸闷喘满，咳唾浊痰量多者，宜加瓜蒌、桑白皮、葶苈子；便秘者，加大黄、枳实；胸痛甚者，加枳壳、丹参、延胡索、郁金。

3. 溃脓期

◇临床表现：咳吐大量脓血痰，或如米粥，腥臭异常，有时咯血，身热，面赤，烦渴喜饮，胸中烦满而痛，甚则气喘不能卧；舌质红，苔黄腻，脉滑数或数实。

◇治法：排脓解毒。

◇代表方：加味桔梗汤。

◇歌诀：**加味桔梗重桔梗，苡仁贝母及橘红，**
**　　　银花甘草葶苈子，清肺化痰排脓壅。**

本方由桔梗、金银花、甘草、贝母、薏苡仁、橘红、葶苈子、白及组成。可另加黄芩、鱼腥草、野荞麦根、败酱草、蒲公英；脓出不畅者，加皂角；气虚无力排脓者，可加生黄芪；咯血者，加白茅根、藕节、丹参、侧柏叶。

4. 恢复期

◇临床表现：身热渐退，咳嗽减轻，咳吐脓血渐少，臭味亦减，痰液转为清稀，精神渐振，食欲改善，或见胸胁隐痛，难以久卧，气短乏力，自汗，盗汗，低热，午后潮热，心烦，口干咽燥，面色不华，形瘦神疲；舌质红或淡红，苔薄，脉细或细数无力。

◇治法：益气养阴清肺。

◇代表方：沙参清肺汤合竹叶石膏汤。

◇歌诀：**太子沙参芪阴气，冬瓜薏仁甘草桔；**
**　　　白及合欢化止血，沙参清肺痈后期。**

◇歌诀：**竹叶石膏汤人参，麦冬半夏甘草临；**
**　　　再加粳米同煎服，清热益气养阴津。**

沙参清肺汤由北沙参、黄芪、太子参、合欢皮、白及、桔梗、薏苡仁、冬瓜子、甘草组成；竹叶石膏汤由竹叶、麦冬、石膏、人参、半夏、甘草、粳米组成；溃处不敛者，可加阿胶、白蔹；脾虚食少便溏者，配白术、山药、茯苓。如有低热，可酌配功劳叶、青蒿、白薇、地骨皮；若邪恋正虚，咳痰腥臭脓浊，反复迁延，日久不净，当扶正祛邪，治以益气养阴，排毒解脓，酌加鱼腥草、败酱草、金荞麦等。

5. 虚实夹杂

◇临床表现：低热，胸胁隐痛，气短乏力，难以久卧，自汗，盗汗，面色不华，形瘦疲惫，咳吐黄色脓痰，其味臭秽，量不多，口干咽燥，烦躁不安，舌质红，苔薄，脉细数或细数无力。

◇治法：益气润肺，清热排脓。

◇代表方：苇茎汤和沙参清肺汤加减。

苇茎汤由苇茎、冬瓜子、薏苡仁、桃仁组成；沙参清肺汤由北沙参、黄芪、太子参、合欢皮、白及、桔梗、薏苡仁、冬瓜子、甘草组成。脓出不畅者，加皂角；阴虚发热，低热不退者，加功劳叶、青蒿、白薇、地骨皮以清虚热；肺络损伤，咳吐血痰，加白及、白蔹、合欢皮、阿胶以敛补疮口；若邪恋正虚，咳吐腥臭脓浊痰，当扶正祛邪，益气养阴，排脓解毒，加鱼腥草。

第六节　肺痨

【歌诀】

肺痨正虚痨虫罹，性属传染慢虚疾，
咳嗽咯血形羸弱，潮热盗汗特征齐，
肺阴亏损月华丸，气阴耗伤保真剂，
补天大造阴阳虚，百合秦艽火旺宜。

肺痨是由于痨虫侵袭肺叶而引起的一种具有传染性的慢性虚弱疾病，或称痨瘵、尸注、转注、劳注、劳疰、虫疰以及急痨、劳瘵骨蒸等。以咳嗽、咯血、潮热、盗汗及身体逐渐消瘦为主要临床特征。西医学中的肺结核属本病范畴，可参照本节辨证论治。

【病因病机】

正气不足、精气耗损，感染痨虫，痨虫蚀肺而致本病。

1. 内因

禀赋不足，或后天失养，或起居不慎、酒色劳倦、七性内伤，导致正气亏虚。

2. 外因

痨虫乘虚而入，侵蚀人体肺叶而发病。病变在肺，肺受损而虚，肺阴虚而见咳嗽，咯血；病久及脾、及肾，则见肺脾、肺肾同病。肺肾两虚，阴虚火旺而见潮热、盗汗、消瘦；肺脾同病则气阴两虚，可见食少纳呆、便溏、乏力。久而阴损及阳，出现气短、心悸、肢冷、水肿等症候。

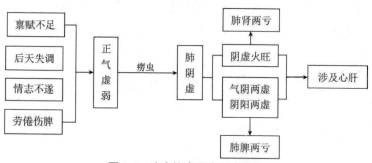

图 1-6　肺痨的病因病机演变图

【辨证要点与鉴别诊断】

（一）辨证要点

1. 辨病变部位

病变初期在肺，阴虚火旺者常肺肾两虚，气阴耗伤者多肺脾同病；久延病重，由气及阳，阴阳两虚者属肺脾肾三脏皆损，并涉及心肝。

2. 辨顺证逆证

顺证为元气未衰，胃气未伤，无大热，低热轻，无咯血，无短气不续，脉来有根，凡顺证一般均较易治；逆证为胃气大伤，大热或低热不退，大量咯血，反复发作，大骨枯槁，大肉陷下，骨枯发焦，短气不续，动则大汗，声音低微，唇色紫，脉浮大无根，或细而数疾等，凡逆证均较难治。

（二）鉴别诊断

1. 肺痿

肺痿是由肺部多种慢性疾患，如肺痈、肺痨、咳嗽等病日久导致肺叶痿弱不用而成，临床以咳吐浊唾涎沫为主证，不具传染性。

2. 肺痈

肺痈是肺叶生疮，形成脓肿，临床以咳嗽、发热、胸痛、咳吐腥臭浊痰，甚则脓血相兼为主要特征的一种疾病，为急性病，病程较短。

3. 虚劳

虚劳与肺痨均为慢性虚弱性疾病。但肺痨以阴虚火旺为病理特征，以肺为主，传及脾肾等脏，具有传染特点，是一种独立的慢性传染性疾病，有其发生发展及传变规律；虚劳病缘于内伤亏损，是多种慢性疾病虚损症候的总称。肺痨病位主要在肺，不同于虚劳的五脏并重，以肾为主；肺痨的病理主在阴虚，不同于虚劳的以阳虚为主。

【西医相关疾病及特征性症状】

肺结核是由结核菌侵犯肺部引起的慢性特异性感染的传染病。呼吸系统见咳嗽、咳痰、胸痛、咯血等症状；全身见低热、盗汗、乏力、消瘦等症状。相关检查：影像学检查是诊断肺结核的常规首选方法；痰结核菌是确诊肺结核的主要方法；纤维支气管镜检查、结核菌素实验也常用于肺结核的诊断。

【辨证论治】

1. 肺阴亏损

◇临床表现：干咳，咳声短促，或咳少量黏痰，或痰中带血丝或血点，色鲜红，胸部隐隐闷痛，午后手足心热，皮肤干灼，口干咽燥，或有轻微盗汗；舌边尖红，苔薄，脉细或兼数。

◇治法：滋阴润肺。

◇代表方：月华丸。

◇**歌诀：月华丸方擅滋阴，二冬二地沙贝苓；**
　　　　山药百部胶三七，獭肝桑菊保肺金。

本方由沙参、麦冬、天冬、生地黄、熟地黄、阿胶、山药、茯苓、桑叶、菊花、百部、川贝母、三七、獭肝组成。若咳嗽频而痰少质黏者，可酌加甜杏仁、贝母、海蛤壳、竹茹；痰中带血较多者，宜加白及、仙鹤草、白茅根、藕节等；若低热不退，可配银柴胡、地骨皮、功劳叶、胡黄连等；若久咳不已，声音嘶哑者，加诃子皮、木蝴蝶、凤凰衣。

2. 虚火灼肺

◇临床表现：呛咳气急，痰少质黏，或吐稠黄痰，量多，时时咯血，血色鲜红，午后潮热，骨蒸，五心烦热，颧红，盗汗量多，口渴，心烦，失眠，性情急躁易怒，或胸胁掣痛，男子可见遗精，女子月经不调，形体日渐消瘦；舌红而干，苔薄黄或剥，脉细数。

◇治法：滋阴降火。

◇代表方：百合固金汤合秦艽鳖甲散。

◇歌诀：**百合固金二地黄，玄参贝母桔草藏；**
麦冬芍药当归配，喘咳痰血肺家伤。

◇歌诀：**秦艽鳖甲治风劳，地骨柴胡及青蒿；**
知母当归乌梅合，止嗽除蒸敛汗高。

百合固金汤由生地黄、熟地黄、百合、麦冬、贝母、当归、白芍、玄参、桔梗、甘草组成；秦艽鳖甲散由秦艽、青蒿、柴胡、地骨皮、鳖甲、知母、乌梅、当归组成。前方功能滋养肺肾，后方滋阴清热除蒸。若火旺较甚，热象明显者，当增入胡黄连、黄芩；若咳痰黄稠量多，酌加桑白皮、竹茹、海蛤壳、鱼腥草等；咯血较著者，加牡丹皮、藕节、紫竹叶、醋制大黄等，或配合十灰散；盗汗较著，酌加五味子、瘪桃干、浮小麦、煅龙骨、煅牡蛎等；胸胁掣痛者，加川楝子、广郁金等；烦躁不寐，加酸枣仁、首乌藤、龙齿；若遗精频繁，加黄柏、山茱萸、金樱子；服本方碍脾腻胃者，加佛手、香橼。

3. 气阴耗伤

◇临床表现：咳嗽无力，气短声低，咳痰清稀色白，偶或夹血，或咯血，血色淡红，午后潮热，伴有畏风、怕冷，自汗与盗汗并见，纳少神疲，便溏，面色㿠白，颧红；舌质光淡、边有齿印，苔薄，脉细弱而数。

◇治法：益气养阴。

◇代表方：保真汤。

◇歌诀：**保真治痨功不小，二冬八珍川芎少；**
莲心知柏骨陈皮，柴胡朴芪五味枣。

本方由人参、黄芪、白术、白茯苓、赤茯苓、麦冬、天冬、生地黄、五味子、当归、白芍、熟地黄、陈皮、知母、黄柏、地骨皮、柴胡、厚朴、莲须、生姜、甘草、大枣组成，并可加百部、冬虫夏草、白及。咳嗽痰白者，可加姜半夏、橘红等；咳嗽痰稀量多，可加白前、紫菀、款冬、紫苏子；咯血色红量多者，加白及、仙鹤草、地榆等；骨蒸盗汗者，酌加鳖甲、牡蛎、五味子、地骨皮、银柴胡等；纳少腹胀、大便溏薄者，加扁豆、薏苡仁、莲子肉、山药、谷芽等。

4. 阴阳虚损

◇临床表现：咳逆喘息少气，咳痰色白，或夹血丝，血色暗淡，潮热，自汗，盗汗，声嘶或失声，面浮肢肿，心慌，唇紫，肢冷，形寒，或见五更泄泻，口舌生糜，大肉尽脱，男子滑精、阳痿，女子经少、经闭；舌质光淡隐紫，少津，脉微细而数，或虚大无力。

◇治法：滋阴补阳。

◇代表方：补天大造丸。

◇歌诀：补天大造参术芪，归芍山药远志随；
　　　　枣仁杞子紫河车，龟鹿茯苓大熟地。

本方由人参、黄芪、白术、山药、茯苓、枸杞子、熟地黄、白芍、龟甲胶、鹿角胶、紫河车、当归、酸枣仁、远志组成，可另加百合、麦冬、阿胶、山茱萸。若肾虚气逆喘息者，配冬虫夏草、紫英石、诃子；心悸者，加柏子仁、龙齿、丹参；见五更泄泻，配煨肉豆蔻、补骨脂；阳虚血瘀，唇紫水停肢肿者，加红花、泽兰、益母草、五加皮。

第七节　肺胀

【歌诀】

> 肺气胀满多老年，喘咳上逆病缠绵，
>
> 外寒内饮小青龙，三子降气化痰涎，
>
> 痰热越婢夏桑白，阳虚真武五苓散。
>
> 肺肾补虚合参蛤，肺脾六君屏风散，
>
> 痰蒙神窍昏烦热，涤痰安宫至宝选，
>
> 痰瘀互结同阻肺，葶苈大枣桂苓丸。
>
> 上实下虚证杂乱，三子六味麻石甘。

肺胀是多种慢性肺系疾病反复发作，迁延不愈，导致肺气胀满，不能敛降的一种病症，临床以喘息气促，咳嗽咳痰，胸部膨满，胸闷如塞，或唇甲发绀，心悸水肿，甚至出现喘脱、昏迷为主要表现。相当于西医学的慢性阻塞性肺疾病、慢性肺源性心脏病等。当支气管扩张、肺结核等疾病出现肺胀的临床表现时，可参考本节进行辨证论治。

【病因病机】

本病的发生，多因久病肺虚，痰瘀潴留，每因复感外邪诱使本病发作加剧。

（1）肺病迁延：肺胀多见于内伤久咳、久喘、久哮、肺痨等肺系慢性疾病，迁延失治，逐步发展所致，是慢性肺系疾病的一种归宿，因此，也就成为肺胀的基本病因。

（2）六淫乘袭：既可导致久咳、久喘、久哮、支饮等病症的发生，又可诱发加重这些病症，反复乘袭，使它们反复迁延难愈，导致病机的转化，逐渐演化成肺胀。故感受外邪应为肺胀的病因。

肺胀的病理性质多属标实本虚。标实为痰浊、水饮、瘀血和气滞，痰有寒化与热化之分；本虚为肺、脾、肾气虚，晚期则气虚及阳，或阴阳两虚。其基本病机是肺之体用俱损，呼吸功能错乱，气壅于胸，滞留于肺，痰瘀阻结肺管气道，导致肺体胀满，张缩无力，而成肺胀。如内有停饮，又复感风寒，则可成为外寒内饮证。感受风热或痰郁化热，可表现为痰热证。痰浊壅盛，或痰热内扰，蒙蔽心窍，心神失主，则意识朦胧、嗜睡甚至昏迷；痰热内闭，热邪耗灼营阴，肝肾失养，阴虚火旺，肝火挟痰上扰，气逆痰升，肝风内动则发生肢颤，抽搐；痰热迫血妄行，则动血而致出血。亦可因气虚日甚，气不摄血而致出血。病情进一步发展可阴损及阳，阳虚不能化气行水，成为阳虚水泛证；阳虚至极，出现肢冷、汗出、脉微弱等元阳欲脱现象。

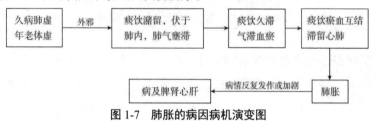

图 1-7　肺胀的病因病机演变图

【辨证要点与鉴别诊断】

（一）辨证要点

1. 辨标本虚实

该病的本质是标实本虚，要分清标本主次，虚实轻重。一般感邪发作时偏于标实，平时偏于本虚。标实为痰浊、瘀血，早期痰浊为主，渐而痰瘀并重，并可兼见气滞、水饮错杂为患。后期痰瘀壅盛，正气虚衰，本虚与标实并重。

2. 辨脏腑阴阳

该病的早期以气虚或气阴两虚为主，病位在肺、脾、肾，后期气虚及阳，以肺、肾、心为主，或阴阳两虚。

（二）鉴别诊断

肺胀与哮病、喘证均以咳逆上气、喘满为主证，有其类似之处，其区别如下。

1. 哮病

哮病是一种发作性的痰鸣气喘疾病，发病年龄较轻，发作时以喉中哮鸣有声，呼吸急促困难，甚则喘息不能平卧为主要表现，常突然发病，迅速缓解，且以夜间发作多见；如哮病进一步发展而伴持续的气喘、咳嗽、痰鸣，则归为肺胀。肺胀是包括哮病在内的多种慢性肺系疾病后期转归而成，每次因外感诱发而逐渐加重，经治疗后逐渐缓解，发作时痰瘀阻痹的症状较明显，两病有显著的不同。

2. 喘证

喘病是以呼吸困难，甚至张口抬肩，鼻翼扇动，不能平卧为主要临床表现；可见于多种急慢性疾病的过程中，常为某些疾病的重要主证和治疗的重点。但肺胀是由多种慢性肺系疾病迁延不愈，导致肺气胀满、不能敛降的一种疾病，喘咳上气仅是肺胀的一个症状。

3. 支饮

咳嗽气喘，胸闷脘胀，痰多清稀，面部或四肢水肿，支饮日久不愈，容易导致肺胀。

4. 水肿

水肿之肾阳衰微当与肺胀之阳虚水泛鉴别。水肿之肾阳衰微症见水肿反复消长不已。面浮身肿，腰以下甚，按之凹陷不起，尿量减少或反多，腰酸冷痛，四肢厥冷，畏寒神疲，面色㿠白，甚者心悸，胸闷喘促难卧，腹大胀满，舌质淡胖，苔白，脉沉细或沉迟无力。而肺脏之阳虚水泛症见心悸，喘咳。咳痰清稀，面浮，下肢水肿，甚则一身悉肿，腹部胀满有水，脘痞纳少，尿少，怕冷，面唇青紫，苔白滑，舌胖紫暗，脉沉细。

【西医相关疾病及特征性症状】

1. 慢性肺源性心脏病

慢性肺源性心脏病又称肺心病，是由肺组织、肺动脉血管或胸廓的慢性病变引起肺组织结构和功能异常，致肺血管阻力增加，肺动脉压力增高，使右心扩张、肥大，伴或不伴有右心衰竭的心脏病。我国绝大多数肺心病患者是在慢性支气管炎或肺气肿基础上发生的。

2. 慢性支气管炎并肺气肿

慢性阻塞性肺疾病以不完全可逆的气流受限为特点。慢阻肺气流受限常呈进行性加重，并伴有对有害颗粒或气体，主要是吸烟所致的肺部异常炎症反应。虽然慢阻肺直接累及肺，但也可引起显著的全身效应。慢阻肺与慢性支气管炎和肺气肿密切相关。当患者有咳嗽、咳痰或呼吸困难症状和（或）疾病危险因素接触史时，应考虑慢阻肺。慢性咳嗽、咳痰常先于气流受限许多年存在，但不是所有具有咳嗽、咳痰症状的患者都会发展为慢阻肺。要明确诊断慢阻肺，则需要进行肺功能检查。

【辨证论治】

1. 外寒内饮

◇临床表现：咳逆喘满不得卧，气短气急，咳痰白稀，呈泡沫状，胸部膨满，恶寒，周身酸楚，或有口干不欲饮，面色青暗；舌体胖大，舌质暗淡，舌苔白滑，脉浮紧。

◇治法：温肺散寒，降逆涤痰。

◇代表方：小青龙汤。

◇歌诀：表寒内饮小青龙汤，麻桂干姜芍草同。

本方由麻黄、干姜、细辛、半夏、炙甘草、白芍、五味子、桂枝组成。若咳而上气，喉中如有水鸣声者，可用射干麻黄汤。若饮郁化热，烦躁而喘，脉浮，用小青龙加石膏汤。

2. 痰浊壅肺

◇临床表现：咳嗽痰多，色白黏腻或呈泡沫状，短气喘息，稍劳即著，怕风汗多，脘痞纳少，倦怠乏力；舌暗，苔薄腻或浊腻，脉滑。

◇治法：化痰降气，健脾益气。

◇代表方：苏子降气汤合三子养亲汤。

◇歌诀：苏子降气橘半归，前胡朴桂姜草医，
　　　　上实下虚痰嗽喘，或加沉香去肉桂。

◇歌诀：三子养亲痰火方，芥苏莱服共煎汤，
　　　　大便实硬加熟蜜，冬寒更可加生姜。

苏子降气汤由紫苏子、苏叶、半夏、当归、前胡、厚朴、肉桂、甘草、生姜、大枣组成；三子养亲汤由紫苏子、白芥子、莱菔子组成。如痰多胸满、气喘难平，加葶苈子；兼见面唇晦暗、舌质紫暗、舌下青筋显露、舌苔浊腻者，可用涤痰汤加丹参、地龙、红花、水蛭；痰壅气喘减轻，倦怠乏力，纳差，便溏，加党参、黄芪、砂仁、木香等；兼怕风易汗者，合用玉屏风散。

3. 痰热郁肺

◇临床表现：咳逆喘息气粗，痰黄或白，黏稠难咳，胸满烦躁，目胀睛突，或发热汗出，或微恶寒，溲黄便干，口渴欲饮；舌质暗红，苔黄或黄腻，脉滑数。

◇治法：清肺泄热，降逆平喘。

◇代表方：越婢加半夏汤或桑白皮汤。

◇歌诀：越婢又加半夏汤，甘草大枣与生姜；
　　　　石膏加入泻肺热，麻黄佐之平喘良。

◇歌诀：桑白皮汤痰热疗，芩连山栀将火扫；

苏子杏仁降肺逆，贝母半夏用之巧。

越婢加半夏汤由麻黄、石膏、甘草、生姜、大枣、半夏组成；桑白皮汤由桑白皮、半夏、紫苏子、杏仁、贝母、黄芩、黄连、栀子组成。前方宣肺泄热；后方清肺化痰。若痰热内盛，痰胶黏不易咳出，加鱼腥草、黄芩、瓜蒌皮、贝母、海蛤粉；痰热壅结，便秘腹满者，加大黄、玄明粉；痰鸣喘息，不能平卧者，加射干、葶苈子；若痰热津伤，口干舌燥，加天花粉、知母、麦冬。

4. 痰蒙神窍

◇临床表现：咳逆喘促日重，咳痰不爽，表情淡漠，嗜睡，甚或意识朦胧，谵妄，烦躁不安，入夜尤甚，昏迷，撮空理线，或肢体瞤动，抽搐；舌质暗红或淡紫，或紫绛，苔白腻或黄腻，脉细滑数。

◇治法：涤痰开窍。

◇代表方：涤痰汤合安宫牛黄丸或至宝丹。

◇歌诀：涤痰汤用半夏星，甘草橘红参茯苓；

竹茹菖蒲兼枳实，痰迷舌强服之醒。

涤痰汤由半夏、茯苓、甘草、竹茹、胆南星、橘红、枳实、菖蒲、人参、生姜、大枣组成。如舌苔白腻而有寒象者，以制南星易胆南星，开窍可用苏合香丸；若痰热内盛，身热，烦躁，谵语，神昏，舌红苔黄者，加黄芩、桑白皮、葶苈子、天竺黄、竹沥；热结大肠，腑气不通者，加大黄、玄明粉，或用凉膈散或增液承气汤；若痰热引动肝风而有抽搐者，加钩藤、全蝎、羚羊角粉；唇甲发绀，瘀血明显者，加红花、桃仁、水蛭；如热伤血络，见皮肤黏膜出血、咯血、便血色鲜者，配清热凉血止血药，如水牛角、生地黄、牡丹皮、紫珠草、生大黄等；如血色晦暗、肢冷，舌淡胖，脉沉微，配温经摄血药，如炮姜、侧柏炭、黄土汤、柏叶汤。

5. 痰瘀阻肺

◇临床表现：咳嗽痰多，色白或呈泡沫，喉间痰鸣，喘息不能平卧，

46

胸部膨满，憋闷如塞，面色灰白而暗，唇甲发绀；舌质暗或紫，舌下瘀筋增粗，苔腻或浊腻，脉弦滑。

◇治法：涤痰祛瘀，泻肺平喘。

◇代表方：葶苈大枣泻肺汤合桂枝茯苓丸。

◇**歌诀：金匮桂枝茯苓丸，丹芍桃仁五物全。**

葶苈大枣泻肺汤由葶苈子、大枣组成；桂枝茯苓丸由桂枝、茯苓、牡丹皮、赤芍、桃仁组成。痰多可加三子养亲汤；腹气不利，大便不畅者，加大黄、厚朴。

6. 阳虚水泛

◇临床表现：面浮，下肢肿，甚或一身悉肿，脘痞腹胀，或腹满有水，尿少，心悸，喘咳不能平卧，咯痰清稀，怕冷，面唇青紫；舌胖质暗，苔白滑，脉沉虚数或结代。

◇治法：温阳化饮利水。

◇代表方：真武汤合五苓散。

◇**歌诀：真武汤壮肾中阳，茯苓术芍附生姜。**

◇**歌诀：五苓二苓泽术桂。**

真武汤由炮附子、白术、茯苓、芍药、生姜组成。五苓散由茯苓、猪苓、泽泻、白术、桂枝组成。前方温阳利水，后方通阳化气利水。如水肿势剧，上凌心肺，心悸喘满，倚息不得卧，咳吐白色泡沫痰涎者，加沉香、黑白丑、椒目、葶苈子。

7. 肺肾气虚

◇临床表现：呼吸浅短难续，咳声低怯，胸满气短，甚则张口抬肩，倚息不能平卧，咳嗽，痰如白沫，咳吐不利，心慌，形寒汗出，面色晦暗；舌淡或暗紫，苔白润，脉沉细无力。

◇治法：补肺纳肾，降气平喘。

◇代表方：补虚汤。

◇**歌诀：补虚苓甘五味姜，黄芪厚朴陈夏商。**

补虚汤由半夏、干姜、茯苓、甘草、厚朴、五味子、黄芪、陈皮组成。如肺虚有寒，怕冷，舌质淡，加桂枝、细辛；兼阴伤，低热，舌红苔少，加麦冬、玉竹、知母；如见面色苍白，冷汗淋漓，四肢厥冷，血压下降，脉微欲绝等喘脱危象者，急加参附汤送服黑锡丹；喘促重者加白果；水肿者可加生姜、大腹皮。

8. 肺脾两虚

◇临床表现：咳嗽，痰白泡沫状，少食乏力，自汗怕风，面色少华，腹胀，便溏；舌体胖大、齿痕，舌质淡，舌苔白，脉细或脉缓或弱。

◇治法：补肺健脾，降气化痰。

◇代表方：六君子汤合玉屏风散。

六君子汤由人参、白术、茯苓、甘草、陈皮、半夏组成；玉屏风散由黄芪、白术、防风组成。如气喘者加炙麻黄、紫苏子；痰多色黄黏稠者加桑白皮、芦根、黄芩、鱼腥草。

9. 上实下虚

◇临床表现：咳嗽痰多，痰多色黄，咳吐不易，胸膈满闷，不能平卧，呼吸短促，心慌，面色晦暗，汗多怕冷，舌质淡，苔薄黄，脉细滑数。

◇治法：清肺化痰，补肾纳气。

◇代表方：麻杏石甘汤合三子养亲汤合六味地黄丸加减。

◇歌诀：地八山山四，苓泽丹皮三。

麻杏石甘汤由麻黄、石膏、杏仁、甘草组成；三子养亲汤由白芥子、紫苏子、莱菔子组成；六味地黄丸由山药、山茱萸、地黄、牡丹皮、茯苓、泽泻组成。气喘者，加炙麻黄；痰多色黄者，加桑白皮、黄芩；冷汗淋漓，四肢厥冷者，加参附汤或黑锡丹。

第八节　肺痿

【歌诀】

肺痿病属慢虚疴，　主证咳吐浊痰沫，
痿如草木枯不荣，　日炽霜杀叶凋落，
肺中津气失濡养，　虚冷较少虚火多，
虚热麦冬合清肺，　虚寒草姜姜草酌，
虚劳肺痿心动悸，　炙甘草汤投之和。

　　肺痿是以咳吐浊唾涎沫为主要临床表现的病症，多由其他肺系疾病（如久咳、久喘等）迁延不愈或失治误治后，耗伤肺气、灼伤肺津，致使肺虚，津气亏损失于濡养，导致肺叶痿弱不用而得，为肺脏的慢性虚损性疾病。西医学中的间质性肺疾病、慢性阻塞性肺疾病、支气管扩张、肺纤维化等发展到一定阶段均属本病范畴，可参照本节辨证论治。

【病因病机】

1. 久病损肺

　　如痰热久嗽，热灼津伤，或肺痨久嗽，虚热内灼，耗伤阴津，或肺痈余毒未清，灼伤肺阴，或消渴津液耗伤，或热病之后，邪热伤津，津液大亏，以致热壅上焦，消灼肺津，变生涎沫，肺燥阴竭，肺失濡养，日渐枯萎。若大病久病之后，耗伤阳气，或内伤久咳，冷哮不愈，肺虚久喘等，肺气日耗，渐而伤阳，或虚热肺痿日久，阴伤及阳，亦可致肺虚有寒，气不化津，津液失于温摄，反为涎沫，肺失濡养，肺叶渐痿不用。

2. 误治津伤

因医者误治，滥用汗、吐、下等治法，重亡津液，肺津大亏，肺失濡养，发为肺痿。

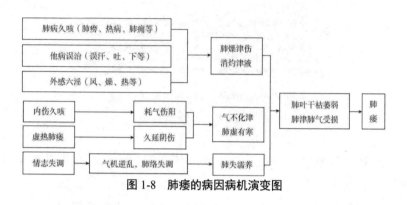

图 1-8　肺痿的病因病机演变图

【辨证要点与鉴别诊断】

（一）辨证要点

当辨标本虚实。肺痿以本虚为主，本虚当分清虚热肺燥、肺中虚冷，抑或二者兼夹。虚热肺燥伴火逆上气之象，常兼咳逆喘息；肺中虚冷伴温摄不足之象，常兼头眩、小便数或遗尿。若标实亦较明显，当分清痰、瘀偏重，并重视络病因素，不可固执肺痿虚论，妄略邪实不顾。虚实亦可兼夹，以肺中虚冷与痰瘀阻络兼夹为多，盖津血得温易行，遇寒则凝。

虚寒肺痿与虚热肺痿两者的区别，虚热肺痿咳吐浊唾涎沫，其质较黏稠，或咳痰带血；虚寒肺痿咳吐涎沫，其质清稀量多。虚热肺痿者口渴，虚寒者不口渴。

（二）鉴别诊断

1. 肺痈

肺痈多因外感风热、痰热内盛致热壅血瘀、蕴酿成痈、血败肉腐化脓而成，以咳则胸痛，吐痰腥臭，甚则咳吐脓血为主证，病性属实。肺痿脉象多为虚数或虚弱，肺痈则为浮数、滑数。

2. 肺痨

肺痨是由于痨虫入侵所致的具有传染性的慢性虚弱性疾病，主证为咳嗽、咯血、潮热、盗汗及身体逐渐消瘦等，与肺痿以吐涎沫为主证有别，但肺痨后期可以转为肺痿。

【西医相关疾病及特征性症状】

1. 间质性肺疾病

间质性肺疾病是一组主要累及肺间质和肺泡腔，导致肺泡-毛细血管功能单位丧失的弥漫性肺疾病。临床主要表现为进行性加重的呼吸困难、限制性通气功能障碍伴弥散功能降低、低氧血症以及影像学上的双肺弥漫性病变。

2. 慢性阻塞性肺疾病

慢性阻塞性肺疾病是一种具有持续气流受限特征的肺部疾病，气流受限不完全可逆，呈进行性发展。主要表现为慢性咳嗽、咳痰、气短或呼吸困难、喘息和胸闷等。

3. 支气管扩张

支气管扩张是一种支气管壁结构破坏，引起支气管异常或持久性扩张的肺系疾病。主要表现为慢性咳嗽、咳大量脓痰和（或）反复咯血。

【辨证论治】

1. 虚热证

◇临床表现：咳吐浊唾，或咳痰带血，咳声不扬，甚则音哑，气急喘促，口渴咽燥，可伴潮热盗汗，形体消瘦，皮毛干枯；舌红而干，脉虚数。

◇治法：滋阴清热，生津润肺。

◇代表方：麦门冬汤合清燥救肺汤。

◇歌诀：**麦门冬汤用人参，枣草粳米半夏存；**
　　　　肺痿咳逆因虚火，益胃生津此方珍。

◇歌诀：**清燥救肺参草杷，石膏胶杏麦胡麻；**
　　　　经霜收下冬桑叶，清燥润肺效可夸。

麦门冬汤由麦冬、人参、大枣、甘草、粳米、半夏组成；清燥救肺汤由桑叶、石膏、杏仁、甘草、麦冬、人参、阿胶、胡麻仁、炙枇杷叶组成。前方润肺生津，降气下逆；后方养阴润燥，清金降火。如肺胃火盛，虚烦呛咳，加芦根、竹叶；咳唾浊痰，口干欲饮，加天花粉、知母、川贝母；津伤虚热较著者，加胡黄连、银柴胡、地骨皮、白薇等。

2. 虚寒证

◇临床表现：咳吐涎沫，不渴，短气不足以息，头眩，神疲乏力，食少，形寒，小便数，或遗尿；舌质淡，脉虚弱。

◇治法：温肺益气，生津润肺。

◇代表方：甘草干姜汤或生姜甘草汤。

◇歌诀：**生姜甘草汤，人参大枣襄。**
　　　　甘草干姜汤=甘草+干姜。

甘草干姜汤由甘草、干姜组成；生姜甘草汤由人参、生姜、甘草、大枣组成。前方补脾助肺、甘辛合用，甘以滋液，辛以散寒；后方则以补脾助肺、益气生津为主。如脾气虚弱，纳少神疲，加白术、茯苓；肺虚失约，唾沫多而尿频者，加益智仁、白果等；肾虚而不能纳气者，加钟乳石、五味子。

3. 虚劳证

◇临床表现：咳吐涎沫，气喘不续，形瘦疲乏，盗汗，纳呆，头晕心慌，舌质淡，少苔，脉细弱结代。

◇治法：补益气血，救阴扶阳。

◇代表方：炙甘草汤加减。

◇**歌诀：炙甘草汤参桂姜，麦冬生地麻仁襄，**
　　　　大枣阿胶加酒服，虚劳肺痿保安康。

炙甘草汤由炙甘草、人参、生姜、桂枝、麦冬、生地黄、火麻仁、大枣、阿胶、清酒组成。若潮热较甚，则加功劳叶、地骨皮、青蒿以退热除蒸；若津液枯槁，则用黄芪建中汤急建其中气，俾得饮食增而津液旺，待其津液渐充，复其真阴不足。

第二章　心系疾病

第一节　心悸

【歌诀】

> 心悸因是心失养，痰瘀阻滞脉不畅，
>
> 心虚胆怯安神志，心血不足归脾汤，
>
> 阴虚天王朱砂用，水饮苓桂术甘方，
>
> 黄连温胆祛痰火，瘀阻心脉桃红煎，
>
> 桂甘龙牡止动悸，再合参附振心阳。

心悸是指患者自觉心中悸动，惊惕不安，甚则不能自主的一种病症，临床一般多呈发作性，每因情志波动或劳累过度而发作，且常伴胸闷、气短、失眠、健忘、眩晕、耳鸣等症。病情较轻者为惊悸，病情较重者为怔忡，可呈持续性。西医学中各种原因引起的心律失常以及心功能不全等，以心悸为主证者，可参照本病辨证论治。

【病因病机】

1. 体虚久病

禀赋不足，素体虚弱，或久病失养，劳欲过度，气血阴阳亏虚，以致心失所养，发为心悸。

2. 饮食劳倦

嗜食膏粱厚味，煎炸炙煿，蕴热化火生痰，或伤脾滋生痰浊，痰火扰心而致心悸。劳倦太过伤脾，或久坐卧伤气，引起生化之源不足，而致心血虚少，心失所养，神不潜藏，而发为心悸。

3. 七情所伤

平素心虚胆怯，突遇惊恐或情怀不适，悲哀过极，忧思不解等七情扰动，忤犯心神，心神动摇，不能自主而心悸。

4. 感受外邪

风寒湿三气杂至，合而为痹，痹证日久，复感外邪，内舍于心，痹阻心脉，心之气血运行受阻，发为心悸；或风寒湿热之邪，由血脉内侵于心，耗伤心之气血阴阳，亦可引起心悸。如温病、疫毒均可灼伤营阴，心失所养而发为心悸。或邪毒内扰心神，心神不安，也可发为心悸，如春温、风温、暑温、白喉、梅毒等病，往往伴见心悸。

5. 药物中毒

药物过量或毒性较剧，损害心气，甚则损伤心质，引起心悸，如附子、乌头、洋地黄、或西药锑剂、奎尼丁、肾上腺素、阿托品等，当用药过量或不当时，均能引发心动悸、脉结代一类症候。

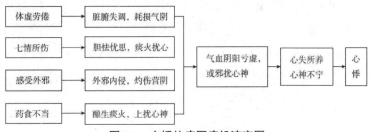

图 2-1　心悸的病因病机演变图

【辨证要点和鉴别诊断】

（一）辨证要点

（1）心悸者首应分辨虚实，虚者系指脏腑气血阴阳亏虚，实者多指痰饮、瘀血、火邪上扰。

（2）心悸的病位在心，患者多有心慌、心跳不能自主的自觉症状。心脏病变可以导致其他脏腑功能失调或亏损，其他脏腑病变亦可以直接或间接影响心脏。故临床亦应分清心脏与他脏的病变情况，有利于决定治疗的先后缓急。

（3）心悸预后转归主要取决于本虚标实的程度、邪实轻重、脏损多少、治疗当否及脉象变化情况。如患者气血阴阳虚损程度较轻，未见瘀血、痰饮之标证，病损脏腑单一，呈偶发、短暂阵发，治疗及时得当，脉象变化不显著者，病症多能痊愈；反之，脉象过数、过迟、频繁结代或乍疏乍数，反复发作或长时间持续发作者，治疗颇为棘手，预后较差，甚至出现喘促、水肿、胸痹心痛、厥证、脱证等变证、坏证，若不及时抢救治疗，预后极差，甚至猝死。

（二）鉴别诊断

1. 惊悸与怔忡

心悸可分为惊悸与怔忡。惊悸多为阵发性，时作时止，病来虽速，病情较轻，实证居多，可自行缓解，不发时如常人。发病多与情绪有关，可由骤遇惊恐引起。怔忡持续心悸，心中惕惕，不难自控，病来虽渐，病情较重，虚证居多，不发时亦可兼见脏腑虚损症状。惊悸日久不愈，亦可形成怔忡。

2. 奔豚

奔豚发作之时，亦觉心胸躁动不安，乃冲气上逆，发自少腹。《难经·五十六难》云："发于小腹，上至心下，若豚状，或上或下无时。"称之为肾积。

【西医相关疾病及特征性症状】

1. 窦性心动过速

长期持续性或经常发作的心悸，心率逐渐增加与逐渐恢复正常。心率较易变动，脉搏次数一般每分钟 100~130 次，常在 140 次以下，甚少见超过 150~160 次。心率快时心音可呈钟摆律，心电图检查可帮助确诊。引起窦性心动过速的原因有自主神经功能紊乱，充血性心力衰竭，心肌炎，甲状腺功能亢进，任何原因的贫血，发热及药物、烟、酒、茶过量等。

2. 阵发性心动过速

患病者有剧烈的心悸、胸闷或气促表现，甚至发生胸痛。多以突然发作或突然中止为特征。长期持续发作者，可出现呼吸困难、瘀血性肝肿大等充血性心力衰竭表现，个别病例可发生心源性休克。发作期短者可仅数秒，心率常在每分钟 160~220 次，平均以 200 次为多见。

3. 过早搏动

自觉心慌、憋闷，脉搏每分钟 60 次以下，脉率与颈静脉搏动一致，在劳动后或注射阿托品后心室率增加，心电图可帮助确诊。体质壮实、体力劳动者或运动员可有窦性心动过缓，但无自觉症状。

【辨证论治】

1. 心虚胆怯

◇临床表现：心悸不宁，善惊易恐，坐卧不安，不寐多梦而易惊醒，恶闻声响，食少纳呆；苔薄白，脉细数或细弦。

◇治法：镇惊定志，养心安神。

◇代表方：安神定志丸。

◇歌诀：**安神定志用远志，人参远志及龙齿，**
　　　　茯苓茯神二皆用，心虚胆怯用此治。

本方由人参、茯苓、茯神、石菖蒲、远志、龙齿组成。气短乏力，头晕目眩，动则为甚，静则悸缓，为心气虚损明显，重用人参；兼见心阳不振，加肉桂、炮附子；兼心血不足，加阿胶、制何首乌、龙眼肉；兼心气郁结，心悸烦闷，精神抑郁，加柴胡、郁金、合欢皮、绿萼梅；气虚夹湿，加泽泻，重用白术、茯苓；气虚夹瘀，加川芎、丹参、红花、郁金。

2. 心血不足

◇临床表现：心悸气短，头晕目眩，失眠健忘，面色无华，倦怠乏力，纳呆食少；舌淡红，脉细弱。

◇治法：补血养心，益气安神。

◇代表方：归脾汤。

◇歌诀：**归脾汤用参术芪，归草茯神远志随；**
　　　　酸枣木香龙眼肉，煎加姜枣益心脾。

本方由白术、当归、茯神、炙黄芪、龙眼肉、远志、酸枣仁、木香、炙甘草、人参、生姜、大枣组成。五心烦热，自汗盗汗，胸闷心烦，舌淡红少津，苔少或无，脉细数或结代，为气阴两虚，治以益气养阴，滋阴安神，用炙甘草汤；用阳虚而汗出肢冷，加炮附子、黄芪、煅龙骨、煅牡蛎；兼阴虚，重用麦冬、生地黄、阿胶，加北沙参、玉竹、石斛；纳呆腹胀，加陈皮、谷芽、麦芽、神曲、山楂、鸡内金、枳壳；失眠多梦，加合欢皮、首乌藤、五味子、柏子仁、莲子心等；热病后期损及心阴而心悸者，可用生脉散。

3. 阴虚火旺

◇临床表现：心悸易惊，心烦失眠，五心烦热，口干，盗汗，思虑劳心则症状加重，伴耳鸣腰酸，头晕目眩，急躁易怒；舌红少津，苔少或无，脉象细数。

◇治法：滋阴清火，养心安神。

◇代表方：天王补心丹合朱砂安神丸。

◇歌诀：**天王补心柏枣仁，二冬生地与茯苓，**
　　　　　三参桔梗朱砂味，远志归身共养神。

◇歌诀：**朱砂安神东垣方，归连甘草生地黄；**
　　　　　怔忡不寐心烦乱，养阴清热可复康。

天王补心丹由人参、茯苓、玄参、丹参、桔梗、远志、当归、五味子、麦冬、天冬、柏子仁、酸枣仁、生地黄、朱砂组成；朱砂安神丸由朱砂、黄连、炙甘草、生地黄、当归组成。前方滋阴养血，补心安神；后方清心降火，重镇安神。阴虚而火旺不明显者，可单用天王补心丹；阴虚兼有瘀热者，加赤芍、牡丹皮、桃仁、红花、郁金等。

4. 心阳不振

◇临床表现：心悸不安，胸闷气短，动则尤甚，面色苍白，形寒肢冷；舌淡苔白，脉象虚弱或沉细无力。

◇治法：温补心阳，安神定悸。

◇代表方：桂枝甘草龙骨牡蛎汤合参附汤。

◇歌诀：**桂枝甘草龙牡汤，证治相似救逆汤；**
　　　　　躁烦惊悸痰饮轻，因此不用芍枣姜。

桂枝甘草龙骨牡蛎汤由桂枝、炙甘草、煅龙骨、煅牡蛎组成；参附汤由人参、炮附子组成。前方温补心阳，安神定悸；后方益心气，温心阳。形寒肢冷者，重用人参、黄芪、炮附子、肉桂；大汗出者，重用人参、黄芪、煅龙骨、煅牡蛎、山茱萸，或用独参汤；兼见水饮内停者，加葶苈子、五加皮、车前子、泽泻等；夹血瘀者，加丹参、赤芍、桃仁、红花；兼见阴伤者，加麦冬、枸杞子、玉竹、五味子；心阳不振，以致心动过缓者，酌加蜜麻黄、补骨脂，重用桂枝。

5. 水饮凌心

◇临床表现：心悸眩晕，胸闷痞满，渴不欲饮，小便短少，或下肢水肿，形寒肢冷，伴恶心、欲吐、流涎；舌淡胖，苔白滑，脉象弦滑或沉细而滑。

◇治法：振奋心阳，化气行水，宁心安神。

◇代表方：苓桂术甘汤。

苓桂术甘汤=茯苓、桂枝、白术、甘草。

本方由茯苓、桂枝、白术、甘草组成。兼见恶心呕吐，加半夏、陈皮、生姜；兼见肺气不宣，肺有水湿者，加杏仁、前胡、桔梗、葶苈子、五加皮、防己；兼见瘀血者，加当归、川芎、刘寄奴、泽兰、益母草；若见因心功能不全而致水肿、尿少、阵发性夜间咳喘或端坐呼吸者，当重用温阳利水之品，可用真武汤。

6. 瘀阻心脉

◇临床表现：心悸不安，胸闷不舒，心痛时作，痛如针刺，唇甲青紫；舌质紫暗或有瘀斑，脉涩或结或代。

◇治法：活血化瘀，理气通络。

◇代表方：桃仁红花煎。

◇歌诀：**桃仁红花煎赤芍，香附青皮延胡饶；**
　　　　丹参当归川芎地，活血化瘀通脉奇。

本方由丹参、赤芍、桃仁、红花、香附、延胡索、青皮、当归、川芎、生地黄、乳香组成。气滞血瘀加用柴胡、枳壳；兼气虚加黄芪、党参、黄精；兼血虚加制何首乌、枸杞子、熟地黄；兼阴虚加麦冬、玉竹、女贞子；兼阳虚加炮附子、肉桂、淫羊藿；脉络痹阻，胸部室闷，加沉香、檀香、降香；夹痰浊，胸满闷痛，苔浊腻，加瓜蒌、薤白、半夏、陈皮；胸痛甚，加乳香、没药、五灵脂、蒲黄、三七粉等。

7. 痰火扰心

◇临床表现：心悸时发时止，受惊易作，胸闷烦躁，失眠多梦，口干苦，大便秘结，小便短赤；舌红，苔黄腻，脉弦滑。

◇治法：清热化痰，宁心安神。

◇代表方：黄连温胆汤。

◇歌诀：黄连温胆竹茹半，枳实茯苓陈姜甘；

　　　　湿热挟痰失眠悸，眩晕口苦苔黄腻。

本方由黄连、半夏、竹茹、枳实、陈皮、茯苓、生姜、甘草、大枣组成。痰热互结，大便秘结者，加生大黄；心悸重者，加珍珠母、石决明、磁石；火郁伤阴者，加麦冬、玉竹、天冬、生地黄；兼见脾虚者，加党参、白术、谷芽、麦芽、砂仁。

第二节　胸痹

【歌诀】

胸痹之证闷痛窒，喘息难卧背连心，
阴寒痰浊并瘀血，本属阴阳气血虚，
标实宜通虚温补，血府逐瘀通瘀阻，
柴胡疏肝理气滞，瓜蒌半夏涤痰阻，
枳薤四逆散寒凝，生脉养荣气阴益，
天王炙甘草心肾阴，参附右归从本议。

胸痹，是以胸部闷痛，甚则胸痛彻背，喘息不得卧为主证的疾病，轻者仅感胸闷如窒，呼吸欠畅，重者则有胸痛，严重者心痛彻背，背痛彻心。真心痛是胸痹进一步发展的严重病症，其特点为剧烈而持久的胸骨后疼痛，伴心悸、水肿、肢冷、喘促、汗出、面色苍白等症状，甚至危及生命。西医学中冠状动脉粥样硬化性心脏病之心绞痛、心肌梗死与本病密切相关，可参照本病辨证论治。

【病因病机】

1. 寒邪内侵

寒主收引，遏制阳气，使得血行不畅，发为本病。

2. 劳倦内伤

劳倦伤脾，脾虚失运，气血化生无源，心脉失养而胸痹；或者积劳伤阳，心肾阳微，鼓动无力，胸阳不振，阴寒内侵，血行不畅而发为胸痹。

3. 饮食失调

饮食失节，过食肥甘厚味，或者嗜烟嗜酒，导致脾胃损伤，运化失调，聚湿生痰，上犯心胸，阻遏心阳，气机不畅，心脉痹阻而发为此病。

4. 年迈体虚

年过半百，肾气自半，精血渐衰，肾阳虚衰，则不能鼓舞五脏之阳，肾阴亏虚，则不能润养五脏，心脉失于温养而发为胸痹。

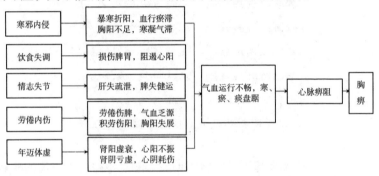

图 2-2 胸痹的病因病机演变图

【辨证要点和鉴别诊断】

（一）辨证要点

1. 辨标本虚实

胸痹总属本虚标实之证，辨证首先判虚实，分清标本。标实应区别气滞、痰浊、血瘀、寒凝的不同，本虚又应区别阴阳气血亏虚的不同。标实者闷重而痛轻，兼见胸胁胀满，善太息，憋气，苔薄白，脉弦者，多属气滞。胸部窒闷而痛，伴唾吐痰涎，苔腻，脉弦滑或弦数者，多属痰浊；胸痛如绞，遇寒则发，或得冷加剧，伴畏寒肢冷，舌淡苔白，脉细，为寒凝心脉所致；刺痛固定不移，痛有定处，夜间多发，舌紫暗或有瘀斑，脉结代或涩，由心脉瘀滞所致。本虚者，心胸隐痛而闷，因劳累而发，伴心慌、气短、乏力，舌淡胖嫩，边有齿痕，脉沉细或结代者，多属心气不足；若绞痛兼见胸闷气短，四肢厥冷，神倦自汗，脉沉细，则为心阳不振；隐痛时作时止，缠绵不休，动则多发，伴口干，舌淡红而少苔脉沉细而数，则属气阴两虚表现。

2. 辨病情轻重

疼痛持续时间短暂，瞬息即逝者多轻；持续时间长，反复发作者多重；若持续数小时甚至数日不休者常为重症或危候。疼痛遇劳发作，休息或服药后能缓解者为顺症；服药后难以缓解者常为危候。一般疼痛发作次数与病情轻重程度成正比，但亦有发作次数不多而病情较重的不典型情况，尤其在安静或睡眠时发作疼痛者病情较重，必须结合临床表现，具体分析判断。

（二）鉴别诊断

1. 悬饮

悬饮为胸胁胀痛，持续不解，多伴有咳喘，转侧、呼吸时疼痛加重，肋间饱满，并有咳嗽、咳痰等肺系症候。

2. 胃痛

胃痛与饮食相关，以胀痛为主，局部有压痛，持续时间较长，常伴有泛酸、嘈杂、嗳气、呃逆等胃部症状。

3. 真心痛

真心痛是胸痹的进一步发展，症见心痛剧烈，其则持续不解，伴有汗出、肢冷、面白、唇紫、手足青至节、脉微细或结代等的危重急症。

【西医相关疾病及特征性症状】

1. 肋间神经炎

病毒感染、毒素、机械损伤等均可引起。其疼痛性质多为刺痛或灼痛，并沿肋间神经分布，局部有压痛，以胸骨旁、腋中线及脊椎旁较显著。

2. 带状疱疹

由病毒感染引起，可骤然发生剧烈的胸痛，可有轻度的发热、恶寒等全身症状。随即皮肤上（尤其在胸肋部）出现多数丘疹，不久变为小水疱，内容水样澄清，周围绕以炎症性红晕。小水疱簇集成群，呈带状排列。

3. 肋软骨炎

胸痛，初起常有微热，肋软骨隆起，疼痛，压之痛剧，咳嗽、深呼吸和病侧上肢活动时疼痛加剧。局部皮肤无红肿，胸部 X 线检查一般无异常发现。

【辨证论治】

1. 心血瘀阻

◇临床表现：心胸疼痛，如刺如绞，痛有定处，入夜为甚，甚则心痛彻背，背痛彻心，或痛引肩背，伴有胸闷，日久不愈，可因暴怒、劳累而加重；舌质紫暗，有瘀斑，苔薄，脉弦涩。

◇治法：活血化瘀，通脉止痛。

◇代表方：血府逐瘀汤。

◇歌诀：**血府当归生地桃，红花甘草壳赤芍，**

　　　　　柴胡芎桔牛膝等，血化下行不作痨。

本方由当归、生地黄、桃仁、红花、枳壳、牛膝、川芎、柴胡、赤芍、甘草、桔梗组成。瘀血痹阻重证，胸痛剧烈，可加乳香、没药、郁金、降香、丹参等；血瘀气滞并重，胸闷痛甚者，可加沉香、降香、荜茇等；寒凝血瘀或阳虚血瘀，伴畏寒肢冷，脉沉细或沉迟者，可加桂枝或肉桂、细辛、高良姜、薤白等，或人参、炮附子等；气虚血瘀、伴短气乏力，自汗，脉细弱或结代者，当益气活血，用人参营养汤合桃红四物汤加减，重用人参、黄芪；若猝然心痛发作，可含化复方丹参滴丸、速效救心丸等。

2. 气滞心胸

◇临床表现：心胸满闷，隐痛阵发，痛有定处，时欲太息，遇情志不遂时容易诱发或加重或兼有胸部胀闷，得嗳气或矢气则舒；苔薄或薄腻，脉细弦。

◇治法：疏肝理气，活血通络。

◇代表方：柴胡疏肝散。

◇歌诀：**四逆散中加芎香，枳实易壳行气良；**

　　　　　方名柴胡疏肝散，气闷胁痛皆可畅。

本方由柴胡、白芍、川芎、枳实、陈皮、甘草、香附组成。胸闷心痛明显，为气滞血瘀之象，可合用失笑散；气郁日久化热，心烦易怒，口干便秘，舌红苔黄，脉弦数者，用加味逍遥散。

3. 痰浊闭阻

◇临床表现：胸闷重而心痛微，痰多气短，肢体沉重，形体肥胖，遇阴雨天而易发作或加重，伴有倦怠乏力，纳呆便溏，咳吐痰涎；舌体胖大且边有齿痕，苔浊腻或白滑，脉滑。

◇治法：通阳泄浊，豁痰宣痹。

◇代表方：瓜蒌薤白半夏汤合涤痰汤。

◇歌诀：瓜蒌薤白半夏酒，痰浊结胸满痛求。

◇歌诀：涤痰汤有夏橘草，参苓竹茹枳姜枣；

胆星菖蒲齐配入，主治风痰迷心窍。

瓜蒌薤白半夏汤由瓜蒌、薤白、半夏、白酒组成；涤痰汤由半夏、胆南星、橘红、枳实、茯苓、人参、石菖蒲、竹茹、甘草、生姜组成。前方偏于通阳行气；后方偏于健脾益气，豁痰开窍。痰浊郁而化热者，用黄连温胆汤加郁金；如痰热兼有郁火者，加海浮石、海蛤壳、栀子、天竺黄、竹沥；大便秘结者加桃仁、大黄；痰浊与瘀血往往同时并见，因此通阳豁痰和活血化瘀法亦经常并用。

4. 寒凝心脉

◇临床表现：猝然心痛如绞，心痛彻背，喘不得卧，多因气候骤冷或骤感风寒而发病或加重，伴形寒，甚则手足不温，冷汗自出，胸闷气短，心悸，面色苍白；苔薄白，脉沉紧或沉细。

◇治法：辛温散寒，宣通心阳。

◇代表方：枳实薤白桂枝汤合当归四逆汤。

◇歌诀：**枳实薤白桂枝汤，厚朴瓜蒌合成方。**

◇歌诀：**当归四逆芍桂枝，细辛甘枣通草施。**

枳实薤白桂枝汤由枳实、厚朴、薤白、桂枝、瓜蒌组成；当归四逆汤由桂枝、白芍、细辛、甘草、通草、当归、大枣组成。前方重在通阳理气；后方以温经散寒为主。阴寒极盛之胸痹重症，表现为胸痛剧烈，痛无休止，伴身寒肢冷，气短喘息，脉沉紧或沉微者，当用温通散寒之法，予乌头赤石脂丸加荜茇、高良姜、细辛等；若痛剧而四肢不温，冷汗自出，即刻舌下含化苏合香丸或麝香保心丸。

5. 气阴两虚

◇临床表现：心胸隐痛，时作时休，心悸气短，动则益甚，伴倦怠乏力，声息低微，面色㿠白，易汗出；舌质淡红，舌体胖且边有齿痕，苔薄白，脉虚细缓或结代。

◇治法：益气养阴，活血通脉。

◇代表方：生脉散合人参养荣汤。

◇**歌诀：四君四物八珍方，十全大补芪桂商，**
　　　　姜枣五味远陈配，去芎方名养荣汤。

生脉散由人参、麦冬、五味子组成；人参养荣汤由人参、熟地黄、当归、白芍、白术、茯苓、炙甘草、黄芪、陈皮、五味子、桂心、远志组成。前方长于益心气，敛心阴；后方补气养血，安神宁心。兼有气滞血瘀，可加川芎、郁金；兼见痰浊之象，可重用白术、茯苓，加白豆蔻仁；兼见纳呆、失眠等心脾两虚者，可重用茯苓、远志，加茯神、半夏、柏子仁、酸枣仁。

6. 心肾阴虚

◇临床表现：心痛憋闷，心悸盗汗，虚烦不寐，腰酸膝软，头晕耳鸣，口干便秘；舌红少津，苔薄或剥，脉细数或促代。

◇治法：滋阴清火，养心和络。

◇代表方：天王补心丹合炙甘草汤。

◇**歌诀：天王补心柏枣仁，二冬生地与茯苓；**
　　　　三参桔梗朱砂味，远志归身共养神。

天王补心丹由柏子仁、酸枣仁、天冬、麦冬、生地黄、当归、丹参、玄参、人参、桔梗、朱砂、五味子、远志、茯苓组成；炙甘草汤由炙甘草、人参、生姜、桂枝、麦冬、生地黄、火麻仁、大枣、阿胶组成。前方以养心安神为主；后方以养阴复脉见长。阴不敛阳，虚火内扰心神，虚烦不寐，舌尖红少津者，可用酸枣仁汤；若兼见风阳上扰，加用珍珠母、磁石、石决明、琥珀等；若心肾阴虚，兼见头晕目眩，腰酸膝软，遗精盗汗，心绪不宁，口燥咽干，可用左归饮。

7. 心肾阳虚

◇临床表现：心悸而痛，胸闷气短，动则更甚，自汗，面色㿠白，神倦怯寒，四肢欠温或肿胀；舌质淡胖，边有齿痕，苔白或腻，脉沉细迟。

◇治法：温补阳气，振奋心阳。

◇代表方：参附汤合右归饮。

◇**歌诀：右归饮用地药萸，杞草桂附杜仲齐；**
　　　　腰膝酸痛下肢冷，便溏阳痿服之宜。

参附汤由人参、炮附子组成；右归饮由熟地黄、山药、山茱萸、枸杞子、杜仲、炙甘草、炮附子、肉桂组成。前方大补元气，温补心阳；后方温肾助阳，补益精气。伴有寒凝血瘀标实症状者适当兼顾。若肾阳虚衰，不能制水，水饮上凌心肺，症见水肿、喘促、心悸，用真武汤加黄芪、防己、猪苓、车前子；阳虚欲脱厥逆者，用四逆加人参汤；或参附注射液 40~60 毫升加入 5%葡萄糖注射液 250~500 毫升中静脉滴注，可增强疗效。

8. 正虚阳脱

◇临床表现：心胸绞痛，胸中憋闷或有窒息感，喘促不宁，心慌，面色苍白，大汗淋漓，烦躁不安或表情淡漠，重则神志昏迷，四肢厥冷，口开目合，手撒尿遗；脉疾数无力或脉微欲绝。

◇治法：回阳救逆，益气固脱。

◇代表方：四逆加人参汤。

◇**歌诀：四逆汤中草附姜，四肢厥冷急煎尝。**

本方由干姜、附子、甘草、人参组成。阴竭阳亡，合生脉散。并可急用独参汤灌胃或鼻饲，或参附注射液 50 毫升，不加稀释直接推注，每 15 分钟一次，直至阳气回复，四肢转暖，改用参附注射液 100 毫升继续滴注，待病情稳定后，改用参附注射液 100 毫升加入 5%或 10%葡萄糖注射液 250 毫升中静脉滴注，直至病情缓解。

第三节　心衰

心衰之证悸喘肿，诸心之病终归宿，
气虚血瘀保元汤，气阴两虚生脉主，
二证皆有虚滞瘀，理气逐瘀合血府，
阳虚水泛水凌心，真武葶苈大枣伍，
喘脱危证急回阳，龙骨牡蛎配参附。

　　心力衰竭简称心衰，是指由于心脏的收缩功能和（或）舒张功能发生障碍，不能将静脉回心血量充分排出心脏，导致静脉系统血液淤积，动脉系统血液灌注不足，从而引起心脏循环障碍综合征，集中表现为肺瘀血、腔静脉瘀血。心力衰竭并不是一种独立的疾病，而是心脏疾病发展的终末阶段。其中绝大多数的心力衰竭都是以左心衰竭开始的，即首先表现为肺循环瘀血。临床上，轻者可仅表现为气短、不耐劳累，重者可见喘息心悸，不能平卧，或伴咳吐痰涎，尿少肢肿，或口唇发绀，胁下痞块，颈脉显露，甚至出现端坐呼吸，喘悸不休，汗出肢冷等厥脱危象。西医学中的冠心病、病毒性心肌炎、肥厚型或扩张型心肌病、心瓣膜病、肺心病等导致的急、慢性心力衰竭均可参照本节进行辨证论治。

【病因病机】

　　心衰的病因为先天禀赋不足或年老体衰、脏腑功能虚衰、忧思劳倦、六淫外邪侵袭、饮食所伤。心衰的病机是以心肾为本，五脏相因，水饮瘀血，相兼为患。

1. 心肾为本

　　心主血脉，心为五脏六腑之大主，肾为先天之本，寓元阴元阳，心本乎肾，心气心阳源于肾，赖肾气肾阳以温煦。心主火，肾主水，阴阳互根，水火既济，二脏常易互相影响，尤其心衰时多见心肾同病，故张景岳云："阳统乎阴，心本乎肾，所以上不宁者，未有不由乎下，心气虚者未有不阴乎精。"而且，肾为水火之脏，内寓元阴元阳，阴阳一方的偏衰必将导致阴损及阳或阳损及阴，致阴阳双损。

水肿发生虽本在心肾，但与肺、脾、肝密切相关。《素问·水热穴论》曰："水病下为胕肿大腹，上为喘呼，不得卧者，标本俱病，故肺为喘呼，肾为水肿……"《景岳全书·水肿论治》曰："凡水肿等症，乃肺脾肾三脏相干之病。盖水为至阴，故其本在肾；水化于气，故其标在肺；水惟畏土，故其治在脾。"肿为水停，其本在肾，其标在肺，其制在脾。水肿有轻重之分，轻者为胀，重者为肿。胀乃血瘀，其病机是心血瘀滞，并且伴随有肺、肝、脾瘀滞，病变涉及心、肺、肝、脾等脏。

肺朝百脉，肝藏血，主疏泄，脾统血，三脏均有调节血行的职能。心病可累及肺、肝、脾，肺、肝、脾病则加重心病。

2. 五脏相因

一方面，外邪久稽，内舍于心，或因七情内伤，气血违和，心失所养，均可引发心病，使心之气血阴阳耗损，血脉循行失畅，其发展犹可影响肺脾肾及其他内脏。另一方面，有病起肺、脾、肝肾者，随其发展亦可累及于心。故心衰患者常见数脏同病，虚实错杂。

无论先为心病后及于他脏，或先为肺、肾、肝、脾之病后及于心病，病至心衰，多见五脏俱病，气血阴阳俱不足，脏腑功能失调的病理变化和临床表现，但以心肾气虚、阴阳俱虚为主。

盖因"心为五脏六腑之大主"，心病则气阳营阴均受损耗，心气心阳虚衰，少力或无力鼓动心脉，血行失畅，五脏失养，甚或气血瘀滞，瘀血内聚，致使五脏功能亦趋失调。心肺同居上焦，心主血，肺主气，气血相贯，心肺密切相关。脾胃为后天之本，气血生化之源，心肾气阳亏虚，不能温煦脾胃，可致运化失权，湿浊内蕴，营血不足，而脾胃亏虚，气血不足，又使心失濡养，心肾阳气虚衰更甚。因此，在心衰发展过程中，常见心肾与肺、肝、脾数脏同病，交相为患的病理现象。

心肺气虚，肾不纳气，则见心悸、咳嗽、气喘、倚息不得卧等症候；心肾阳虚，则见畏寒、肢冷、水肿、心悸、短气、喘促，动则更甚等症候；心肺肾阴亏虚，可见心悸、咳嗽、气喘、倚息不得卧等症候；心脾两虚，可见心悸、乏力、腹胀、纳呆、失寐、便溏等症候。

3. 水饮瘀血，相兼为患

在五脏亏虚的基础上，每可形成血瘀、水饮等实邪为患之病理。盖因肺为水之上源，可通调水道。脾能运化，输布水湿。肾能温化水湿，气化下行。若肺、脾、肾同病，则三焦气化不利，水湿不能正常运行、布输、气化而下泄，故泛滥为患。外溢肌肤则见面肢水肿；内停脏腑，则为水饮；上凌心肺可引致或加重心悸、气喘与咳嗽等症；聚留胸腹则成积液。且心肾阳虚又使血脉不能赖以推动，可致气滞血瘀而见唇舌指甲青紫、肝脾大等症候。所以水饮与瘀血密切相关，故《金匮要略·水气篇》指出"血不利则为水"。

在慢性充血性心力衰竭的发病过程中，随病程迁延导致阴阳俱虚的结果。

阴阳俱虚可呈现为心肾气虚、心肾阳虚、心肾气阴两虚或者阴阳两虚的发展进程。国医大师雷忠义提出心力衰竭虽以气阳不足为本，但由于阴阳互根，病至后期，阳损及阴，导致阴阳两虚。故病延日久者，正气日衰，五脏俱败，正不胜邪，最终可致心肾之气衰微，心阳欲脱于上，肾阴欲竭于下之危候。

血瘀贯穿于慢性充血性心力衰竭发展的始终。血瘀不是充血性心力衰竭的基本病机，早期多由于气虚无力推动血液或者气滞而形成血瘀，然血瘀形成后也会阻碍气机运行，导致气机运行失常，进而影响心、肝、脾、肺、肾等脏腑功能活动。

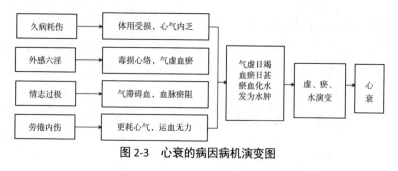

图 2-3　心衰的病因病机演变图

【辨证要点和鉴别诊断】

（一）辨证要点

1. 辨轻重缓急

心衰是多种慢性心系疾病的终末阶段，临床需首辨病情的轻重缓急。轻者仅表现为气短、乏力、活动耐量下降，重者则可见喘息心悸、不能平卧、尿少肢肿、口唇发绀，甚至端坐呼吸、汗出肢冷等厥脱危象。病轻者可缓治其本；病重者需急治其标。

2. 辨标本虚实

心衰的病位在心，属本虚标实之证，总以心气亏虚为本，瘀血、水饮为标，病理演变可从心、肺渐及脾、肾，并逐步损阴伤阳，但终以心虚为主。本虚需辨气、血、阴、阳及脏腑之异，标实需明瘀血的程度和饮邪的有无。气虚血瘀是本病的基本症候，随病情进展可渐次出现"瘀久成积"和"瘀血化水"的标实重症。

（二）鉴别诊断

1. 喘证

心衰常见喘促短气之症，需与喘证鉴别。心衰一般存在心系基础病，发作时除喘促外，常见伴心悸、水肿、尿少等水饮内停表现；而喘证多是由外感诱发或加重的急慢性呼吸系统疾病，实者起病急，多有表证，虚者常反复发作，遇劳尤甚，平素亦可见气怯声低、脉弱等肺肾气虚之证，多伴不同程度的呼吸功能受限。

2. 鼓胀

心衰后期出现阳虚水泛时可见水肿、尿少，或胁下癥块坚硬，或颈脉显露等水饮内停、瘀血阻滞之证，易与鼓胀混淆。鼓胀是气、血、水结于腹中，以腹大、肢细、腹壁脉络显露为主，病在肝脾，晚期方伴肢体水肿和尿少等症。

3. 水肿

水肿是因肺、脾、肾功能失调，全身气化功能障碍，而致水湿泛溢。以身肿、腹大、小便难为主要见症。心衰之肿是因心之气阳亏虚导致"先病血结而水随蓄"，水肿后期影响及心则多是"先病水肿而（心）血随败"所致。

【西医相关疾病及特征性症状】

西医学中的冠心病，病毒性心肌炎，肥厚型或扩张型心肌病，心瓣膜病，肺心病等导致的急、慢性心力衰竭均可参照本节进行辨证论治。

1. 冠心病

特点为阵发性的前胸压榨性疼痛或憋闷感觉。主要位于胸骨后部，可放射至心前区和左上肢尺侧，常发生于劳力负荷增加时，持续数分钟，休息或用硝酸酯制剂后疼痛消失。

2. 病毒性心肌炎

发病前 1~3 周有病毒感染前驱症状，如发热、全身倦怠感和肌肉酸痛，或恶心、呕吐等消化道症状。随后可以有心悸、胸痛、呼吸困难、水肿，甚至晕厥、猝死。

3. 肥厚型心肌病

最常见的症状是劳力性呼吸困难和乏力，其中前者可达 90% 以上。体格检查可见心脏轻度增大，可闻及第四心音。超声心电图示舒张期室间隔厚度达 15mm 或与后壁厚度之比大于等于 1.3。

（1）扩张型心肌病：是一类以左心室或双心室扩大伴收缩功能障碍为特征的心肌病。主要表现为活动时呼吸困难和活动耐量下降。

（2）心瓣膜病：是指心脏瓣膜存在结构和（或）功能异常，是一组重要的心血管疾病。最终会出现心力衰竭、心律失常等临床表现。

（3）肺心病：咳嗽、咳痰、气促，活动后可有心悸、呼吸困难、乏力和劳动耐力下降。可有不同程度的发绀和原发肺脏疾病的体征，如肺气肿体征，干、湿性啰音等。

【辨证论治】

1. 气虚血瘀

◇临床表现：胸闷气短，心悸，活动后诱发或加剧，神疲乏力，自汗，面色㿠白，口唇发绀，或胸部闷痛，或肢肿时作，喘息不得卧；舌淡胖或淡暗有瘀斑，脉沉细或涩、结、代。

◇治法：补益心肺，活血化瘀。

◇代表方：保元汤合血府逐瘀汤。

◇歌诀：保元补益总偏温，桂草参芪四味存。

保元汤由人参、黄芪、肉桂、生姜、甘草组成；血府逐瘀汤由当归、生地黄、桃仁、红花、枳壳、赤芍、柴胡、甘草、桔梗、川芎、牛膝组成。伴胸痛较著者，可酌加桂枝、檀香、降香等；心悸频作，发无定时，或比类"风性善行而数变"酌加僵蚕、蝉蜕等，或加胆南星、铁落花、皂角刺；兼肢肿尿少者，可合用防己黄芪汤或五苓散化裁；中成药可常服芪参益气滴丸。

2. 气阴两虚

◇临床表现：胸闷气短，心悸，动则加剧，神疲乏力，口干，五心烦热，两颧潮红，或胸痛，入夜尤甚，或伴腰膝酸软，头晕耳鸣，或尿少肢肿；舌暗红少苔或少津，脉细数无力或结、代。

◇治法：益气养阴，活血化瘀。

◇代表方：生脉散合血府逐瘀汤。

◇歌诀：**生脉麦味与人参。**

◇歌诀：**血府逐瘀归地桃，红花枳壳膝芎饶，
　　　　柴胡赤芍甘桔梗，血化下行不作痨。**

生脉散由人参、麦冬、五味子组成；血府逐瘀汤由当归、生地黄、桃仁、红花、枳壳、赤芍、柴胡、甘草、桔梗、川芎、牛膝组成。阴虚著者，可加二至丸或黄精、石斛、玉竹等；内热之象明显或由外感诱发者，可酌加连翘、白花蛇舌草、重楼等；若伴肺热壅盛、咳吐黄痰者，可加清金化痰汤或越婢加半夏汤加减。

3. 阳虚水泛

◇临床表现：心悸，喘息不得卧，面浮肢肿，尿少，神疲乏力，畏寒肢冷，腹胀，便溏，口唇发绀，胸部刺痛，或胁下癥块坚硬，颈脉显露；舌淡胖有齿痕，或有瘀点、瘀斑，脉沉细或结、代、促。

◇治法：益气温阳，化瘀利水。

◇代表方：真武汤合葶苈大枣泻肺汤。

◇歌诀：**真武汤壮肾中阳，茯苓术芍附生姜。**

真武汤由茯苓、白术、白芍、附子、生姜组成；葶苈大枣泻肺汤由葶苈子、大枣组成。若饮邪暴盛，泛溢肌肤，宜加椒目、防己、香加皮、大腹皮等，并酌加活血药，以加强利水之力，可选用益母草、泽兰、牛膝、生大黄等；畏寒肢冷，腰膝酸软等肾阳虚证明显者，可加仙茅、淫羊藿、鹿角霜等；若兼胁下痞块坚硬，乃血瘀日久，可加鳖甲煎丸。中成药可服用芪苈强心胶囊、参附强心丸等。

4. 喘脱危证

◇临床表现：面色晦暗，喘悸不休，烦躁不安，或额汗如油，四肢厥冷，尿少肢肿；舌淡苔白，脉微细欲绝或疾数无力。

◇治法：回阳固脱。

◇代表方：参附龙骨牡蛎汤。

◇歌诀：桂枝甘草龙牡汤，心阳不振补心方；
　　　　心悸不安动忧甚，形寒面白保安康。

参附龙骨牡蛎汤=桂枝甘草龙牡汤+人参、炮附子

本方由人参、炮附子、煅龙骨、煅牡蛎、生姜、大枣组成。若大汗不止，可加山茱萸、五味子；若肢冷如冰，为阳虚暴脱危象，急用参附注射液。

第四节　不寐

【歌诀】

不寐之故扰心神，虚实痰火宜细分，
肝郁化火龙胆泻，痰热扰心黄连温，
心脾两虚归脾宜，心肾六味交泰斟，
心胆气虚安神志，合用枣仁睡梦深。

不寐是以经常不能获得正常睡眠为特征的一类病症，主要表现为睡眠时间、深度的不足。轻者入睡困难，或寐而不酣，时寐时醒，或醒后

不能再寐；重则彻夜不寐。西医学中的神经官能症、更年期综合征、慢性消化不良、贫血、动脉粥样硬化症等以不寐为主要临床表现时均属本病范畴，可参照本病辨证论治。

【病因病机】

1. 情志失常

喜怒哀乐等情志过极均可导致脏腑功能失调，而发生不寐病症。或由情志不遂，肝气郁结，肝郁化火，邪火扰动心神，心神不安而不寐；或由五志过极，心火内炽，扰动心神而不寐；或由喜笑无度，心神激动，神魂不安而不寐；或由暴受惊恐，导致心虚胆怯，神魂不安，夜不能寐。

2. 饮食不节

暴饮暴食，宿食停滞，脾胃受损，酿生痰热，壅遏于中，痰热上扰，胃气失和，可致失眠。此外，浓茶、咖啡、酒之类饮料也是造成不寐的因素。

3. 劳逸失调

劳倦太过则伤脾，过逸少动亦致脾虚气弱，运化不健，气血生化无源，不能上奉于心，而致心神失养而失眠。或因思虑过度，伤及心脾，心伤则阴血暗耗，神不守舍；脾伤则食少，纳呆，生化之源不足，营血亏虚，心失所养，而致心神不安。

4. 病后体虚

久病血虚，年迈血少，引起心血不足，心失所养，心神不安而不寐。正如《景岳全书·不寐》所云："无邪而不寐者，必营气之不足也，营主血，血虚则无以养心，心虚则神不守舍。"亦可因年迈体虚，阴阳亏虚而致不寐。

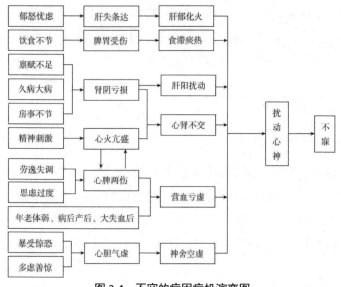

图 2-4　不寐的病因病机演变图

【辨证要点和鉴别诊断】

（一）辨证要点

1. 辨受病脏腑

由于受累脏腑不同，临床表现的兼证亦各有差别，不寐的主要病位在心，但肝胆脾胃肾等脏腑若出现阴阳气血失调，亦可扰动心神而发不寐。若兼有急躁易怒，多为肝火内扰；若有不思饮食、腹胀、便溏、面色少华，多为脾虚不运；若有腰酸、心烦、心悸、头晕、健忘，多为肾阴虚，心肾不交；若有嗳腐吞酸，多为胃气不和。

2. 辨病情轻重久暂

本病轻者仅有少眠或不眠，病程短，舌苔腻、脉弦滑数多见，以实证为主。重者则彻夜不眠，病程长，易反复发作，舌苔较薄，脉沉细无力，多以虚证为主。

3. 辨证结合临床辅助检查

详细询问病史患者除失眠外的其他症状和阳性体征，对疾病的诊断有重要的指导意义。必要时做相关检查，排除如肿瘤疼痛、呼吸衰竭、心力衰竭、骨折等引起不寐的器质性病变。不寐的确诊可采用多导睡眠图来判断：①测定其平均睡眠潜伏期时间延长大于30分钟；②测定实际睡眠时间减少，少于每夜 6.5 小时；③测定觉醒时间增多，多于每夜 30 分钟。

（二）鉴别诊断

1. 一过性失眠

在日常生活中常见，可因一时情志不舒、生活环境改变，或因饮用浓茶、咖啡和服用药物等引起。一般有明显诱因，且病程不长。一过性失眠不属病态，也不需任何治疗，可通过身体自然调节而复常。

2. 生理性少寐

多见于老年人，虽少寐早醒，而无明显痛苦，属生理现象。

【西医相关疾病及特征性症状】

1. 失眠

失眠是指患者对睡眠时间和（或）质量不满足并影响日间社会功能的一种主观体验。常见症状是入睡困难、睡眠质量下降和睡眠时间减少，记忆力、注意力下降等。

2. 更年期综合征

更年期综合征指女性绝经前后出现性激素波动或减少所致的一系列躯体及精神心理症状。

【辨证论治】

1. 肝火扰心

◇临床表现：不寐多梦，甚则彻夜不眠，急躁易怒，伴头晕头胀，目赤耳鸣，口干而苦，不思饮食，便秘溲赤；舌红苔黄，脉弦而数。

◇治法：疏肝泻热，镇心安神。

◇代表方：龙胆泻肝汤。

◇歌诀：**龙胆泻肝栀芩柴，生地车前泽泻偕；**
　　　　木通甘草当归合，肝胆湿热力可排。

本方由龙胆、黄芩、泽泻、木通、车前子、当归、柴胡、生地黄、栀子、生甘草组成。若胸闷胁胀，善叹息，加香附、郁金、佛手；若肝胆实火，肝火上炎之重症出现头痛欲裂，大便秘结，可服当归龙荟丸。

2. 痰热扰心

◇临床表现：心烦不寐，胸闷脘痞，泛恶嗳气，伴头重目眩，舌偏红，苔黄腻，脉滑数。

◇治法：清化痰热，和中安神。

◇代表方：黄连温胆汤。

◇歌诀：**黄连温胆竹茹半，枳实茯苓陈姜甘；**
　　　　湿热挟痰失眠悸，眩晕口苦苔黄腻。

本方由黄连、竹茹、枳实、半夏、陈皮、茯苓、甘草、生姜、大枣组成。若心悸动惊惕不安，加琥珀、珍珠母、朱砂；若痰积热盛，痰火上扰心神彻夜不眠，大便秘结不通，加大黄或礞石滚痰丸。

3. 心脾两虚

◇临床表现：不易入睡，多梦易醒，心悸健忘，神疲食少，伴头晕目眩，面色少华，四肢倦怠，腹胀便溏；舌淡苔薄，脉细无力。

◇治法：补益心脾，养血安神。

◇代表方：归脾汤。

◇歌诀：归脾汤用术参芪，归草茯神远志随，

　　　　　酸枣木香龙眼肉，煎加姜枣益心脾。

本方由人参、黄芪、白术、茯神、酸枣仁、龙眼肉、木香、炙甘草、当归、远志、生姜、大枣组成。若心血不足较甚，加熟地黄、白芍、阿胶；若不寐较重，加柏子仁、五味子、首乌藤、合欢皮；若夜梦纷纭，时醒时寐，加肉桂、黄连；如兼脘闷纳差，苔滑腻，加二陈汤；兼腹泻者，减当归加苍术、白术之类。

4. 心肾不交

◇临床表现：心烦不寐，入睡困难，心悸多梦，伴头晕耳鸣，腰膝酸软，潮热盗汗，五心烦热，咽干少津，男子遗精，女子月经不调；舌红少苔，脉细数。

◇治法：滋阴降火，交通心肾。

◇代表方：六味地黄丸合交泰丸。

◇歌诀：心肾不交交泰丸，一份肉桂六份连。

六味地黄丸由熟地黄、山药、山茱萸、牡丹皮、泽泻、茯苓组成；交泰丸由黄连、肉桂组成。前者滋补肾阴；后者清心降火，引火归元。心阴不足为主者，可用天王补心丹；心烦不寐，彻夜不眠者，加朱砂、磁石、龙骨、龙齿。

5. 心胆气虚

◇临床表现：虚烦不寐，胆怯心悸，触事易惊，终日惕惕，伴气短自汗，倦怠乏力；舌淡，脉弦细。

◇治法：益气镇惊，安神定志。

◇代表方：安神定志丸合酸枣仁汤。

◇歌诀：安神定志用菖蒲，人参远志及龙齿；

　　　　　茯苓茯神二皆用，心虚胆怯用此治。

◇歌诀：酸枣仁汤治失眠，川芎知草茯苓煎；

　　　　　养血除烦清虚热，安然入睡梦香甜。

安神定志丸由人参、石菖蒲、龙齿、茯苓、茯神、远志组成；酸枣仁汤由酸枣仁、知母、川芎、茯苓、甘草组成。前方益气、镇静、安神；后方养血、清热、除烦。若心肝血虚，惊悸汗出，重用人参，加白芍、当归、黄芪；若土木不疏，胸闷，善太息，纳呆腹胀，加柴胡、陈皮、山药、白术；若心悸甚，惊惕不安，加生龙骨、生牡蛎、朱砂。

第三章　脑系疾病

第一节　头痛

【歌诀】

> 头痛外感与内伤，临床辨证细端详，
> 外感风夹寒热湿，肝脾肾虚为内伤，
> 风寒川芎茶调散，风热芎芷石膏汤，
> 风湿头痛重如裹，羌活胜湿此方良，
> 肝阳天麻钩藤饮，血虚加味四物汤，
> 益气聪明疗气虚，痰浊夏术天麻方，
> 肾虚补元瘀通窍，引经加药效更强。

　　头痛，是以自觉头部疼痛为特征的一种常见病症。头痛既可单独出现，又可伴见于多种疾病的过程中。中医尚有头风一说，新病为头痛，久病则头风。西医学中的偏头痛、紧张性头痛、丛集性头痛及外伤性头痛等，可参考本节辨证论治。

【病因病机】

　　头痛的发生，一般可分为外感、内伤两类。若感受风、寒、湿、热等六淫之邪，上犯巅顶，阻遏清阳；或内伤诸疾，导致脏腑功能失调，气血逆乱，痰瘀阻窍；或外伤久病，导致气滞血瘀或气血亏虚，脑脉失养，皆可引发头痛。

（一）外感头痛

多起居不慎，坐卧当风，感受风、寒、湿、热等外邪，尤以风邪为主。

（二）内伤头痛

1. 情志不遂

因于肝者，或系情志不遂，肝失疏泄，郁而化火，上扰清空，多见头痛且胀；或系肝肾阴虚，肝失濡养，水不涵木，肝阳上亢，多见头痛且眩。

2. 饮食劳倦

因于脾者，多系饮食不节，嗜食肥甘，脾失健运，痰湿内生，上蒙清空，以致清阳不升，浊阴不降，多见头痛且重；若系饥饱劳倦、产后体虚、大病久病者，中焦脾胃虚弱，气血生化不足，而致清阳不升，脑髓失养，多见头痛隐隐。

3. 禀赋不足

因于肾者，多系禀赋不足，或房劳伤肾，以致肾精亏虚，髓海渐空，多见头痛且空；或肾亏日久，阴损及阳，肾阳衰微，清阳不展，多见头部冷痛。

4. 外伤久病

另外，若跌仆闪挫损伤脑脉，或久病入络，皆可导致脑络瘀阻，临证多见头痛如刺，固定不移，经久不愈。

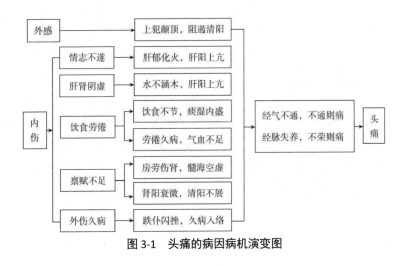

图 3-1 头痛的病因病机演变图

【辨证要点与鉴别诊断】

（一）辨证要点

1. 辨外感与内伤

外感头痛多因外邪致病，起病较急，疼痛较剧烈，病程较短，痛无休止，多伴有外感表证，以实证为多。内伤头痛多起病缓慢，反复发作，病程较长，病势绵绵，遇劳加重，时作时止，以虚证为多。

2. 辨头痛部位

太阳头痛，痛在脑后，下连于项；阳明头痛，在前额部及眉棱骨处；少阳头痛，在头之两侧，并连及于耳；厥阴头痛，多在巅顶部位，或连目系；太阴、少阴头痛，多以全头疼痛为主。

3. 辨头痛性质

因于风寒者，头痛剧烈且连项背；因于风热者，头胀而痛；因风湿者，头重如裹；因于痰湿，头痛而重；因于肝阳，头痛而胀；因于肝火，头部跳痛、灼痛；因于瘀血，头部刺痛，痛处固定不移；因于虚者，多呈隐痛、空痛或昏痛。

4. 辨病势顺逆

起病急骤，头痛如破，短时间内出现神昏伴颈项强直，呕吐如喷，甚者旦发夕死者，属真头痛，病势凶险；因于外感，头痛剧烈而见神志变化，或肢体强痉抽搐，甚或角弓反张者，为脑髓受损或脑络破裂所致，皆属于逆证，预后不良。

（二）鉴别诊断

1. 真头痛

为头痛的一种特殊类型，病情危重，常呈突发性剧烈头痛，持续不解且阵发加重，多伴有喷射状呕吐，甚者可见肢厥、抽搐等症。本病凶险，应与一般头痛相区别。

2. 中风

以突发半身不遂、肌肤不仁、口舌㖞斜、言语不利，甚则突然昏仆、不省人事为主要表现，可伴有头痛等症，但头痛无半身不遂等症。

【西医相关疾病及特征性症状】

1. 血管性头痛

多在青春期前后发病，周期性发作，每次头痛性质相似，头痛发作前可有闪光、黑蒙、眩晕、头胀等先兆症状，头痛为搏动性，疼痛在前额、偏侧或整个头部。有的伴同侧眼睑下垂、瞳孔缩小等症状，每天疼痛时间多固定，往往由感触风、寒、湿、热而诱发或加重。应用麦角胺有显效，做脑血流图可协助诊断。

2. 紧张性头痛

紧张性头痛也称肌肉收缩性头痛。由长期情绪紧张、工作时姿势不良所致肌肉持久收缩而引起，以颈部肌肉收缩最多见。头痛为双侧性，无固定位置，常伴有沉重感或箍痛。其特点为常年持续，并在疲劳及女性经期时加重。多呈慢性发作。稍微活动颈部后疼痛可减轻。

3. 精神性头痛

常见于神经衰弱、癔症和抑郁症。起病多在青壮年，疼痛无一定规律性。经细致观察和有关检查可排除器质性疾病的存在。可伴有失眠、眩晕、多梦、易激动、烦躁等大脑皮质兴奋性增高的症状以及精神不振、疲乏无力、记忆力减退、嗜睡等大脑皮质过度衰弱的症状。

4. 高血压性头痛

为间歇发生头痛，大多在晨起或疲劳后发作，测量血压较平常为高。原有高血压病史的患者，突然血压升高，发生剧烈头痛和呕吐，或有抽搐和意识障碍，眼底检查视网膜出血、眼动脉痉挛或视乳头水肿。尿常规明显异常，则称为高血压脑病。

5. 眼源性头痛

眼源性头痛包括眼器质性病变和视力疲劳而导致的头痛。器质性疾病如急性青光眼、角膜炎、虹膜炎、球后视神经炎等。急性青光眼表现为眼球周围或眼眶上部剧烈疼痛及眼球胀痛，可伴有呕吐，检查可见眼压增高，角膜水肿，瞳孔扩大且不正圆，对光反射消失，视力锐减等症状；视神经炎的疼痛可位于眼球后，伴有视力减退；视力疲劳所致的头痛仅见于一部分远视和散光患者；因屈光不正的头痛者，常在两侧眼球及眉弓处有胀痛，通常晨起较轻，午后加剧。视力疲劳后疼痛加剧，不用眼时则头痛减轻或消失，此种头痛，配上合适的眼镜可愈。

6. 鼻源性头痛

患有鼻窦炎的患者，除鼻塞、流鼻涕外，常伴有头痛。一般额窦炎头痛在前额，上午开始，中午最剧，傍晚减轻，次日再重复发生，可伴有上睑水肿和结膜充血。上颌窦炎头痛在面颊和前额，下午较剧。筛窦炎头痛在眼球后和颞颌部。蝶窦炎多引致颅顶部疼痛。怀疑鼻源性头痛，须作五官科检查以助诊断。

7. 耳源性头痛

中耳炎及乳突炎可发生放射性头痛。一般自局部疼痛开始，放射至同侧颞部，局部可有压痛。

8. 脑膜炎、脑炎性头痛

各种原因的脑膜炎及脑炎所引起的头痛，其程度往往剧烈，在整个头部，呈搏动性痛、跳痛或撕裂样痛，转头、咳嗽均可使头痛加剧，多伴有发热，脑膜刺激征阳性，脑脊液检查阳性。

9. 蛛网膜下腔出血性头痛

起病急骤，轻者头痛可仅限于枕部，并引起背部和下肢疼痛。一般为全头疼痛，伴有呕吐。严重者随即陷入昏迷。检查颈部多强直，腰椎穿刺脑脊液压力增高，均匀血性，蛋白增高。

10. 颅内占位性病变头痛

临床主要表现为两大类症状，即一般脑性症状和神经系统局灶症状。一般脑性症状中，头痛、呕吐、视盘水肿是常见的三大症状，其中头痛最为常见。早期头痛可为阵发性，程度较轻，多于清晨或夜间发生，咳嗽、低头、打喷嚏等动作时常使头痛加重，坐位或站立则头痛减轻。后期头痛呈持续性，痛在整个头部，逐渐加重，并常伴呕吐。呕吐一般与头痛的轻重平行，与进食大多无关，呕吐前常有恶心。眼科检查可有视盘水肿。局灶性神经症状一般是指由于脑组织病变引起的局部脑功能障碍所表现出来的症状。一般表现是受累神经所支配的部位出现疼痛、麻木、感觉减退、感觉消失、运动无力、功能障碍等。

11. 外伤后头痛

脑震荡或脑挫伤后，均有一段时间的头痛和眩晕。大多数患者在数周内痊愈，但有少数者留有长期头痛。痛在整个头部，程度波动不定；情绪激动、疲劳和饮酒常可加剧，头痛、眩晕多在上午加重。

12. 感染中毒性头痛

为全身性疾病的并发症，如流行性感冒、普通感冒、伤寒、钩端螺旋体病等。以发热、头痛为最常见。多为病毒或细菌毒素代谢产物所致的颅外动脉扩张。

13. 中暑性头痛

人体在高温和热辐射的长时间作用下，尤其是当空气湿度高、风速小时，体温调节发生障碍而发生中暑（也称热射病）。初起表现疲乏、头痛、头晕、口渴、多汗、脉搏与呼吸加快等症状。重者可迅速昏倒、脉搏微弱、呼吸浅表、面色苍白、皮肤潮冷、血压下降；或颜面潮红、烦躁不安、抽搐、皮肤干燥、灼热、瞳孔缩小等。

【辨证论治】

（一）外感头痛

1. 风寒头痛

◇临床表现：头痛时作，连及项背，呈掣痛样，时有拘急收紧感，常伴恶风畏寒，遇风尤剧。头痛喜裹，口不渴；舌淡红，苔薄白，脉浮或浮紧。
◇治法：疏风散寒止痛。
◇代表方：川芎茶调散。

◇歌诀：川芎茶调散荆防，辛芷薄荷甘草羌。

本方由川芎、荆芥、薄荷、羌活、细辛、白芷、防风、甘草组成，服时以清茶调下。若头痛恶寒明显，加麻黄、桂枝、制川乌；若巅顶头痛，干呕，吐涎沫，甚者四肢厥冷用吴茱萸汤，去人参，加藁本、川芎、细辛、半夏；若见头痛，足寒，气逆，背冷，脉沉细，方用麻黄附子细辛汤加白芷、川芎。

2. 风热头痛

◇临床表现：头痛而胀，甚则头胀如裂，发热或恶风，面红目赤，口渴喜饮，便秘尿赤；舌尖红，苔薄黄，脉浮数。

◇治法：疏风清热和络。

◇代表方：芎芷石膏汤。

本方由川芎、白芷、石膏、菊花、藁本、羌活组成。若烦热口渴，舌红少津，可重用石膏，配知母、天花粉、芦根；若伴大便秘结，口舌生疮，可合用黄连上清丸；若鼻浊流涕如脓，鼻根及鼻旁疼痛，加苍耳子、辛夷、鱼腥草等。

3. 风湿头痛

◇临床表现：头痛如裹，肢体困重，胸闷纳呆，小便不利，大便或溏；舌淡，苔白腻，脉濡。

◇治法：祛风胜湿通窍。

◇代表方：羌活胜湿汤。

◇歌诀：羌活胜湿独防风，蔓荆藁本草川芎。

本方由羌活、独活、川芎、防风、蔓荆子、藁本、甘草组成。若胸脘痞闷、腹胀便溏，加苍术、陈皮、砂仁；若恶心呕吐，加半夏、生姜、竹茹；若发于夏季，感受暑湿，见身热汗少或汗出不畅，心烦口渴，胸闷欲呕，加藿香、佩兰、荷叶。

（二）内伤头痛

1. 肝阳头痛

◇临床表现：头胀痛而眩，以两侧为主，心烦易怒，口苦面红，或兼胁痛；舌红，苔薄黄，脉弦数。

◇治法：平肝潜阳。

◇代表方：天麻钩藤饮。

◇歌诀：**天麻钩藤石决明，栀牡寄生膝与芩；**
夜藤茯神益母草，主治眩晕与耳鸣。

本方由天麻、钩藤、石决明、川牛膝、桑寄生、杜仲、栀子、黄芩、益母草、茯神、首乌藤组成。若头痛剧烈，目赤口苦，急躁易怒，便秘尿黄，加龙胆、夏枯草、大黄；若头晕目涩，腰膝酸软，酌加生地黄、何首乌、枸杞子等。

2. 血虚头痛

◇临床表现：头痛而晕，心悸怔忡，神疲乏力，面色少华；舌质淡，苔薄白，脉细弱。

◇治法：滋阴养血。

◇代表方：加味四物汤。

◇歌诀：**加味四物金匮翼，养血调血四物力；**
芩草菊花蔓荆入，血虚头痛此方医。

本方由白芍、当归、生地黄、川芎、菊花、蔓荆子、黄芩、甘草组成。若见神疲乏力，遇劳加重，气短懒言，汗出恶风等，可加黄芪、党参、白术；若头晕耳鸣、虚烦少寐、腰膝酸软，可加熟地黄、五味子、山茱萸等。

3. 气虚头痛

◇临床表现：头痛隐隐，时发时止，遇劳则加重，纳食减少，倦怠乏力，气短自汗；舌质淡，苔薄白，脉细弱。

◇治法：益气升清。

◇代表方：益气聪明汤。

◇歌诀：**益气聪明汤蔓荆，升葛参芪黄柏并；**

　　　　再加芍药炙甘草，耳聋目障服之清。

本方由人参、黄芪、升麻、葛根、蔓荆子、白芍、黄柏、炙甘草组成。若头痛绵绵不休，心悸失眠，加当归、熟地黄、何首乌；若畏寒怕冷，手足欠温，加附子、肉桂、葱白等。

4. 痰浊头痛

◇临床表现：头痛昏蒙沉重，胸脘痞闷，纳呆呕恶；舌淡，苔白腻，脉滑或弦滑。

◇治法：化痰降逆。

◇代表方：半夏白术天麻汤。

◇歌诀：**半夏白术天麻汤，二陈去梅加枣姜；**

　　　　眩晕头痛风痰盛，化痰息风是效方。

本方由半夏、白术、天麻、橘红、茯苓、甘草、生姜、大枣组成。若痰湿中阻，胸脘满闷甚，加厚朴、枳壳、砂仁；若见口苦，大便不畅，舌苔黄腻，脉滑数宜，去白术，加黄连、竹茹、枳实，或选用黄连温胆汤。

5. 肾虚头痛

◇临床表现：头痛且空，眩晕耳鸣，腰膝酸软，神疲乏力，少寐健忘，遗精带下；舌红少苔，脉细无力。

◇治法：补肾填精。

◇代表方：大补元煎。

◇歌诀：**大补元煎景岳方，山药山萸熟地黄；**

　　　　参草枸杞归杜仲，真阴方耗此方尝。

本方由山药、人参、熟地黄、杜仲、枸杞子、当归、山茱萸、甘草组成。若头痛而晕，面颊红赤，潮热汗出，去人参，加墨旱莲、知母、黄柏；若畏寒肢冷，四肢不温，腰膝酸软，舌淡苔白，脉沉细，加鹿角胶或鹿茸、附子。

6. 瘀血头痛

◇临床表现：头痛经久不愈，痛处固定不移，痛如锥刺，或有头部外伤史；舌质紫暗，可见瘀斑、瘀点，苔薄白，脉细或细涩。

◇治法：活血化瘀。

◇代表方：通窍活血汤。

◇歌诀：**通窍全凭好麝香，桃红大枣与葱姜；**
归芎黄酒赤芍药，表里通经第一方。

本方由赤芍、川芎、桃仁、红花、麝香、老葱、大枣、黄酒组成。若头痛较剧，可加全蝎、蜈蚣、土鳖虫等虫类药；若久痛不已，兼见神疲乏力，少气懒言，脉细弱无力，加黄芪、党参、当归；若畏寒明显，酌加桂枝、细辛、附子等。

第二节　眩晕

【歌诀】

诸风掉眩肝风荡，髓亏血乏痰火伤，
眩晕呕恶汗自泄，标本缓急辨证昌，
肝阳上亢天麻潜，痰湿夏术天麻汤，
瘀血通窍活血用，气血亏虚归脾方，
肾精不足左归丸，酌配虫药效更彰。

眩晕是以目眩与头晕为主要表现的病症。"玄"为黑色，目眩是指眼前发黑，晕为头部不清，甚则感觉自身或外界景物旋转。二者常同时并见，故统称为眩晕。轻者闭目即止，重者如坐车船，旋转不定，不能站立，或伴有恶心、呕吐、汗出，甚则仆倒等症状。西医学中的良性位置性眩晕、后循环缺血、梅尼埃病、高血压病等以眩晕为主症者，均可参考本节辨证论治。

【病因病机】

眩晕的发生主要与情志不遂、年老体弱、饮食不节、久病劳倦、跌仆坠损以及感受外邪等因素有关，内生风、痰、瘀、虚，导致风眩内动、清窍不宁或清阳不升，脑窍失养而突发眩晕。

1. 情志不遂

肝为刚脏，体阴而用阳，其性主升主动。若长期忧患恼怒，肝气郁结，气郁化火，风阳扰动，发为眩晕。如《临证指南医案·眩晕门》华岫云按："经云：诸风掉眩，皆属于肝。头为六阳之首，耳目口鼻皆系清空之窍。所患眩晕者，非外来之邪，乃肝胆之风阳上冒耳，甚则有昏厥跌仆之虞。"

2. 年老体虚

肾为先天之本，主藏精生髓，脑为髓之海。若年高肾精亏虚，不能生髓，无以充养于脑；或房事不节，阴精亏耗过甚；或体虚多病，损伤肾精肾气，均可导致肾精亏耗，髓海不足，而发眩晕。如《灵枢·海论》云"脑为髓之海""髓海有余，则轻劲多力，自过其度；髓海不足，则脑转耳鸣，胫酸眩冒，目无所见，懈怠安卧"。

3. 饮食不节

若平素嗜酒无度，暴饮暴食，或过食肥甘厚味，损伤脾胃，以致健运失司，水谷不化，聚湿生痰，痰湿中阻，则清阳不升，浊阴不降，致清窍失养而引起眩晕。如《丹溪心法·头眩》曰："头眩，痰夹气虚并火，治痰为主，夹补气药及降火药。无痰则不作眩，痰因火动，又有湿痰者，有火痰者。"

4. 久病劳倦

脾胃为后天之本，气血生化之源。若久病不愈，耗伤气血；或失血之后，气随血耗；或忧思劳倦，饮食衰少，损伤脾胃，暗耗气血。气虚则清阳不升，血虚则清窍失养，皆可发生眩晕。如《灵枢·口问》曰："故上气不足，脑为之不满，耳为之苦鸣，头为之苦倾，目为之眩。"

5. 跌仆坠损

素有跌仆坠损而致头脑外伤，或久病入络，瘀血停留，阻滞经脉，而使气血不能上荣于头目，清窍失养而发眩晕，且多伴见局部疼痛、麻木固定不移，或痛如针刺等症。

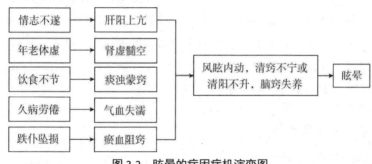

图 3-2　眩晕的病因病机演变图

【辨证要点与鉴别诊断】

（一）辨证要点

1. 辨相关脏腑

眩晕乃风眩内动，清窍不宁或清阳不升，脑窍失养所致，其病位在脑，与肝、脾、肾三脏功能失调相关，但与肝关系尤为密切。肝气郁结者，兼见胸胁胀痛，时有叹息；肝火上炎者，兼见目赤口苦，急躁易怒，胁肋疼痛；肝阴不足者，兼见目睛干涩，五心烦热，潮热盗汗；肝阳上亢者，兼见头胀痛，面色潮红，急躁易怒，腰膝酸软；肝风内动者，兼见步履不稳，肢体震颤，手足麻木。临证以肝阳上亢者多见。因于脾者，若脾胃虚弱，气血不足，兼见纳差乏力，面色㿠白；若脾失健运，痰湿中阻，兼见纳呆呕恶，头重如裹，舌苔腻浊诸症。因于肾者，多属肾精不足，兼见腰酸腿软，耳鸣耳聋，健忘呆钝等症。

2. 辨虚实标本

凡眩晕反复发作，症状较轻，遇劳即发，伴两目干涩，腰膝酸软，或面色㿠白，神疲乏力，形羸体弱，脉偏细弱者，多属虚证，由肾精不足或气血亏虚所致。实证眩晕，有偏痰湿，瘀血及肝阳、肝风、肝火之别。眩晕较重，或突然发作，视物旋转，伴呕恶痰涎，头沉头痛，形体壮实，苔腻脉滑者，多属痰湿所致；眩晕日久，伴头痛固定不移，唇舌紫暗，舌有瘀斑，脉涩者，多属瘀血所致；肝阳风火所致者，眩晕，面赤，口苦，烦躁易怒，肢麻震颤，甚则昏仆，脉多弦数有力。总之，临证眩晕虚证多关乎气、血、精；实证多关乎风、痰、瘀。

3. 辨缓急轻重

眩晕临证病势多缓急不一。因虚而发者，病势绵绵，症状较轻，多见于久病者、老人及体虚之人；因实而发者，病势急骤，症状较重，多见于初病者、壮年、肥胖者。若眩晕久稽不愈，亦可因实致虚或虚中夹实，而成本虚标实、虚实互见之势，症状时轻时重，缠绵难愈，或有变生中风，厥证之虞。

（二）鉴别诊断

1. 厥证

以突然昏仆、不省人事，或伴见四肢厥冷为特征，一般可在短时间内苏醒，严重者亦可一厥不复甚至死亡。眩晕发作严重者也有头眩欲仆或眩晕仆倒的表现，虽与厥证相似，但无昏迷、不省人事等症，也无四肢厥冷表现。

2. 中风

以猝然昏仆、不省人事，伴口舌㖞斜、半身不遂、失语，或不经昏仆，仅以㖞僻不遂为特征。眩晕仅以头晕、目眩为主证，虽眩晕之甚者亦可见仆倒，与中风昏仆相似，但患者神志清楚或瞬间即清，且无半身不遂、口舌㖞斜、言语謇涩等症。部分中风患者以眩晕、头痛为先兆表现，应当注意二者的区别及联系。

【西医相关疾病及特征性症状】

（一）耳源性眩晕

1. 梅尼埃病

有间歇发作的强烈眩晕，睁眼时感觉天旋地转，周围景物转动，闭眼时则觉自身在旋转。往往伴有耳鸣或耳聋，同时伴有恶心、呕吐。发作期间出现规律性、水平性眼球震颤。患者前庭功能试验减弱或迟钝。电测听可有重震现象。神经系统检查无异常。

2. 迷路炎

多是中耳炎的并发症。中耳炎患者出现阵发性眩晕，伴以恶心、呕吐，提示可能有迷路炎。外耳道检查可发现鼓膜穿孔。其他如迷路外伤、耳部术后、晕动症、耳硬化等，均可引起眩晕。

（二）脑性眩晕（中枢性眩晕）

1. 椎-基底动脉供血不足

此病除眩晕，可伴有其他脑干症状，如复视、共济失调等。症状呈发作性，有复发倾向。发病多在中年以上。患者可同时患有动脉粥样硬化或颈椎病。椎动脉造影可见椎动脉及基底动脉狭窄、扭曲、闭塞、变形、异位、先天异常等。脑电图检查可有缺血性改变。全身检查可有高血脂、高血压、糖尿病等症。本病眩晕多短促而轻微，发作持续时间一般为 10~15 分钟，最长不超过 24 小时。症状逐渐减轻或消失，间歇期为数日至数年。

2. 脑动脉粥样硬化

发病多在 40 岁以上，逐渐出现头晕、睡眠障碍、记忆力减退等症，眼底检查可有动脉硬化。实验室检查血总胆固醇含量增高、总胆固醇与磷脂的比值增高、三酰甘油增高。本病由于脑血管的慢性或增生性改变，导致脑动脉弹性下降，管腔狭窄，影响脑血流，使脑组织长期处于慢性缺血缺氧状态。

3. 高血压脑病

严重的高血压，除表现剧烈头痛外，也可出现眩晕、恶心、呕吐、视力障碍，甚至抽搐、昏迷等，称为高血压脑病。

其他如脑肿瘤、癫痫、脑炎、脑膜炎、延髓空洞症、偏头痛等，均常导致眩晕，临床诊断要结合其他症状和体征。

（三）颈源性眩晕

颈源性眩晕又称颈性眩晕，多由颈椎及其周围软组织（肌肉、韧带、血管、神经）发生功能性或器质性变化，刺激椎动脉和（或）其周围的交感神经丛导致椎动脉供血不足引起。在中青年患者中多为颈部肌肉组织功能性变化及自主神经功能失调引起椎-基底动脉痉挛所致，在老年患者中多由颈椎退行性改变或颈椎增生引起。

1. 颈椎病颈椎增生

骨赘可压迫椎动脉或刺激产生动脉痉挛。眩晕多在颈部活动时发生，颈椎 X 光线片有阳性表现。

2. 颈肌不平衡

颈肌痉挛、颈部外伤或颈神经刺激产生的眩晕，一般在颈部活动时加重，局部检查有阳性体征。

（四）全身性疾病引起的眩晕

1. 低血压

反复发作性眩晕，尤与体位变化有关，下蹲位站起时眩晕加重，平卧时好转，血压低于 90/60mmHg。

2. 贫血

目眩头痛，倦怠乏力，面色萎黄。实验室检查：血红蛋白<110g/L，红细胞<$3.5×10^{12}$/L，或全血检查均低于正常。

3. 更年期综合征

女子在 45~55 岁出现月经紊乱并逐渐稀少，眩晕，性情急躁，易激动，头痛，失眠，或有精神抑郁、腹胀、水肿、畏寒、发热、汗出等复杂症状，并出现以自主神经失调为主的综合征。体检及实验室检查无明显器质性病变。

4. 中毒性眩晕

全身严重感染、药物中毒、过敏反应以及一些代谢性疾病，均可引起眩晕。临床可结合其他症状、体征及实验室检查，诊断并不困难。

【辨证论治】

1. 肝阳上亢

◇临床表现：眩晕，耳鸣，头目胀痛，急躁易怒，口苦，失眠多梦，遇烦劳怒而加重，甚则仆倒，颜面潮红，肢麻震颤；舌红苔黄，脉弦或数。

◇治法：平肝潜阳，清火息风。

◇代表方：天麻钩藤饮。

本方由天麻、钩藤、石决明、川牛膝、桑寄生、杜仲、栀子、黄芩、益母草、朱茯神、首乌藤组成。若口苦目赤，烦躁易怒，加龙胆、川楝子、夏枯草；若目涩耳鸣，腰膝酸软，加枸杞子、生地黄、玄参；若目赤便秘，加大黄、芒硝或佐当归龙荟丸；若眩晕剧烈，兼见手足麻木或震颤，加磁石、珍珠母、羚羊角粉代等。

2. 痰湿中阻

◇临床表现：眩晕，头重如蒙，或伴视物旋转，胸闷恶心，呕吐痰涎，食少多寐；舌苔白腻，脉濡滑。

◇治法：化痰祛湿，健脾和胃。

◇代表方：半夏白术天麻汤。

本方由半夏、白术、天麻、橘红、茯苓、甘草、生姜、大枣组成。若呕吐频作，加胆南星、天竺黄、竹茹、旋覆花；若胸闷纳呆，加砂仁、白豆蔻、佩兰；若耳鸣重听，加郁金、石菖蒲、磁石；若头痛头胀，心烦口苦，渴不欲饮，宜用黄连温胆汤。

3. 瘀血阻窍

临床表现：眩晕，头痛，且痛有定处，兼见健忘，失眠，心悸，精神不振，耳鸣耳聋，面唇紫暗；舌暗有瘀斑，多伴见舌下脉络迂曲增粗，脉涩或细涩。

◇治法：祛瘀生新，活血通窍。

◇代表方：通窍活血汤。

本方由赤芍、川芎、桃仁、红花、麝香、老葱、大枣、黄酒组成。若兼见神疲乏力、少气懒言、自汗等症，加黄芪、党参；若兼心烦面赤，舌红苔黄，加栀子、连翘、薄荷、菊花；若畏寒肢冷，感寒加重，加附子、桂枝；若头项部不能转动，加威灵仙、葛根、豨莶草等。

4. 气血亏虚

◇临床表现：眩晕，动则加剧，劳累即发，面色㿠白，神疲自汗，倦怠懒言，唇甲不华，发色不泽，心悸少寐，纳少腹胀；舌淡，苔薄白，脉细弱。

◇治法：补益气血，调养心脾。

◇代表方：归脾汤。

本方由黄芪、人参、茯苓、白术、炙甘草、木香、当归、酸枣仁、龙眼肉、远志、生姜、大枣组成。若气短乏力，神疲便溏，可合用补中益气汤；若自汗时出，易感冒，当重用黄芪，加防风、浮小麦；若脾虚湿盛、脘腹纳呆，加薏苡仁、白扁豆、泽泻等；若兼见形寒肢冷，腹中隐痛，可加桂枝、干姜；若血虚较甚，面色㿠白，唇色淡白，可加熟地黄、阿胶；兼见心悸怔忡，少寐健忘者，可加柏子仁、酸枣仁、首乌藤及龙骨、牡蛎。

5. 肾精不足

◇临床表现：眩晕日久不愈，精神萎靡，腰酸膝软，少寐多梦，健忘，两目干涩，视力减退；或遗精滑泄，耳鸣齿摇；或颧红咽干，五心烦热；舌红少苔，脉细数；或面色㿠白，形寒肢冷；舌淡嫩，苔白，脉沉细无力，尺脉尤甚。

◇治法：滋养肝肾，填精益髓。

◇代表方：左归丸。

◇歌诀：**左归丸内山药地，萸肉枸杞与牛膝；**
菟丝龟鹿二胶合，壮水之主方第一。

本方由熟地黄、山药、枸杞子、山茱萸、牛膝、菟丝子、鹿角胶、龟甲胶组成。若见五心烦热，潮热颧红，可加鳖甲、知母、黄柏、牡丹皮等；若肾失封藏固精，遗精滑泄，可加芡实、莲须、桑螵蛸、紫石英等；若兼见失眠、多梦、健忘，加阿胶、鸡子黄、酸枣仁、柏子仁等；若阴损及阳，见四肢不温、形寒肢冷、精神萎靡，加巴戟天、淫羊藿、肉桂，或予右归丸；若兼见下肢水肿、尿少等症，可加桂枝、茯苓、泽泻等；若便溏，腹胀食少，可酌加白术、茯苓、薏苡仁等。

第三节　中风

【歌诀】

中风阴阳气血乱，病起急骤昏或偏，
当分中络经脏腑，恢复更偏虚与痰，
风痰入络夏术麻，阴虚风动用镇肝，
风阳上扰天麻钩，脱证参附生脉散，
阳闭羚羊合至宝，阴闭涤痰苏合丸，
恢复风痰搜解语，气虚络虚补阳还，
肝肾亏虚滋肝肾，地黄饮子左归丸。

中风，又称卒中，是以半身不遂、肌肤不仁、口舌㖞斜、言语不利，甚则突然昏仆、不省人事为主要表现的病症。因其发病骤然，变化迅速，有"风性善行而数变"的特点，故名中风。中风发病率高、病死率高、致残率高，严重危害着中老年人的健康。西医学中的急性脑卒中属本病范畴，可参照本节辨证论治。

【病因病机】

中风的发生主要因内伤积损、情志过极、饮食不节、体态肥盛等，引起虚气留滞，或肝阳暴张，或痰热内生，或气虚痰湿，引起内风旋动，气血逆乱，横窜经脉，直冲犯脑，导致血瘀脑脉或血溢脉外，发为中风。

1. 内伤积损

随着年龄老化，正气自虚，或久病迁延，或恣情纵欲，或劳逸失度，损伤五脏之气阴，气虚则无力运血，脑脉瘀滞；阴虚则不能制阳，内风动越，突发本病。如金代李东垣《医学发明·中风有三》云："凡人年逾四旬，气衰之际或忧喜忿怒伤其气者，多有此疾。"明代张介宾《景岳全书·非风》指出："非风一证，即时人所谓中风证也。此证多见卒倒，卒倒多由昏愦。本皆内伤积损颓败而然，原非外感风寒所致。"

2. 情志过极

七情所伤，肝气郁结，气郁化火，或暴怒伤肝，肝阳暴张，内风动越，或心火暴甚，风火相扇，血随气逆，引起气血逆乱，上冲犯脑，血溢脉外或血瘀脑脉而发为中风，尤以暴怒引发本病者最为多见，即《素问·生气通天论》所谓"大怒则形气绝，而血菀于上，使人薄厥"。

3. 饮食不节

过食肥甘厚味醇酒，伤及脾胃，酿生痰热，痰瘀互阻，积热生风，导致脑脉瘀滞而发中风。如《素问·通评虚实论》所云"仆击、偏枯……膏粱之疾也"，近人张山雷《中风斠诠》"论昏瞀猝仆之中风，无一非内因之风"，所谓"肥甘太过，酿痰蕴湿，积热生风，致为暴仆偏枯，猝然而发，如有物击使之仆者，故仆击，而特著其病源，名以膏粱之疾"。

4. 体态肥盛

肥盛之人多气衰痰湿，易致气血郁滞，因风阳上扰而致血瘀脑脉，发为中风。清代沈金鳌《杂病源流犀烛·中风源流》云："肥人多中风……人肥则腠理致密而多郁滞，气血难以通利，故多卒中也。"

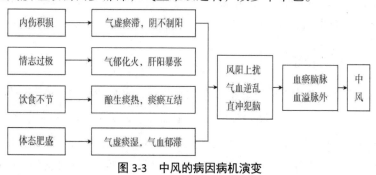

图 3-3 中风的病因病机演变

【辨证要点与鉴别诊断】

（一）辨证要点

1. 辨中经络与中脏腑

中经络与中脏腑都有半身不遂、肌肤不仁、口舌㖞斜的症状。但中经络不伴有神志昏蒙或恍惚，中脏腑则具备；中经络病位较浅，中脏腑病位较深；中经络病情较轻，中脏腑病情较重。

2. 辨闭证与脱证

闭证病性为邪闭于内，多为实证，脱证病性为阳脱于外，多为虚证；闭证的症状为神志昏蒙，牙关紧闭，肢体强痉；阳闭则兼面赤身热，口臭气粗，躁扰不宁，舌红苔黄腻，脉弦滑数；阴闭兼面白唇暗，四肢不温，静卧不烦，痰涎壅盛，舌淡苔黄腻，脉沉滑或缓；脱证表现为昏聩不语，目合口张，肢体松懈，手撒遗尿，鼻鼾息微，汗多肢冷，舌痿，脉微欲绝。

3. 辨顺势与逆势

中风急性期中脏腑者有顺势和逆势之象。起病即中脏腑，或突然神昏，抽搐不已，或背腹骤然灼热而四肢发凉，甚至手足厥逆，或见戴阳及呕血，均属逆象，病情危重，预后不良。若神志转清，病情由中脏腑向中经络转化，病势为顺，预后良好。

（二）鉴别诊断

1. 口僻

以口眼㖞斜、口角流涎、言语不清为主证，常伴外感表证或耳背疼痛，并无半身不遂等症。不同年龄均可罹患。

2. 厥证

昏仆不省人事时间一般较短，多伴有面色苍白、四肢逆冷，一般移时苏醒，醒后无半身不遂、口舌㖞斜、言语不利等症。

3. 痉证

以四肢抽搐、颈项强直、角弓反张为特征，甚至昏迷，但无半身不遂、口舌㖞斜、言语不利等症状。

4. 痿证

一般起病缓慢，多表现为双下肢痿躄不用，或四肢肌肉萎缩，痿软无力，与中风之半身不遂不同。

【西医相关疾病及特征性症状】

1. 缺血性中风

缺血性中风指各种原因导致局部脑组织区域血液供应障碍，出现脑组织缺血缺氧性病变坏死，从而产生相应的神经功能缺损表现。主要临床表现有半身不遂、口眼㖞斜、言语障碍等。

2. 短暂性脑缺血发作

短暂性脑缺血发作是指因颅内血管病变引起的短暂性、局灶性的脑、脊髓或视网膜神经功能缺损，大多数患者临床症状可在 12~24 小时缓解，一般不会遗留神经功能缺失症状或体征。短暂性脑缺血发作常见的危险因素有年龄增长、高血压病、高脂血症、糖尿病、冠状动脉疾病等。

3. 蛛网膜下腔出血

蛛网膜下腔出血指脑血管突然破裂，血流至蛛网膜下腔的临床综合征，主要表现有突然剧烈头痛、伴有或不伴短暂意识丧失，可有脑出血、脑积水、抽搐等并发症。

【辨证论治】

（一）中经络

1. 风阳上扰

◇临床表现：半身不遂，肌肤不仁，口舌㖞斜；言语謇涩，或舌强不语；急躁易怒，头痛，眩晕，面红目赤，口苦咽干；尿赤，便干；舌红少苔或苔黄，脉弦数。

◇治法：清肝泻火，息风潜阳。

◇代表方：天麻钩藤饮。

本方由天麻、钩藤、石决明、川牛膝、桑寄生、杜仲、栀子、黄芩、益母草、茯神、首乌藤组成。若头痛较重，减杜仲、桑寄生，加川芎、木贼、菊花、桑叶；若急躁易怒较重，可加牡丹皮、生白芍、珍珠母；若兼见便秘不通，可加生大黄、玄参等。

2. 风痰阻络

◇临床表现：肌肤不仁，甚则半身不遂，口舌㖞斜；言语不利，或謇涩或不语；头晕目眩；舌质暗淡，舌苔白腻，脉弦滑。

◇治法：息风化痰，活血通络。

◇代表方：半夏白术天麻汤。

本方由半夏、白术、天麻、橘红、茯苓、甘草、生姜、大枣组成。若眩晕较甚且痰多者，加胆南星、天竺黄、珍珠粉；若肢体麻木，甚则肢体刺痛，痛处不移，加丹参、桃仁、红花、赤芍；若便干便秘者，加大黄、黄芩、栀子。风痰阻络，日久化热，不宜久服本方，以免过于温燥，助热生火。

3. 痰热腑实

◇临床表现：半身不遂，肌肤不仁，口舌㖞斜；言语不利，或言謇语涩；头晕目眩，吐痰或痰多，腹胀、便干；舌质暗红或暗淡，苔黄或黄腻，脉弦滑或兼数。

◇治法：清热化痰，通腑泻浊。

◇代表方：星蒌承气汤。

◇**歌诀：胆星瓜蒌大黄硝，通腑泻热化痰方。**

本方由瓜蒌、胆南星、生大黄、芒硝组成。若痰涎较多，可合用竹沥汤，即竹沥、生葛根、生姜汁相合；若头晕较重，加天麻、钩藤。菊花、珍珠母；若舌质红而烦躁不安、彻夜不寐者，加生地黄、麦冬、柏子仁、首乌藤；少数患者服用星蒌承气汤后，仍腑气不通，痰热腑实甚者，可改投大柴胡汤治疗。

4. 气虚血瘀

◇临床表现：半身不遂，肌肤不仁，口舌㖞斜；言语不利，或謇涩或不语；面色无华，气短乏力；口角流涎，自汗，心悸，便溏；手足或偏身肿胀；舌质暗淡或瘀斑，舌苔薄白或腻，脉沉细、细缓或细弦。

◇治法：益气扶正，活血化瘀。

◇代表方：补阳还五汤。

◇歌诀：**补阳还五赤芍芎，归尾通经佐地龙；**
四两黄芪为主药，血中瘀滞用桃红。

本方由桃仁、红花、川芎、黄芪、赤芍、地龙、当归尾组成，且重用生黄芪。若心悸、气短乏力明显，加党参、太子参、红参；若肢体肿胀或麻木、刺痛等血瘀重，加莪术、水蛭、鬼箭羽、鸡血藤；若肢体拘挛，加穿山甲、水蛭、桑枝；若肢体麻木，加木瓜、伸筋草、防己；上肢偏废者，加桂枝、桑枝；下肢偏废者，加川续断、桑寄生、杜仲、牛膝。

5. 阴虚风动

◇临床表现：半身不遂，一侧手足沉重麻木，口舌㖞斜，舌强语謇；平素头晕头痛，耳鸣目眩，双目干涩，腰酸腿软；急躁易怒，少眠多梦；舌质红绛或暗红，少苔或无苔，脉细弦或细弦数。

◇治法：滋养肝肾，潜阳熄风。

◇代表方：镇肝息风汤。

◇歌诀：**镇肝息风芍天冬，玄参龟甲赭茵从；**
龙牡麦芽膝草楝，肝阳上亢能奏功。

本方由牛膝、赭石、龙骨、龟甲、白芍、玄参、天冬、川楝子、麦芽、茵陈、甘草组成。若痰盛，可去龟甲、加胆南星、竹沥；若心中烦热，加黄芩、生石膏；若心烦失眠，加黄连、莲子心、栀子、首乌藤；若头痛重，可加生石决明、珍珠母、夏枯草、川芎，可酌情加通窍活络的药物，如地龙、全蝎、蜈蚣。

（二）中脏腑

1. 阳闭

◇临床表现：突然昏仆，不省人事；牙关紧闭，口噤不开，两手握固，大小便闭，肢体强痉，兼有面赤身热，气粗口臭，躁扰不宁；舌苔黄腻，脉弦滑而数。

◇治法：清热化痰，开窍醒神。

◇代表方：羚羊角汤合用安宫牛黄丸。

◇歌诀：**羚羊角汤菊枯草，龟甲石决柴白芍，**
生地丹皮薄蝉蜕，清热涤痰醒开窍。

羚羊角汤由羚羊角、石决明、夏枯草、龟甲、柴胡、赤芍、生地黄、牡丹皮、菊花、薄荷、蝉蜕、大枣组成；安宫牛黄丸由牛黄、水牛角、麝香、珍珠、朱砂、雄黄、黄连、黄芩、栀子、郁金、冰片组成。若痰盛神昏，可合用至宝丹或清宫汤；若热闭神昏兼有抽搐，可加全蝎、蜈蚣，或合用紫雪。临床还可选用清开灵注射液或醒脑静注射液静脉注射。

2. 阴闭

◇临床表现：突然昏倒，不省人事；牙关紧闭，口噤不开，两手握固，大小便闭，肢体强痉；面白唇暗，四肢不温，静卧不烦；舌苔白腻，脉沉滑。

◇治法：温阳化痰，开窍醒神。

◇代表方：涤痰汤合用苏合香丸。

◇歌诀：**苏合香丸麝息香，木丁熏陆荜檀香；**
犀冰术陈诃香附，再加龙脑温开方。

涤痰汤由天南星、半夏、枳实、茯苓、橘红、人参、竹茹、甘草组成；苏合香丸由苏合香、冰片、水牛角、麝香、檀香、沉香、丁香、香附、木香、乳香、白术组成。若四肢厥冷，加桂枝；若见风象，可加天麻、钩藤；若兼见戴阳，乃属病情恶化，宜急进参附汤、白通加猪胆汁汤鼻饲或参附注射液静脉滴注。

3. 脱证

◇临床表现：突然昏仆，不省人事，目合口张，鼻鼾息微，手撒遗尿；汗多不止，四肢冰冷；舌痿，脉微欲绝。

◇治法：回阳固脱。

◇代表方：参附汤。

◇歌诀：**参附汤是救急方，补气回阳效力彰；**

正气大亏阳暴脱，喘汗肢冷姜煎尝。

本方由人参、附子、生姜组成。若汗出不止，加生黄芪、生龙骨、煅牡蛎、山萸萸、醋五味子；阳气恢复后，如又见面赤足冷、虚烦不安、脉极虚或突然脉大无根，是由于真阴亏虚，阳无所附而出现虚阳浮越欲脱，可用地黄饮子，或参附汤、或生脉注射液静脉滴注。

第四节　痴呆

【歌诀】

痴呆善忘渐加重，呆傻愚笨变性情，
年迈体虚情志伤，精少神消脑髓空，
痴呆三期各异治，平台波动下滑分，
平台三证俱为虚，髓海不足七福俱，
脾肾亏虚还少丹，气血不足归脾选，
波动证见虚实杂，痰浊蒙窍洗心佳，
瘀阻脑络用通窍，心肝火旺选天麻，
下滑智能丧殆尽，热毒内胜神虚极。

痴呆，又称呆病，是一种以获得性智能缺损为主要特征的病症，其损害的程度足以干扰工作或日常生活。随着人口老龄化的加剧，痴呆已经成为老年人的常见病和多发病，是老年人的主要病死原因之一。西医学中的阿尔茨海默病、血管性痴呆可参照本节进行辨证论治，路易体痴呆、额颞叶痴呆、帕金森病痴呆、麻痹性痴呆、中毒性脑病等具有本病特征者，也可参考本节进行辨证论治。

【病因病机】

本病的发病多因先天不足，或后天失养，或年迈体虚，或久病不复，导致肾虚精少，髓海不足，元神失养，而渐致痴呆；或因久郁不解，或中风外伤，或外感热毒等，导致损伤脑络，脑气不通，神明不清，而突发痴呆。

1. 先天不足

《灵枢·经脉》云："人始生，先成精，精成而脑髓生。"先天禀赋不足或遗传因素在痴呆发病中起着重要作用。禀赋不足，髓海不充，不能继年，延至成年，或因衰老，或因情志，或因饮食，或因劳逸等后天因素影响，而致髓海渐空，元神失养，发为痴呆。

2. 后天失养

《灵枢·五癃津液别》所谓："五谷之津液，和合而为膏者，内渗入于骨空，补益脑髓。"清代陈士铎《辨证录·呆病门》云："人有一时而成呆病者，全不起于忧郁……谁知是起居失节，胃气伤而痰迷之乎？"可见，起居失宜、饮食失节、劳逸失度，或久病不复，都可导致脾胃受损，既不能化生气血精微，充养脑髓，又可能聚湿生痰，蒙蔽清窍，神明不清而成痴呆。

3. 年老肾虚

《素问·上古天真论》云："男不过尽八八，女不过尽七七，而天地之精气皆竭矣。"清代汪昂《医方集解·补养之剂》云："人之精与志皆藏于肾，肾精不足，则志气衰，不能上通于心，故迷惑善忘也。"可见，人至老年，肾气日衰，精气欲竭，脑髓失充，元神失养，故发呆病。诚如陈士铎《辨证录·呆病门》所云："人有老年而健忘者,近事多不记忆,虽人述其前事,犹若茫然,此真健忘之极也,人以为心血之涸,谁知是肾水之竭乎。"清代王清任《医林改错·脑髓说》更加明确指出："高年无记性者,脑髓渐空。"

4. 久郁不解

明代张介宾《景岳全书·杂证谟》发现情志所伤可致痴呆,如"痴呆证,凡平素无痰,而成以郁结,或以不遂,或以思虑,或以疑惑,或以惊恐,而渐致痴呆"。清代陈士铎《辨证录·呆病门》认为在情志致呆中,尤以久郁为甚,所谓"郁之既久而成呆"。一方面,木郁土衰,痰浊内生,痰蒙清窍,发为痴呆;另一方面,久郁化火,炼液成痰,迷蒙清窍,发为痴呆。

5. 中风外伤

中风后瘀血气滞而成痴呆者,乃瘀阻脑络,脑气不通,使脑气与脏气不相连接,神明不清所致。如清代吴鞠通《吴鞠通医案·中风》云:"中风神呆不语,前能语时,自云头晕,左肢麻,口大歪。"

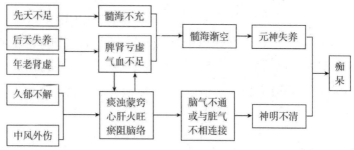

图 3-4 痴呆的病因病机演变图

【诊断要点与鉴别诊断】

（一）诊断要点

1. 善忘

善忘包括短期记忆或长期记忆减退。

2. 智能缺损

智能缺损包括失语（如找词困难、语言不连贯、错语），失认（如不能辨认熟人或物体），失用（如动作笨拙、系错纽扣），执行不能（如反应迟钝或完成任务困难等）等1项或1项以上损害。

3. 生活能力下降

生活能力下降即生活或工作能力部分或完全丧失。

4. 除外引起智能缺损的其他原因

如郁证、癫狂、谵妄等。

神经心理学检查有助于本病的临床诊断和鉴别，而详问病史、MRI扫描、PET或脑脊液检查等有助于痴呆的原因鉴别。根据痴呆的原因，可分为老人呆病（隐匿起病，渐进性加重）和中风神呆（突然发病，波动样病程）。

（二）鉴别诊断

1. 郁证

郁证以抑郁症状为主，如心境不佳、表情淡漠、少言寡语，也常主诉记忆减退、注意力不集中等类似痴呆的症状，临床上称之为假性痴呆。但仔细询问病史，会发现患者大多思路清晰、逻辑性强、无生活失能情况，抗抑郁治疗有明显效果。痴呆以智能症状为主，如善忘、智能缺损、生活失能，抑郁情绪或有或无，抗抑郁治疗无明显效果，可资鉴别。

2. 癫狂

癫狂早期即以沉闷寡言、情感淡漠、语无伦次，或喃喃自语、静而少动等情志失常为主；或以喧扰不宁、烦躁不安、妄见妄闻、妄思妄行，甚至狂越等形神失控症状为主；迁延至后期，也会发生智能缺损。但痴呆早期即以善忘、智能缺失、生活失能等症状为主，中后期会有烦躁不安、急躁易怒、妄见妄闻、妄思离奇等形神失常症状，少见喧扰不宁、妄行狂越等严重形神失控症状。

3. 健忘

健忘既是一个独立疾病，又是痴呆的早期表现或首发症状，需要鉴别。健忘是遇事善忘、不能回忆的一种病症，一般无渐进加重，也无智能缺失，生活能力始终正常。痴呆也有健忘症状，通常有渐进加重，且智能缺失，生活能力同时受损。跟踪随访，有助于鉴别。

【西医相关疾病及特征性症状】

1. 脑血管性痴呆

脑血管性痴呆是指由各种脑血管病，包括缺血性脑血管病、出血性脑血管病及急性与慢性缺氧性脑血管病引起脑功能障碍，进而产生认知功能障碍的临床综合征。

2. 老年性痴呆

老年性痴呆又称阿尔茨海默病，或称为脑退化症，一般俗称老年痴呆症，是一种持续性神经功能障碍，主要临床表现有：日常工作及一般活动能力受损；生活功能和执行能力较先前水平降低；认知或行为受损。

3. 一氧化碳中毒性脑病

急性一氧化碳中毒患者在昏迷苏醒后经过数天或数周出现大脑皮质下白质广泛的脱髓鞘，而产生以痴呆为主的全脑损害症状。

【辨证论治】

（一）平台期

1. 髓海不足

◇临床表现：忘失前后，兴趣缺失，起居怠惰，或倦怠嗜卧；行走缓慢，动作笨拙，甚则振掉，腰膝酸软，齿枯发焦；脑转耳鸣，目无所见；舌瘦色淡，脉沉细。

◇治法：滋补肝肾，生精养髓。

◇代表方：七福饮。

◇歌诀：**重用熟地当归补，参术枣草远杏服。**

本方由熟地黄、当归、酸枣仁、人参、白术、远志、炙甘草组成。常加山茱萸、肉苁蓉、知母、鹿角胶、龟甲胶、阿胶等，以增加七福饮滋补肝肾、生精养髓之力。若心烦、溲赤，舌红少苔，脉细而弦数，可合用六味地黄丸或左归丸。若头晕耳鸣，目眩，或视物不清，加天麻、钩藤、珍珠母、煅牡蛎、生地黄、枸杞子、菊花。

2. 脾肾亏虚

◇临床表现：迷惑善忘，兴趣缺失，反应迟钝，易惊善恐；食少纳呆，或呃逆不食，口涎外溢，四肢不温；小便浑浊，夜尿频多，或二便失禁；舌淡、体胖大、有齿痕，舌苔白或腻，脉沉细弱，两尺尤甚。

◇治法：温补脾肾，养元安神。

◇代表方：还少丹。

◇歌诀：**还少温调脾肾寒，茱淮苓地杜牛餐；**

苁蓉楮实茴巴枸，远志菖蒲味枣丸。

本方由熟地黄、山茱萸、枸杞子、怀牛膝、杜仲、褚实子、肉苁蓉、巴戟天、茴香、茯苓、山药、续断、菟丝子、石菖蒲、远志、五味子组成。若呃逆不食，口涎外溢，加炒白术、生地黄、清半夏、炒麦芽；若夜尿频多，加菟丝子、蛇床子；若二便失禁，加益智仁、桑螵蛸。

3. 气血不足

◇临床表现：善忘茫然，找词困难，不识人物，言语颠倒；多梦易惊，少言寡语；倦怠少动，面唇无华，爪甲苍白；纳呆食少，大便溏薄；舌淡苔白，脉细弱。

◇治法：益气健脾，养血安神。

◇代表方：归脾汤。

本方由人参、炙黄芪、炒白术、茯苓、炙甘草、龙眼肉、当归、酸枣仁、大枣、远志、木香、生姜组成。若脾虚日重，加茯苓、山药；若入睡困难或夜间行为异常，加柏子仁、首乌藤、珍珠粉、煅牡蛎、莲子心。

（二）波动期

1. 痰浊蒙窍

◇临床表现：多忘不慧，表情呆滞，迷路误事，不言不语；忽歌忽笑，洁秽不分，亲疏不辨；口吐痰涎，纳呆呕恶，体肥懒动；舌苔黏腻浊，脉弦而滑。

◇治法：化痰开窍，醒神益智。

◇代表方：洗心汤。

◇歌诀：洗心汤用参茯神，夏曲陈草蒲枣仁；
　　　　附子辛热能开郁，化痰开窍胃气通。

本方由半夏、陈皮、茯苓、甘草、人参、附子、石菖蒲、酸枣仁、神曲组成，常加郁金、制远志以增加化痰益智之力。若舌红苔黄腻，可加清心滚痰丸；若言语颠倒，歌笑失休，甚至反喜污浊，或喜食炭，可改用转呆丹。

2. 瘀阻脑络

◇临床表现：喜忘，神呆不慧或不语，反应迟钝，动作笨拙，或妄思离奇；头痛难愈，面色晦暗；常伴半身不遂，口眼㖞斜，偏身麻木，言语不利；舌紫瘀斑，脉细弦或沉迟。

◇治法：活血化瘀，通窍醒神。

◇代表方：通窍活血汤。

本方由赤芍、川芎、桃仁、红花、麝香、老葱、大枣、黄酒组成。通血络非虫蚁所不能，常加全蝎、蜈蚣之类以助通络化瘀之力，化络瘀非天麻、三七所不能，可加天麻、三七以助化瘀通络之力；病久气血不足，加党参、生地黄、当归、黄芪；久病血瘀化热，加钩藤、菊花、夏枯草、竹茹。

3. 心肝火旺

◇临床表现：急躁易怒，烦躁不安；妄闻妄见，妄思妄行，或举止异常，噩梦或梦幻游离或梦寐喊叫；头晕目眩、头痛，耳鸣如潮；口臭、口疮、尿赤、便干；舌红或绛，苔黄或黄腻，脉弦滑或弦数。

◇治法：清心平肝，安神定志。

◇代表方：天麻钩藤饮。

本方由天麻、钩藤、石决明、栀子、黄芩、杜仲、桑寄生、川牛膝、益母草、首乌藤、朱茯神组成。若失眠多梦，减杜仲、桑寄生，加莲子心、丹参、酸枣仁、合欢皮；若妄闻妄见，妄想妄行，减杜仲、桑寄生，加生地黄、山茱萸、牡丹皮、珍珠粉；若苔黄腻，加天竺黄、郁金、胆南星；若便秘，加酒大黄、枳实、厚朴；若烦躁不安，加黄连解毒汤或口服安宫牛黄丸。

（三）下滑期

热毒内盛

◇临床表现：无欲无语，迷蒙昏睡，不识人物；神呆遗尿，或二便失禁，身体蜷缩不动；躁扰不宁，甚则狂越，或谵语妄言；肢体僵硬，或颤动，或痫痉；舌红绛少苔，苔黏腻浊，或腐秽厚积，脉数。

◇治法：清热解毒，通络达邪。

◇代表方：黄连解毒汤。

◇歌诀：黄连解毒柏栀芩，三焦火盛是主因；
　　　　　烦狂火热兼谵妄，吐衄发斑皆可平。

本方由黄连、黄芩、黄柏、栀子组成。若痰迷热闭，神疲如寐，加石菖蒲、郁金、天竺黄或合用至宝丹；若脾肾虚极，知动失司，合用还少丹；若火毒内盛，形神失控，合用安宫牛黄丸；若阴虚内热，虚极生风，合紫雪丹或生地黄、天麻、地龙、全蝎、蜈蚣等。

第五节　癫狂

【歌诀】

癫狂多发青壮年，精神失常证易辨，
肝胆心脾关系紧，气郁痰火阴阳偏，
癫疾沉默神抑郁，语无伦次表情淡，
狂证喧扰狂躁骂，多怒不识六亲眷，
癫证忧愁久致郁，气滞痰聚伤心脾，
痰气郁结逍遥散，气虚痰结四君齐，
二证皆合涤痰汤，化痰醒神开窍宜。

气血不足神恍惚，治以养心合越鞠。
狂证恼怒不得宣，化火挟痰伤心神，
痰火扰神生铁落，癫狂梦醒痰热瘀，
火盛伤阴烦躁热，养心琥珀二阴煎。

癫狂是临床常见的一组精神失常疾患。癫证以精神抑郁、表情淡漠、沉默呆钝、语无伦次、静而少动为特征；狂证以精神亢奋、狂躁刚暴、喧扰不宁、毁物打骂、动而多怒为特征。二者在临床上症状并存，相互转化，不能截然分开，故以癫狂并称。西医学精神分裂症、躁狂抑郁症，可参照本节辨证论治。情感障碍中的抑郁症及某些精神性疾病，凡临床表现与本病类似者，也可参考本节辨证论治。

【病因病机】

癫狂的发生与七情内伤、饮食失节、禀赋异常相关，损及脏腑功能，导致阴阳失衡，"重阳者狂，重阴者癫"。火热扰窍，神明错乱而发狂；痰气瘀结，蒙蔽脑窍或心肝脾虚，神明失养而发癫。

1. 先天不足

因禀赋异常，或胎儿在母腹中有所大惊，胎气被扰，升降失调，阴阳失衡，致使元神虚损，生后一有所触，则气机逆乱，而发为本病。

2. 七情内伤

久郁、久思、大怒等情志因素，一方面由于久郁气滞，渐致血行瘀滞，脑气凝滞，元神之府失于充养；另一方面由于思虑过度，损伤心脾，生化乏源，气血不能上荣于脑，元神失养而发癫狂；此外，猝受惊恐，损伤肝肾，或大怒伤肝，引动肝火，上冲犯脑，致使元神逆乱，发为癫狂，即《素问·至真要大论》所谓"诸躁狂越，皆属于火"。

3. 饮食不节

过食肥甘膏粱之品，损伤脾胃，酿成痰浊，复因心火暴张，痰随火升，蒙蔽心窍；或贪杯好饮，素有内湿，郁而化热，充斥胃肠，腑热上冲，扰动元神而发病。《景岳全书·癫狂痴呆》云："癫病多由痰气，凡气有所逆，痰有所滞，皆能壅闭经络，格塞心窍。"《素问·宣明五气》云："邪入于阳则狂，邪入于阴则痹，搏阳则为癫疾。"

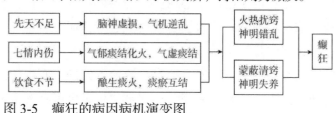

图 3-5　癫狂的病因病机演变图

【诊断要点与鉴别诊断】

（一）诊断要点

1. 辨明新久虚实

本病早期或初病多以精神兴奋、烦躁为主要表现，多为实证；病久则多见精神抑郁、悲愁为主要表现，多属虚证。

2. 确定病性

精神抑郁，哭笑无常，多喜太息，胸胁胀闷，此属气滞；神情呆滞，沉默痴呆，胸闷痞满，此属痰阻；情感淡漠，昏昏愦愦，气短无力，此属气虚；沉默少动，善悲欲哭，肢体困乏，此属脾虚；神思恍惚，多疑善忘，心悸易惊，此属血虚。

3. 癫与狂证区分

癫证的临床表现以精神抑郁、沉默痴呆、喃喃自语为特点，病机以阴虚血少，痰气郁结为主。狂证的临床表现以喧扰打骂、狂躁不宁为特点，病机以肝胆火盛痰涌为主。癫与狂，虽然在病机上有癫因痰气、狂因痰火之别，但二者不能截然分开。癫证经久，痰郁化火，可以转化为狂证，狂证既久，郁火渐得宣泄，痰气留滞，亦能出现癫的证候。癫与狂的病机之本在于脏腑，气郁、痰火、瘀血为脏腑功能失调的病理产物，为标。因此必须抓住脏腑虚实，阴阳盛衰的本质，辨证论治。

（二）鉴别诊断

1. 痫证

痫证是以突然仆倒、昏不知人、两目上视、口吐涎沫、四肢抽搐，或有异常叫声，醒后如常人为特征的发作性病症，与本病不难鉴别。

4. 谵语、郑声

谵语是以神志不清、胡言乱语为特征的急性重症，郑声是疾病晚期出现的神志不清、不能自主、语声低怯、断续重复而语不成句的垂危征象，与癫狂之神志错乱、喃喃自语、出言无序或躁狂骂自有不同。

5. 郁证（脏躁）

郁证以心情抑郁、情绪不宁、胸胁胀闷、急躁易怒、心悸失眠、喉中如有异物等自我感觉异常为主要特征；脏躁则表现为悲伤欲哭，数欠伸，如神灵所作，然神志清楚，有自制能力，不会自伤或伤及他人。癫证亦见喜怒无常，多语或不语等症，但一般已失去自我控制力，神明逆乱，神志不清。

【西医相关疾病及特征性症状】

1. 精神分裂症

精神分裂症是一组以思维、情感、行为之间不协调，精神活动与现实脱离为主要特征的最常见的一类精神病。根据临床症状，将精神分裂症分为I型和II型，前者以阳性症状（幻觉和妄想）为主，后者则以阴性症状（情感淡漠、主动性缺乏等）为主。

2. 焦虑症

焦虑症是指以显著而持久的情绪低落、活动能力减退、思维与认知功能迟缓为主要临床特征的一类心境障碍，其发病率、自杀率高，危害性大，对家庭和社会造成严重损失。

3. 忧郁症

忧郁症是一种常见的心境障碍，主要有以下临床表现：心境低落，思维迟缓，认知功能损害，注意力不集中，记忆力减退，学习和工作能力下降，人际交往困难，缺乏动力，疏懒，生活料理能力差，产生消极自杀的观念或行为，乏力，易疲劳，头痛，颈背部疼痛，食欲下降，体重减轻，易惊醒及早醒，性欲下降。

【辨证论治】

（一）癫证

1. 痰气郁结

◇临床表现：精神抑郁，表情淡漠，沉默痴呆，时时太息，言语无序，或喃喃自语，多疑多虑，喜怒无常，秽洁不分，不思饮食；舌红苔腻而白，脉弦滑。

◇治法：疏肝解郁，化痰醒神。

◇代表方：逍遥散合涤痰汤。

◇歌诀：**逍遥散用当归芍，柴苓术草加姜薄，**
散郁除蒸功最奇，调经八味丹栀着。

逍遥散由柴胡、白术、芍药、当归、茯苓、炙甘草、薄荷、煨姜组成；涤痰汤由制半夏、制南星、橘红、枳实、茯苓、人参、石菖蒲、竹茹、甘草、大枣组成。前方疏肝解郁；后方化痰开窍。痰浊甚者，可加控涎丹，临卧用姜汤送服。若痰浊壅盛，胸膈满闷，口多痰涎，脉滑大有力，形体壮实，可暂用三圣散取吐，劫夺痰涎，盖药性猛悍，自当慎用。倘若吐后形神俱乏，宜以饮食调养。若神思迷惘，表情呆钝，言语错乱，目瞪不瞬，舌苔白腻，为痰迷心窍，用苏合香丸；若不寐易惊，烦躁不安，舌红苔腻，脉滑数，可加黄连、黄芩、栀子；若病程日久，舌质紫暗或有瘀点、瘀斑，脉弦涩，加丹参、郁金、红花、川芎等；若神昏智乱，打人毁物，为火盛欲狂之证，当从狂证论治。

2. 气虚痰结

◇临床表现：情感淡漠，不动不语，甚至呆若木鸡，目瞪如愚，傻笑自语，灵机混乱，妄闻妄见，自责自罪，面色萎黄，食少便溏；舌淡苔白腻，脉细滑或细弱。

◇治法：益气健脾，涤痰宣窍。

◇代表方：四君子汤合涤痰汤。

◇**歌诀：四君子汤中和义，参术茯苓甘草比。**

四君子汤由人参、白术、茯苓、甘草组成；涤痰汤由制半夏、制南星、橘红、枳实、茯苓、人参、石菖蒲、竹茹、甘草、大枣组成。若痰郁日久化热，则加黄连；伴心悸易惊，加龙骨、牡蛎。

3. 心脾两虚

◇临床表现：神思恍惚，魂梦颠倒，心悸易惊，善悲欲哭，肢体困乏，言语无序，面色苍白；舌淡苔薄白，脉细弱无力。

◇治法：健脾养心，解郁安神。

◇代表方：养心汤合越鞠丸。

◇**歌诀：养心汤能养心神，二茯芎归夏曲寻；**
　　　　肉桂草参芪五味，远志酸柏功更纯。

◇**歌诀：越鞠丸治六郁侵，气血痰火湿食因；**
　　　　芎苍香附兼栀曲，理气舒郁法可钦。

养心汤由当归、茯神、人参、酸枣仁、柏子仁、五味子、远志、黄芪、茯苓、川芎、半夏曲、肉桂、炙甘草组成；越鞠丸由香附、苍术、川芎、栀子、神曲组成。前方健脾养心安神；后方行气解郁，调畅气机。兼见畏寒蜷缩、卧姿如弓、小便清长、下利清谷者，属肾阳不足，应加入补骨脂、巴戟天、肉苁蓉等；兼见心气耗伤、营血内亏、悲伤欲哭者，仿甘麦大枣汤之意加淮小麦、大枣。

（二）狂证

1. 痰火扰神

◇临床表现：起病常先有性情急躁，头痛失眠，两目怒视，面红目赤，突然狂暴无知，逾垣上屋，骂詈叫号，不避亲疏，或毁物伤人，或哭笑无常，登高而歌，弃衣而走，不食不眠；舌质红绛，苔多黄腻，脉弦滑数。

◇治法：镇心涤痰，清肝泻火。

◇代表方：生铁落饮。

◇歌诀：**生铁落饮橘贝母，胆星远志石菖蒲；**
连翘天麦玄丹参，朱砂二茯钩藤伍。

生铁落饮由生铁落、钩藤、胆南星、贝母、橘红、石菖蒲、远志、茯神、朱砂、天冬、麦冬、玄参、连翘、茯苓、丹参组成。痰火壅盛而舌苔黄腻者，可加礞石、黄芩、大黄，再用安宫牛黄丸；脉弦实，肝胆火盛者，可用当归龙荟丸。

2. 火盛伤阴

◇临床表现：狂证日久，病势较缓，时作时止，精神疲惫，情绪焦虑，烦躁不眠，形瘦面红，五心烦热；舌质红，少苔或无苔，脉细数。

◇治法：滋阴降火，安神定志。

◇代表方：二阴煎合琥珀养心丹。

◇歌诀：二阴煎中生地冬，元参黄连竹叶通；

灯芯茯神酸枣草，滋阴降火有神功。

◇歌诀：琥珀养心有牛黄，生地当归人参尝；

茯神酸枣柏仁远，菖蒲龙齿朱砂方。

二阴煎由生地黄、麦冬、酸枣仁、生甘草、玄参、黄连、茯苓、木通、灯芯草、竹叶组成；琥珀养心丹由琥珀、远志、龙齿、石菖蒲、茯神、人参、酸枣仁、生地黄、当归、黄连、柏子仁、朱砂、金箔组成。前方重在滋阴降火，安心宁神；后方偏于滋养肾阴，镇惊安神。痰火未平，舌苔黄腻，质红，加胆南星、天竺黄；心火亢盛者，加朱砂安神丸；睡不安稳者，加孔圣枕中丹。

3.痰热瘀结

◇临床表现：癫狂日久不愈，面色晦滞而秽，情绪躁扰不安，多言无序，恼怒不休，甚至登高而歌，弃衣而走，妄见妄闻，妄思离奇，头痛，心悸而烦；舌质紫暗或有瘀斑，苔少或薄黄而干，脉弦细或细涩。

◇治法：豁痰化瘀，调畅气血。

◇代表方：癫狂梦醒汤。

◇歌诀：癫狂梦醒桃仁附，木通芍药半夏胡；

陈皮青皮桑白皮，苏子甘草大腹皮。

本方由半夏、陈皮、柴胡、香附、青皮、赤芍、桃仁、木通、大腹皮、桑白皮、紫苏子、甘草组成。蕴热者，加黄连、黄芩；有蓄血内结者，加服大黄䗪虫丸；饥不欲食者，加白金丸。

第六节　痫证

【歌诀】

痫证形成多先天，惊恐脑伤气逆乱，
昏仆抽风吐涎沫，声类畜叫总由痰，
痫证临床分段治，发作休止两期参，
阳痫躁动见肝风，黄连解毒加定痫，
阴痫晦静寒痰重，五生饮合二陈汤，
休止期重肝脾肾，虚实痰瘀辨分明，
肝火痰热急躁怒，龙胆泻肝合涤痰，
脾虚痰盛六君子，肝肾阴虚大补元，
瘀阻脑络痛有定，通窍活血服之安。

痫证，又称为"癫痫"，是以发作性神情恍惚，甚则突然仆倒，昏不知人，口吐涎沫，两目上视，肢体抽搐，或口中怪叫，移时苏醒，一如常人为主要临床表现的一种病症。发作前可伴眩晕、胸闷等先兆，发作后常有疲倦乏力等症状。西医学的癫痫与痫证的临床表现基本相同，无论大发作、小发作，还是局限性发作或精神运动性发作等，均可参照本节辨证论治。

【病因病机】

痫证的病因可分为先天因素和后天因素两大类。先天因素主要为先天禀赋不足或禀赋异常，后天因素包括情志失调、饮食不节、跌仆外伤或患他病致脑窍损伤等。二者均可造成脏腑功能失调，风、火、痰、瘀闭塞清窍，积痰内伏，偶遇诱因触动，则脏气不平，阴阳失衡而致气机逆乱，元神失控而发病。

1. 禀赋异常

痫证之始于幼年者多见，与先天因素有密切关系，所谓"羊癫风，系先天之元阴不足"。胎儿在母腹时，母亲突受惊恐而致气机逆乱，精伤肾亏，或妊娠期间母体多病、过度劳累、服药不当等原因损及胎儿，使胎气受损，胎儿出生后发育异常，发为本病。另外，父母体质虚弱致胎儿先天禀赋不足，或父母本患痫证而脏气不平，胎儿先天禀赋异常，后天亦容易发生痫证。

2. 情志失调

七情中主要责之于惊恐，如《证治汇补·痫病》："或因卒然闻惊而得，惊则神出舍空，痰涎乘间而归之。"由于突受惊恐，致气机逆乱，痰浊随气上逆，蒙蔽清窍；或五志过极化火生风，或肝郁日久化火生风，风火夹痰上犯清窍，元神失控，发为本病。小儿脏腑娇嫩，元气未充，神气怯弱，更易因惊恐而发生本病。

3. 饮食不节

过食肥甘厚味，损伤脾胃，脾失健运，聚湿生痰，痰浊内蕴；或气郁化火，火邪炼津成痰，积痰内伏，一遇诱因，痰浊蒙蔽元神清窍，发为本病。

4. 脑窍损伤

由于跌仆撞击，或出生时难产，或患他病，如温疫（颅内感染）、中毒等导致脑脉瘀阻或脑窍损伤，而致神志逆乱，昏不知人，而发为本病。

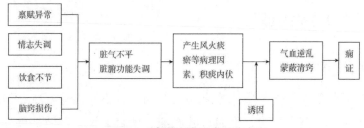

图 3-6　痫证的病因病机演变图

【诊断要点与鉴别诊断】

（一）诊断要点

1. 辨病情轻重

判断本病之轻重决定于两个方面：一是病发持续时间之长短，一般持续时间长则病重，短则病轻；二是发作间隔时间之久暂，即间隔时间久则病轻，短暂则病重。

2. 辨证候虚实

痫病之风痰闭阻、痰火扰神属实，而心脾两虚、肝肾阴虚属虚。发作期多实或实中挟虚，休止期多虚或虚中挟实。阳痫发作多实，阴痫发作多虚。

凡发作时先身有热，惊啼而发，面色潮红，手足温，舌红脉弦滑者，为阳痫，其发作时可见卒然仆倒，不省人事，四肢强痉拘挛，口中有声，口吐白沫，烦躁不安，气高息粗，痰鸣漉漉，口臭便干，舌质红或黯红，苔黄腻，脉弦滑，阳痫为病在六腑肌肤之间，易治；凡发作时先身冷，可惊掣啼叫，面色苍白，唇色青黯，手足清冷，舌淡苔白，脉沉迟或沉细者，为阴痫，其发作时卒然仆倒，不省人事，口吐涎沫，四肢抽搐无力，手足蠕动，四肢不温，二便自遗，舌质淡，少苔，脉沉迟或沉细，阴痫为病在五脏骨髓之内，难治。

（二）鉴别诊断

1. 中风

痫证典型大发作与中风均有突然仆倒、昏不知人等症状，但痫证有慢性、反复发作史，发时口吐涎沫、两目上视、四肢抽搐，或口中怪叫，可自行苏醒，无半身不遂、口舌㖞斜等症状，而中风无口吐涎沫、两目上视、四肢抽搐，或口中怪叫等症状，醒后常有半身不遂等后遗症。

2. 厥证

除见突然仆倒、昏不知人等症状外，还有面色苍白、四肢厥冷，而无痫证之口吐涎沫、两目上视、四肢抽搐和口中怪叫等症状，临床上不难区别。

3. 痉证

两者都具有时发时止、四肢抽搐拘急症状，但痫证多兼有口吐涎沫、口中怪叫、醒后如常人，多无发热，而痉证多见身体强直、角弓反张、不能自止，常伴发热，多有原发疾病的存在。

【西医相关疾病及特征性症状】

癫痫是临床表现形式多样化的发作性疾病。癫痫发作具有突发突止、短暂性、一过性的特点，脑电图上可发现过度的异常同步化放电。

【辨证论治】

（一）发作期

1. 阳痫

◇临床表现：突然昏仆，不省人事，面色潮红、紫红，继之转为青紫或苍白，口唇青紫，牙关紧闭，两目上视，项背强直，四肢抽搐，口吐涎沫，或喉中痰鸣，或发怪叫，甚则二便自遗，移时苏醒；病发前多有眩晕、头痛而胀、胸闷乏力、喜欠伸等先兆症状；平素多有情绪急躁、心烦失眠、口苦咽干、便秘尿黄等症；舌质红，苔白腻或黄腻，脉弦数或弦滑。

◇治法：急以开窍醒神，继以泻热涤痰熄风。

◇代表方：黄连解毒汤合定痫丸。

◇**歌诀：定痫二茯贝天麻，丹麦陈远蒲姜夏；**
　　　　胆星蝎蚕珀竹沥，灯草姜汁甘朱砂。

黄连解毒汤由黄芩、黄连、黄柏、栀子组成。定痫丸由天麻、川贝母、半夏、茯苓、茯神、胆南星、石菖蒲、全蝎、甘草、僵蚕、琥珀、陈皮、远志、丹参、麦冬、辰砂、生姜、竹沥组成。前方能清上、中、下之火；后方能化痰开窍、熄风定痫。二方合用，共奏清热熄风、涤痰开窍之功。热甚者可选用安宫牛黄丸或紫雪丹；大便秘结，加生大黄、芒硝、枳实、厚朴。

2. 阴痫

◇临床表现：突然昏仆，不省人事，面色晦暗青灰而黄，手足清冷，双眼半开半合，肢体拘急，或抽搐时作，口吐涎沫，一般口不啼叫，或声音微小，醒后周身疲乏，或如常人；或仅表现为一过性呆木无知，不闻不见，不动不语，数秒至数分钟即可恢复，恢复后对上述症状全然不知，多则一日数次或十数次发作；平素多见神疲乏力、恶心泛呕、胸闷咳痰、纳差便溏等症；舌质淡，苔白腻，脉多沉细或沉迟。

◇治法：急以开窍醒神，继以温化痰涎，顺气定痫。

◇代表方：五生饮合二陈汤。

◇**歌诀：五生饮用五般生，黑白南夏与川乌。**

◇**歌诀：二陈汤用夏和陈，益以茯苓甘草臣。**

五生饮由生南星、生半夏、生白附子、川乌、黑豆组成；二陈汤由橘红、半夏、茯苓、甘草、生姜、乌梅组成。前方温阳散寒化痰；后方理气化痰。时有恶心呕吐，加生姜、紫苏梗、竹茹；胸闷痰多者，加瓜蒌、枳实、胆南星；纳差便溏者，加党参、炮姜、诃子。

痫症重症，持续不省人事，频频抽搐者，属病情危重，应予以中西医结合抢救治疗，注意及时防治其急性并发症。偏阳衰者，见面色苍白、汗出肢冷、鼻鼾息微、脉微欲绝等表现，可辅以参附注射液静脉滴注；偏阴虚者，见面红身热、躁动不安、息粗痰鸣、呕吐频频等表现，可辅以参麦注射液静脉滴注；抽搐甚者，可予紫雪丹，或配合针灸疗法，促其苏醒。

（二）休止期

1. 肝火痰热

◇临床表现：平时急躁易怒，面红目赤，心烦失眠，咳痰不爽，口苦咽干，便秘溲黄；发作时昏仆抽搐，吐涎，或有吼叫；舌红，苔黄腻，脉弦滑而数。

◇治法：清肝泻火，化痰宁心。

◇代表方：龙胆泻肝汤合涤痰汤。

龙胆泻肝汤由龙胆、黄芩、栀子、泽泻、木通、车前子、当归、生地黄、柴胡、生甘草组成；涤痰汤由制半夏、制南星、橘红、枳实、茯苓、人参、石菖蒲、竹茹、甘草、大枣组成。前方以清泻肝火为主；后方以涤痰开窍见长。有肝火动风之势者，加天麻、钩藤、地龙、全蝎；大便秘结者，加大黄、芒硝；彻夜难寐者，加酸枣仁、柏子仁、五味子。

2. 脾虚痰盛

◇临床表现：平素神疲乏力，少气懒言，胸脘痞闷，纳差便溏；发作时面色晦滞或㿠白，四肢不温，蜷卧拘急，呕吐涎沫，叫声低怯；舌质淡，苔白腻，脉濡滑或弦细滑。

◇治法：健脾化痰

◇代表方：六君子汤。

◇歌诀：四君子汤中和义，参术茯苓甘草比；
　　　　益以夏陈名六君，健脾化痰又理气。

本方由人参、白术、茯苓、陈皮、白术、甘草组成。痰浊盛，呕吐痰涎者，加胆南星、瓜蒌；便溏者，加薏苡仁、炒扁豆、炮姜等；脘腹胀满，饮食难下者，加神曲、谷芽；兼见心脾两虚者，合归脾汤；若精神不振，久而不复，宜服河车大造丸。

3. 肝肾阴虚

◇临床表现：痫证频发，神思恍惚，面色晦暗，头晕目眩，伴两目干涩，耳轮焦枯不泽，健忘失眠，腰膝酸软，大便干燥；舌红，苔薄白或薄黄少津，脉沉细数。

◇治法：滋养肝肾，填精益髓。

◇代表方：大补元煎。

◇歌诀：**大补元煎景岳方，山药山萸熟地黄；**
　　　　参草枸杞归杜仲，真阴方耗此方尝。

本方由人参、山药、熟地黄、杜仲、当归、山茱萸、枸杞子、炙甘草组成。若神思恍惚，持续时间长者，可合酸枣仁汤加阿胶、龙眼肉；恐惧、焦虑、忧郁者，可合用甘麦大枣汤；若水不制火，心肾不交，合交泰丸；大便干燥者，加玄参、肉苁蓉、火麻仁。

4. 瘀阻脑络

◇临床表现：平素头晕头痛，痛有定处，常伴单侧肢体抽搐，或一侧面部抽动，颜面口唇青紫；舌质暗红或有瘀斑，舌苔薄白，脉涩或弦。多继发于中风、颅脑外伤、产伤、颅内感染性疾病后。

◇治法：活血化瘀，息风通络。

◇代表方：通窍活血汤。

本方由赤芍、川芎、桃仁、红花、麝香、老葱、大枣、黄酒组成。临证多加石菖蒲、远志、全蝎、地龙、僵蚕、龙骨、牡蛎。肝阳上亢者，加钩藤、石决明、白芍；痰涎壅盛者，加半夏、胆南星、竹茹；纳差乏力，少气懒言，肢体瘫软者，加黄芪、党参、白术。

第四章　脾胃系疾病

第一节　胃痛

【歌诀】

> 胃病疼痛在胃脘，　脾胃受损气血乱，
> 胃气壅滞香苏饮，　肝胃气滞疏肝散，
> 胃热泻心金铃子，　肝胃郁热化肝煎，
> 寒邪客胃痛暴作，　香苏饮合良附丸，
> 瘀血失笑丹参饮，　黄芪建中脾胃寒，
> 胃阴不足隐隐痛，　益胃汤合芍药甘。

胃痛，又称胃脘痛，古代医书有称心腹痛、心口痛、心痛，是以上腹胃脘部近心窝处疼痛为主的病症。临床主要表现为上腹疼痛不适。西医学中急性胃炎、慢性胃炎、胃溃疡、十二指肠溃疡等病以上腹部疼痛为主要症状者，属于中医学"胃痛"范畴，均可参考本节进行辨证论治。

【病因病机】

1. 寒邪犯胃

外寒侵袭胃腑，寒性凝泣，气机郁滞，胃失通降，故疼痛暴作。若寒邪稽留不散，郁而化热，亦可致胃热而痛。如《丹溪心法·心脾痛》云："若明知身受寒气，口吃寒物而得病者。于初得之时，当与温散或温利之药。若日病得之稍久则郁，久郁则蒸热，热久必生火。"

2. 饮食伤胃

（1）饮食过量，胃纳过剩，脾运不及，日久则宿食停滞，胃失和降，气机郁阻，故发为胃痛。《素问·痹论》云："饮食自倍，肠胃乃伤。"又如《杂病广要·胸痹心痛》引孙文胤所云："饮食过多，不能克化，伤乎胃脘，病根常在，略伤饮食，即闷闷作痛。"

（2）过食生冷，或食后受凉，寒积胃脘，则成胃寒而痛。故《医方考·腹痛》有"客寒犯胃，胃脘当心而痛……盖客寒犯胃，多是饮食寒冷，或因食后呼吸冷气所致，脉来沉者为里，迟者为寒"之说。

（3）过食肥甘厚味，或辛辣，或饮烈酒，以致湿热中阻，或宿食不化，郁而化热，使胃失和降，气机阻滞，故可见胃热而痛。如《医学正传·胃脘痛》所云："致病之由，多因纵恣口腹，喜好辛酸，恣饮热酒煎煿，日积月深，故胃脘疼痛。"

（4）饥饱失常，进食无规律，饥饱不匀，以致胃失和降，脾失健运，日久损及脾胃。脾胃气机不和，遂成胃痛。

3. 情志不畅

（1）恼怒伤肝，肝失疏泄，气失条达，肝气郁结，横逆犯胃，气机阻滞，故致胃痛。肝郁日久化火，郁火乘胃，肝胃郁热，可致胃脘灼热而痛。气滞日久，血行不畅，血脉凝涩，瘀血内结，遂成胃脘刺痛，其病势缠绵难愈。故有"肝胃气痛，痛久则气血瘀凝"之说。（《增评柳选四家医案·评选继志堂医案上卷·脘腹痛门》）。

（2）忧思伤脾，脾弱肝旺，木贼土虚，胃腑受克，故脘痛而胀。另外，思则气结，胃气不得宣通，故郁而作痛。

4. 体虚久病

（1）素体脾胃虚弱，或久病脾胃受损，或劳倦过度，均可致中焦虚寒，寒从内生，脉络失于温养，故胃脘隐隐作痛。若脾胃虚寒，复因感受外寒，内外合邪，则成寒积胃痛。

（2）热病伤阴，或胃热郁火日久耗伤胃阴，胃阴不足，脉络失其濡养，亦可致胃痛。

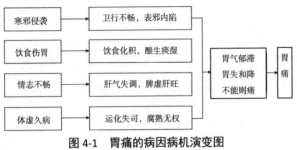

图 4-1　胃痛的病因病机演变图

【辨证要点和鉴别诊断】

（一）辨证要点

1. 辨虚实

实者多剧痛，固定不移，食后痛甚，拒按，脉盛；虚者多痛势徐缓，痛处不定，饥而痛减，喜按，脉虚。寒邪客胃，饮食伤胃，肝气犯胃，瘀血停滞，湿热中阻等多属实证，胃阴不足，脾胃阳虚等多属虚证。若久病阴虚而导致气滞血瘀者，多属本虚标实。

2. 辨寒热

胃痛遇寒则痛甚，得温则痛减，为寒证；胃脘灼痛，痛势急迫，遇热则痛甚，得寒则痛减，为热证。

3. 辨在气在血

一般初病在气，久病在血。在气者，有气滞、气虚之分。其中，气滞者，多见胀痛，或涉及两胁，或兼见恶心呕吐、嗳气频频，疼痛与情志因素显著相关；气虚者，指脾胃气虚，除见胃脘疼痛或空腹痛外，兼见饮食减少、食后腹胀、大便溏薄、面色少华、舌淡脉弱等。在血者，疼痛部位固定不移，痛如针刺，舌质紫暗或有瘀斑，脉涩，或兼见呕血、便血。

4. 辨兼夹证

各证往往不是单独出现或一成不变的，而是互相转化和兼杂，如寒热错杂、虚中夹实、气血同病等。

（二）鉴别诊断

1. 真心痛

真心痛是胸痹心痛的严重症候。多见于老年人，为当胸而痛，其多刺痛，动辄加重、痛引肩背，常伴心悸气短、汗出肢冷，病情危急。其病变部位、疼痛程度与特征、伴有症状及预后等方面，与胃痛有明显区别。

2. 胁痛

胁痛以一侧或双侧的胁肋部胀痛或窜痛为主，可伴有口苦目眩、发热恶寒或胸闷太息等症。极少伴嘈杂泛酸、嗳气吐腐。肝气犯胃的胃痛有时亦可攻痛连胁，但仍以胃脘部疼痛为主证，两者具有明显的区别。

3. 腹痛

腹痛是以胃脘部以下、耻骨毛际以上整个位置疼痛为主证。胃处腹中，与肠相连，因而胃痛可以影响及腹，而腹痛亦可牵连于胃，这就要从其疼痛的主要部位和如何起病来加以辨别。

【西医相关疾病及特征性症状】

1. 急性胃炎

多由饮食不洁或刺激性食物引起，上腹部持续性疼痛，逐渐加剧，多伴有呕吐，吐后疼痛暂时缓解，上腹部及左胁下轻度压痛。

2. 慢性胃炎

经常反复发作的中上腹隐痛、钝痛、胀痛或刺痛。疼痛无节律性，无饥饿痛与进餐后缓解的特点。伴腹胀、嗳气，进食后加重，可有食欲不振、恶心、呕吐、消化不良、泛酸、舌苔厚腻等。

3. 胃、十二指肠溃疡

慢性上腹痛，病程长，时发时愈，如无并发症，全身情况一般无明显影响。压痛的部位：胃溃疡多位于上腹正中或稍偏左；十二指肠球部溃疡多位于上腹稍偏右；前壁溃疡疼痛可放射至同侧胸骨旁；后壁溃疡可放射至脊椎旁相应部位。

4. 胃癌

上腹痛，早期多为隐痛或不适感，晚期可有剧痛。疼痛无规律性，餐后反而加重。有些疼痛类溃疡病，用碱性药物可缓解。上腹部饱胀不适，食欲减退，体重减轻，晚期上腹部可摸到肿块、左锁骨上可摸到质硬的淋巴结。

5. 胃痉挛

急性上腹部不规则的痉挛性疼痛，疼痛剧烈，可伴有全身出冷汗。不发作时饮食如常，一般情况良好，多由情绪因素或酸、辣、冷饮食引起。

【辨证论治】

1. 肝胃郁热

◇临床表现：胃脘灼痛，烦躁易怒，烦热不安，胁胀不舒，泛酸嘈杂，口干口苦；舌红苔黄，脉弦或数。
◇治法：平逆散火，泄热和胃。

◇代表方：化肝煎。

◇歌诀：**化肝煎为景岳方，疏肝泄热和胃良；**
**　　　陈皮青皮与丹皮，芍药山栀泽贝匡。**

本方由青皮、陈皮、白芍、牡丹皮、栀子、泽泻、浙贝母组成。若胃痛甚者，加延胡索、川楝子；若胸胁胀满，烦躁易怒甚者，加柴胡、香附、川芎等；若口干、口苦、小便短赤者，加玉竹、麦冬、淡竹叶等。

2. 肝气犯胃

◇临床表现：胃脘胀痛，痛连两胁，遇烦恼则作痛或痛甚；嗳气、矢气则痛舒，胸闷嗳气，喜长叹息，大便不畅；舌苔多薄白，脉弦。

◇治法：疏肝解郁，理气止痛。

◇代表方：柴胡疏肝散。

◇歌诀：**柴胡疏肚芍川芎，枳壳陈皮草香附。**

本方由柴胡、芍药、川芎、香附、陈皮、枳壳、甘草组成。若胃痛较甚者，加川楝子、延胡索等；若嗳气较频者，加沉香、半夏、旋覆花等；若泛酸者，加海螵蛸、煅瓦楞子等。

3. 脾胃虚寒

◇临床表现：胃痛隐隐，绵绵不休，喜温喜按，空腹痛甚，得食则缓，劳累或受凉后发作或加重，泛吐清水，神疲纳呆，四肢倦怠，手足不温，大便溏薄；舌淡苔白，脉虚弱或迟缓。

◇治法：温中健脾，和胃止痛。

◇代表方：黄芪建中汤。

◇歌诀：**小建中汤君饴糖，方含桂枝加芍汤；**
**　　　温中补虚和缓急，虚劳里急腹痛康。**

黄芪建中汤=小建中汤+黄芪

本方由黄芪、桂枝、芍药、生姜、甘草、大枣、饴糖组成。泛吐清水较多，加干姜、制半夏、陈皮、茯苓；泛酸，可去饴糖，加黄连、炒吴茱萸、海螵蛸、煅瓦楞子；胃脘冷痛，里寒较甚，呕吐，肢冷，加理中丸；若兼有形寒肢冷，腰膝酸软，可用附子理中汤；无泛吐清水，无手足不温者，可改用香砂六君子汤。

4. 寒邪客胃

◇临床表现：胃痛暴作，恶寒喜暖，得温痛减，遇寒加重，口淡不渴，或喜热饮；舌淡苔薄白，脉弦紧。

◇治法：温胃散寒，行气止痛。

◇代表方：香苏散合良附丸。

◇歌诀：**香苏散内草陈皮，疏散风寒又理气；**
外感风寒兼气滞，寒热无汗胸脘痞。

◇歌诀：**良附丸用醋香附，良姜酒洗加盐服；**
米饮姜汁同调下，胃脘胁痛一齐除。

香苏散由香附、紫苏叶、陈皮、甘草组成；良附丸由高良姜、香附组成。若恶寒、头痛者，加防风、藿香等；若胸脘痞闷，胃纳呆滞，嗳气或呕吐者，加枳实、神曲、鸡内金、制半夏、生姜等。

5. 宿食积滞

◇临床表现：胃脘疼痛，胀满拒按，嗳腐吞酸，或呕吐不消化食物，其味腐臭，吐后痛减，不思饮食，大便不爽，得矢气及便后稍舒；舌苔厚腻，脉滑。

◇治法：消食导滞，和胃止痛。

◇代表方：保和丸。

◇歌诀：**保和山楂莱菔曲，茯苓夏曲连翘取；**
炊饼为丸白汤下，消食和胃食积去。

本方由山楂、神曲、半夏、茯苓、陈皮、连翘、莱菔子组成。若脘腹胀甚者，加枳实、砂仁、槟榔；若呃逆较甚者，加旋覆花、赭石等；若胃脘胀痛而便闭者，加黄连、大黄、火麻仁。

6. 湿热中阻

◇临床表现：胃脘疼痛，痛势急迫，脘闷灼热，口干口苦，口渴而不欲饮，纳呆恶心，小便色黄，大便不畅；舌红，苔黄腻，脉滑数。

◇治法：清化湿热，理气和胃。

◇代表方：清中汤。

◇歌诀：二陈苓草栀连蔻。

本方由黄连、栀子、半夏、茯苓、陈皮、草豆蔻、甘草组成。若湿偏重者，加苍术、藿香；若热偏重者，加蒲公英、黄芩；若恶心呕吐者，加竹茹、橘皮；若大便秘结不通者，可加大黄；若气滞腹胀者，加厚朴、枳实；若纳呆少食者，加神曲、炒谷芽、炒麦芽。

7. 瘀血停滞

◇临床表现：胃脘刺痛，痛有定处，按之痛甚，食后加剧，入夜尤甚，或见吐血、黑便；舌质紫暗或有瘀斑，脉涩。

◇治法：化瘀通络，理气和胃。

◇代表方：失笑散合丹参饮。

◇歌诀：失笑灵脂蒲黄同，等量为散酽醋冲；
瘀滞心腹时作痛，祛瘀止痛有奇功。

◇歌诀：丹参饮为祛瘀方，檀香砂仁合成方；
血瘀气滞互结证，心胃诸痛服之康。

失笑散由蒲黄、五灵脂组成；丹参饮由丹参、檀香、砂仁组成。前方活血行瘀，散结止痛；后方调气化瘀。若胃痛甚者，加延胡索、木香、郁金、枳壳；若四肢不温，舌淡脉弱者，加党参、黄芪；便黑加三七、白及；若口干咽燥，舌光无苔，加生地黄、麦冬。

8. 胃阴不足

◇临床表现：胃脘隐隐灼痛，似饥而不欲食，口燥咽干，五心烦热，消瘦乏力，口渴思饮，大便干结；舌红少津，脉细数。

◇治法：养阴益胃，和中止痛。

◇代表方：一贯煎合芍药甘草汤。

◇歌诀：**一贯煎中生地黄，沙参归杞麦冬藏；**
　　　　少佐川楝泻肝气，阴虚胁痛此方良。

芍药甘草汤=芍药+甘草

一贯煎由沙参、麦冬、生地黄、枸杞子、当归、川楝子组成。芍药甘草汤由芍药、甘草组成。胃脘灼痛，嘈杂泛酸者，加珍珠粉、牡蛎、海螵蛸；胃脘胀痛较剧，兼有气滞，加厚朴花、玫瑰花、佛手；大便干燥难解，加火麻仁、瓜蒌仁；阴虚胃热，加石斛、知母、黄连。

第二节　胃痞

【歌诀】

> 痞满闷胀胸腹间，无形无痛按之软，
> 中焦气机失通降，湿热阻胃泻心连，
> 饮食停滞保和丸，二陈平胃痰湿蕴，
> 越鞠枳术调肝胃，虚痞补中益胃煎。

胃痞，又称痞满，是指以自觉心下痞塞，触之无形，按之柔软，压之无痛为主的病症。临床主要表现为上腹胀满不舒，如延及中下腹部则称为脘腹胀满。西医学中的慢性胃炎胃下垂和功能性消化不良等属于本病范畴，可参照本节辨证论治。

【病因病机】

1. 感受外邪

表邪入里，外邪侵袭肌表，治疗不得其法，滥施攻里泻下，脾胃受损，外邪乘虚内陷入里，结于胃脘，阻塞中焦气机，升降失司，胃气壅塞，遂成痞满。如《伤寒论》所云："脉浮而紧，而复下之，紧反入里，则作痞，按之自濡，但气痞耳。"

2. 内伤饮食

食滞中阻或暴饮暴食，或恣食生冷粗硬，或偏嗜肥甘厚味，或嗜浓茶烈酒及辛辣过烫饮食，损伤脾胃，以致食谷不化，阻滞胃脘，升降失司，胃气壅塞，而成痞满。如《类证治裁·痞满》所云："饮食寒凉，伤胃致痞者，温中化滞。"

3. 情志失调

多思则气结，暴怒则气逆，悲忧则气郁，惊恐则气乱等，造成气机逆乱，升降失职，形成痞满。其中尤以肝郁气滞，横犯脾胃，致胃气阻滞而成之痞满为多见。如《景岳全书·痞满》所谓："怒气暴伤，肝气未平而痞者。"

4. 体虚久病

素体脾胃虚弱，中气不足，或饥饱不匀，饮食不节，或久病损及脾胃，纳运失职，升降失调，胃气壅塞，而生痞满。此正如《兰室秘藏·中满腹胀论》所论述的因虚生痞满："或多食寒凉，及脾胃久虚之人，胃中寒则胀满，或脏寒生满病。"

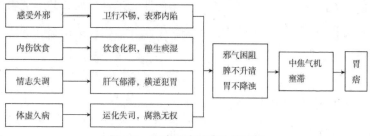

图 4-2　胃痞的病因病机演变图

【辨证要点与鉴别诊断】

（一）辨证要点

1. 辨实痞与虚痞

表 4-1　实痞与虚痞

	实痞	虚痞
症状特征	因受邪不同，可见嗳腐吞酸，身重困倦，口苦口干，心烦易怒，舌腻，脉滑或弦	脾胃气虚，神疲乏力，面色苍白或黄，舌淡脉弱；脾胃阴虚，饥不欲食，舌红少苔，脉细
易发人群	青壮年	中老年
病情特点	邪祛则正安，易得易愈	虚不耐邪扰，容易反复

2. 辨热痞与寒痞

热痞多因饮食、痰湿、气郁阻于胃腑，而阳明热盛，化为热邪。症见痞满急迫，渴喜冷饮，兼见面色潮红，自汗面垢，嗳腐吞酸，口中异味，口干口苦，矢气臭秽，大便秘结或黏腻不爽等症；或胃阴不足，兼见饥不欲食、口干咽燥、形体消瘦等症。治当泻热消痞或养阴。寒痞多因外寒直中，如表寒入里，饮食生冷，寒邪凝滞，困阻脾阳，气机不利。症见痞满势缓，得热则舒，兼见面色㿠白，口润泛恶，形寒肢冷，后背拘急，大便稀溏等症；或脾阳不足，兼见喜温喜按，神疲乏力，精神不振。治当温中消痞。

3. 辨在经（气）与在络（血）

初得病者，气机不畅，病位表浅，责之在经，或每于情志不畅时加重，嗳气觉舒；失治误治，气滞血瘀，病位入里，络脉瘀阻，舌质紫暗，或见瘀斑点，身体消瘦，甚则聚为有形实邪，产生噎膈等变证。

4. 辨胃痞与腹胀

胃痞病位在胃脘，属上腹部，腹胀病位在中下腹部，若二者同时出现则称为脘腹胀满。腹胀的病机为腑气不畅，传导失司，故治疗上总以行气消胀为法则，使气下行，通畅腑气。

（二）鉴别诊断

1. 聚证

以腹中气聚、攻窜胀痛、时作时止为主证，发作时可见腹部有气聚胀满的表现，但一般扪不到包块。与胃痞鉴别明显。

2. 气臌

以腹部胀大如鼓，中空无物，小便不利为主证，甚或全身肿胀，但按之皮肉不如泥。从病位及表现不难鉴别。

【西医相关疾病及特征性症状】

1. 慢性胃炎

除上腹疼痛之外，常有上腹饱胀或全腹胀，多与饮食有密切关系，进食之后腹胀明显，伴嗳气或泛酸，食欲不振，或有恶心、呕吐等。

2. 胃下垂

腹胀明显，多食后加重，平卧减轻，恶心，嗳气，时腹痛，偶有便秘或腹泻。

3. 慢性肠炎

除腹痛、腹泻外，常有腹胀和肠鸣（参见腹痛之诊断）。

4. 肠梗阻

临床以急性机械性肠梗阻最为常见，主要临床表现是腹部绞痛、呕吐、腹胀及便秘与排气停止。绞痛呈阵发性、波浪式，多位于脐周或下腹部。

5. 肝硬化

可有顽固性腹胀，食欲减退，恶心，呕吐，疲乏，无力，腹泻，鼻衄，面容消瘦，面色黧黑，面颊部小血管扩张，蜘蛛痣或肝掌，肝肿大或缩小，严重者可有腹腔积液，腹部检查有移动性浊音。

6. 慢性胆囊炎

腹胀轻重不一，上腹部或右上腹部不适，钝痛或伴右肩胛区疼痛，胃部可有灼热、嗳气、泛酸等消化不良症状，以及厌油腻、进食油脂类食物症状可加剧。

【辨证论治】

（一）实痞

1. 邪热内陷

◇临床表现：脘腹痞闷，不思饮食，嗳气呕恶，恶寒发热，头痛无汗，身体疼痛，大便溏薄；舌苔薄白或白腻，脉浮紧或濡。

◇治法：理气和中，疏风散寒。

◇代表方：大黄黄连泻心汤。

大黄黄连泻心汤=大黄+黄连

本方由大黄、黄连组成。若脘痞较甚，痰多苔腻者，加藿香、木香、半夏、砂仁；纳呆食少，加焦三仙、鸡内金、佛手；鼻塞声重，时欲叹息者，加羌活、苍术、紫苏梗、防风；头痛较甚，可加川芎、白芷、细辛。

2. 饮食内停

◇临床表现：脘腹痞胀，进食尤甚，嗳腐吞酸，恶食呕吐，或大便不调，矢气频作，臭如败卵；舌苔厚腻，脉滑。

◇治法：消食和胃，行气消痞。

◇代表方：保和丸。

本方由山楂、神曲、半夏、茯苓、陈皮、连翘、莱菔子组成。若食积较重，加鸡内金、谷芽、麦芽；脘腹胀满，加枳实、厚朴、槟榔；食积化热，大便秘结，加大黄、枳实，或合用枳实导滞丸；脾虚便溏，加白术、扁豆，或合用枳实消痞丸。

3. 痰湿中阻

◇临床表现：脘腹痞塞不舒，胸膈满闷，头晕目眩，身重困倦，呕恶纳呆，口淡不渴，小便不利；舌苔白厚腻，脉沉滑。

◇治法：燥湿健脾，化痰理气。

◇代表方：二陈平胃散。

◇歌诀：平胃散内君苍术，厚朴陈草姜枣煮；
　　　　燥湿运脾又和胃，湿滞脾胃胀满除。

二陈平胃散=二陈汤+平胃散

本方由半夏、茯苓、陈皮、甘草、苍术、厚朴组成。若痰湿盛而胀满甚，加枳实、紫苏梗、桔梗；气逆不降，嗳气不止者，加旋覆花、赭石、枳实、沉香；痰湿郁久化热而口苦、舌苔黄者，改用黄连温胆汤；嘈杂不舒，苔黄腻，脉滑数，改用大黄黄连泻心汤合连朴饮；兼脾胃虚弱者，加党参、白术、砂仁。

4. 寒热错杂

◇临床表现：心下痞满，纳呆呕恶，嗳气不舒，肠鸣下利；舌淡苔腻，脉濡或滑。

◇治法：辛开苦降，寒热平调。

◇代表方：半夏泻心汤。

◇歌诀：**半夏泻心配芩连，干姜人参草枣全。**

本方由半夏、黄芩、干姜、人参、黄连、炙甘草、大枣组成。恶心呕吐明显者，加生姜、竹茹、旋覆花；纳呆不食，加鸡内金、谷芽、麦芽；嘈杂不舒，可合用左金丸；舌苔厚腻，可去人参、大枣，加砂仁、枳实、瓜蒌；下利较甚，完谷不化者，重用炙甘草，可配合陈皮、炒白术、茯苓。

5. 肝郁气滞

◇临床表现：脘腹痞闷，胸胁胀满，心烦易怒，善太息，呕恶嗳气，或吐苦水，大便不爽；舌淡红，苔薄白，脉弦。

◇治法：疏肝解郁，和胃消痞。

◇代表方：越鞠丸合枳术丸。

枳术丸=枳实+白术

越鞠丸由苍术、香附、川芎、神曲、栀子组成；枳术丸由枳实、白术组成。前方长于疏肝解郁，善解气、血、痰、火、湿、郁六郁；后方消补兼施，长于健脾消痞。若气郁明显，胀满较甚者，酌加柴胡、郁金、厚朴等，或加用五磨饮子；郁而化火，口苦而干者，加黄连、黄芩；呕恶明显，加制半夏、生姜；嗳气甚者，加竹茹、沉香。

（二）虚痞

1. 脾胃虚弱

◇临床表现：脘腹满闷，时轻时重，喜温喜按，纳呆便溏，神疲乏力，少气懒言，语声低微；舌质淡，苔薄白，脉细弱。

◇治法：补气健脾，升清降浊。

◇代表方：补中益气汤。

◇歌诀：**补中益气芪术陈，升柴参草当归身。**

本方由人参、黄芪、白术、炙甘草、当归、陈皮、升麻、柴胡组成。若闷胀较重者，加枳壳、木香、厚朴；四肢不温，便溏泄泻者，加制附子、干姜，或合用理中丸；纳呆厌食者，加砂仁、神曲；舌苔厚腻，湿浊内蕴，加制半夏、茯苓，或改用香砂六君子汤。

2. 胃阴不足

◇临床表现：脘腹痞闷，嘈杂，饥不欲食，恶心嗳气，口燥咽干，大便秘结；舌红少苔，脉细数。

◇治法：养阴益胃，调中消痞。

◇代表方：益胃汤。

◇歌诀：**温病条辨益胃汤，沙参麦地合成方；**
玉竹冰糖同煎服，温病需虑把津伤。

本方由沙参、麦冬、生地黄、玉竹、冰糖组成。若津伤较重者，加石斛、天花粉；腹胀较著者，加枳壳、香橼、厚朴花；食滞者，加谷芽、麦芽；便秘者，加火麻仁、玄参。

第三节 呕吐

【歌诀】

胃失和降气上逆，虚实详辨定缓急，
外邪犯胃藿正气，饮食停滞保和宜，
痰饮内阻小半夏，苓桂术甘协作齐，
肝气犯胃左金丸，半夏厚朴奏效奇，
虚寒大建合良附，胃阴不足麦冬宜。

呕吐是由于胃失和降、气逆于上，迫使胃内容物从口而出的病症。古代文献将呕与吐进行了区别：有物有声谓之呕，有物无声谓之吐，无物有声谓之干呕。临床呕与吐常同时发生，很难截然分开，故统称为呕吐。呕吐可以单独出现，亦可伴见于多种急慢性疾病中。西医学中的急慢性胃炎、幽门梗阻、食源性呕吐、神经性呕吐、十二指肠壅积症等可参考本病症辨证论治。另外，如肠梗阻、急性胰腺炎、急性胆囊炎、尿毒症、颅脑疾病、酸碱平衡失调、电解质紊乱以及一些急性传染病早期，以呕吐为主要临床表现时，亦可参考本病辨证论治，同时结合辨病处理。对于喷射性呕吐应重视查找病因，采取综合诊疗措施。

【病因病机】

1. 外邪犯胃

感受风寒暑湿燥火六淫之邪，或秽浊之气，侵犯胃腑，胃失和降之常，水谷随逆气上出，发生呕吐。由于季节不同，感受的病邪亦会不同，但一般以寒邪居多。

2. 饮食不节

饮食过量，暴饮暴食，多食生冷、醇酒辛辣、甘肥及不洁食物，皆可伤胃滞脾，易引起食滞不化，胃气不降，上逆而为呕吐。

3. 情志失调

恼怒伤肝，肝失条达，横逆犯胃，胃气上逆；忧思伤脾，脾失健运，食难运化，胃失和降，均可发生呕吐。

4. 脾胃虚弱

脾胃素虚，或病后体弱，劳倦过度，耗伤中气，胃虚不能盛受水谷，脾虚不能化生精微，食滞胃中，上逆成呕。

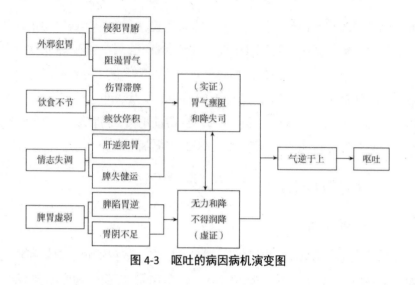

图 4-3　呕吐的病因病机演变图

【辨证要点和鉴别诊断】

（一）辨证要点

1. 辨虚实

本病的辨证以虚实为纲。如病程短，来势急，呕出物较多，多偏于邪实，治疗较易，治疗及时则预后良好。属实者应进一步辨别外感、食滞、痰饮及气火的不同。若发病较急，伴有表证者，属于外邪犯胃。若病程较长，来势徐缓，吐出物较少，伴有倦怠乏力等症者，多属虚证。属于虚证者当辨别脾胃气虚、脾胃虚寒和胃阴不足之区别。若反复发作，纳多即吐者，属脾胃虚弱，失于受纳；干呕嘈杂，或伴有口干、似饥不欲饮食者，为胃阴不足。呕吐日久，病情可由实转虚，或虚实夹杂，病程较长，且易反复发作，较为难治。如久病、大病之中出现呕吐不止，食不能入，面色㿠白，肢厥不回，或为滑泄，脉细微欲绝，此为阴损及阳，脾胃之气衰败，真元欲脱之危证，易变生他证，或致阴竭阳亡。

2. 辨呕吐特点

呕吐酸腐量多，气味难闻者，为宿食留胃；呕吐清水痰涎，胃脘如囊裹水者，属痰饮内停；呕吐泛酸，抑郁善怒者，则多属肝气郁结；呕吐苦者，多因胆热犯胃。唯痰饮与肝气犯胃之呕吐，易于复发。

（二）鉴别诊断

1. 反胃

因饮食不当，饥饱无常，或恣食生冷，损及脾阳，或忧愁思虑，有伤脾胃所致。病机为脾胃虚寒，胃中无火，难于腐熟，食入不化。以朝食暮吐，暮食朝吐，终致完谷尽吐出而始感舒畅为主证。预后难愈。

2. 噎膈

因饮食不节，七情内伤，久病年老而气、痰、瘀交结，阻隔于食管所致。以进食哽噎不顺或食不得入，或食入即吐，甚则因噎废食为特征。病程较长，治疗困难，预后不良。

3. 关格

以小便不通与呕吐并见为临床特征，病机为脾肾衰惫，气化不利，湿浊毒邪内蕴三焦。本病病程较长，病情危重，治疗困难，预后极差。

4. 霍乱

以猝然发作上吐下泻，吐泻物为米泔水样，腹痛或不痛为主证，本病病位在肠腑，一般发病急，病程短，病情较重，且具有很强的传染性，若治疗不及时，预后欠佳。

【西医相关疾病及特征性症状】

1. 中枢神经疾病

颅脑外伤、脑脓肿、脑膜炎、脑积水、脑肿瘤、脑血管意外等可引起颅内压增高，导致脑水肿、脑缺氧，使呕吐中枢供血不良而发生恶心呕吐，多伴有明显头痛，呕吐往往在头痛剧烈时出现，可呈喷射性。

2. 高级神经活动影响

如精神过度紧张、疲乏、强烈的情绪波动、令人嫌恶的气味与景象等，影响致呕吐中枢神经功能紊乱，从而引起恶心、呕吐。神经性呕吐为慢性呕吐，多见于女性，发病常与精神因素有关，并伴有其他神经症状，往往食后呕吐，呕吐常不费力，随口吐出，每口的量不多。虽有恶心感，但无剧烈的恶心动作。大多数患者虽长期呕吐，但对全身健康影响不大，个别严重患者可引起脱水、消瘦等。

3. 药物引起

如吗啡、毛地黄类、烟碱等药物可影响中枢神经，引起恶心、呕吐。

4. 新陈代谢紊乱

如糖尿病酮症酸中毒、尿毒症、慢性肾上腺皮质功能减退症等，可因毒素影响呕吐中枢而致病。

5. 其他全身性疾病

如各种感染、高热、感染性休克、充血性心力衰竭及其他原因引起的低血压均可致恶心呕吐。

【辨证论治】

1. 外邪犯胃

◇临床表现：突然呕吐，频频泛恶，胸脘痞闷，或心中懊憹，伴有恶寒发热，头身疼痛；舌苔白腻，脉濡。

◇治法：疏邪解表，化浊和中，降逆止呕。

◇代表方：藿香正气散。

◇歌诀：**藿香正气腹皮苏，甘积陈苓朴白术；**
夏曲白芷加姜枣，风寒暑湿并能除。

本方由藿香、厚朴、紫苏叶、陈皮、大腹皮、白芷、茯苓、白术、半夏曲、桔梗、甘草、生姜、大枣组成。暑湿犯胃者，可用新加香薷饮；秽浊犯胃者，可用玉枢丹吞服；壮热口渴，便秘尿赤者，可加黄芩、黄连、栀子。

2. 饮食停滞

◇临床表现：呕吐酸腐量多，或吐出未消化的食物，嗳气厌食，脘腹胀满，得食更甚，吐后反快，大便秘结或溏泄，气味臭秽；舌苔厚腻，脉滑实有力。

◇治法：消食化滞，和胃降逆。

◇代表方：保和丸。

本方由山楂、神曲、半夏、茯苓、陈皮、连翘、莱菔子组成。若因肉食而吐者，重用山楂；因米食而吐者，加谷芽；因面食而吐者，重用莱菔子，加麦芽；因酒食而吐者，加豆蔻仁、葛花，重用神曲；因食鱼、蟹而吐者，加紫苏叶、生姜；因豆制品而吐者，加生萝卜汁。

3. 痰饮内阻

◇临床表现：呕吐物多为清水痰涎，或胃部如囊裹水，胸脘痞闷，纳食不佳，头眩，心悸，或逐渐消瘦，或呕而肠鸣；舌苔白滑而腻，脉沉弦滑。

◇治法：温化痰饮，和胃降逆。

◇代表方：小半夏汤合苓桂术甘汤。

◇**歌诀：小半夏汤有生姜，化痰降逆基础方。**

苓桂术甘汤＝茯苓＋白术＋桂枝＋甘草

小半夏汤由半夏、生姜组成；苓桂术甘汤由茯苓、白术、桂枝、甘草组成。前方以和胃降逆为主；后方则以温阳化饮为主。脘腹胀满，舌苔厚腻者，可加苍术、厚朴；脘闷不食者，加白豆蔻、砂仁；胸膈烦闷、口苦、失眠、恶心、呕吐者，可去桂枝，加黄连、陈皮。

4. 肝气犯胃

◇临床表现：呕吐吞酸，或干呕泛恶，脘胁胀痛，烦闷不舒，嗳气频频，每因情志不遂而发作或加重；舌边红，苔薄腻或微黄，脉弦。

◇治法：疏肝和胃，降逆止呕。

◇代表方：半夏厚朴汤合左金丸。

◇**歌诀：半夏厚朴与紫苏，茯苓生姜共煎服；**
　　　　痰凝气聚成梅核，降逆开郁气自舒。

◇**歌诀：左金连萸六比一，胁痛吞酸悉能医；**
　　　　再加芍药名戊己，专治泄痢痛在脐。

半夏厚朴汤由半夏、厚朴、茯苓、紫苏叶、生姜、大枣组成；左金丸由黄连、吴茱萸组成。若胸胁胀满疼痛较甚，加川楝子、郁金、香附、柴胡；若呕吐酸水，心烦口渴，可加山栀子、黄连等；若兼见胸胁刺痛，或呕吐不止，诸药无效，舌有瘀斑，可酌加桃仁、红花。

5. 脾胃虚寒

◇临床表现：饮食稍多即欲呕吐，时发时止，食入难化，胸脘痞闷，不思饮食，面色㿠白，倦怠乏力，四肢不温，口干不欲饮或喜热饮，大便稀溏；舌质淡，苔薄白，脉濡弱或沉。

◇治法：温中健脾，和胃降逆。

◇代表方：大建中汤合良附丸。

◇歌诀：**大建中汤蜀椒用，干姜人参饴糖共；**

心胸大痛呕不食，温健中阳止寒痛。

大建中汤由蜀椒、干姜、人参、饴糖组成；良附丸由高良姜、香附组成。若呕吐较甚，加砂仁、半夏；若呕吐清水不止，可加吴茱萸、生姜；若久呕不止，呕吐之物完谷不化，汗出肢冷，腰膝酸软，舌质淡胖，可加制附子、肉桂等。

6. 胃阴亏虚

◇临床表现：呕吐反复发作，或时作干呕，恶心，胃中嘈杂，似饥而不欲食，口燥咽干；舌红少津，苔少，脉细数。

◇治法：滋养胃阴，和胃降逆。

◇代表方：麦门冬汤。

◇歌诀：**麦门冬汤用人参，枣草粳米半夏存；**

肺痿咳嗽因虚火，清养肺胃此方珍。

本方由人参、麦冬、半夏、粳米、大枣、甘草组成。呕吐较剧者，可加竹茹、枇杷叶；口干、舌红，热甚者，可加黄连；大便干结者，加瓜蒌仁、郁李仁、火麻仁；伴倦怠乏力，纳差舌淡，加太子参、山药、薏苡仁。

第四节　噎膈

【歌诀】

噎即噎塞膈为拒，酒伤肾虚忧思郁，

食而复出难吞咽，虚实标本谨详辨，

痰气交阻启膈散，瘀血通幽最相宜，

津亏热结沙麦冬，旋覆代赭五汁饮，

气虚阳微实难治，补气运脾延生机。

噎膈是食管干涩或食管狭窄导致吞咽食物哽噎不顺，饮食难下，或食而复出的疾病。噎即噎塞，指吞咽之时哽噎不顺；膈为格拒，指饮食不下。噎可单独出现，而又每为膈的前驱表现，故临床往往以噎膈并称。根据噎膈的临床表现，西医学中的食管癌、贲门癌、贲门痉挛、食管-贲门失弛缓症、食管憩室、食管炎、胃食管反流病、食管狭窄等，均可参照本节内容辨证论治。

【病因病机】

1. 七情内伤

七情失调导致噎膈的七情因素中，以忧思恼怒多见。忧思伤脾则气结，脾伤则水湿失运，滋生痰浊，痰气相搏；恼怒伤肝则气郁，气结气郁则津行不畅，瘀血内停，已结之气，与后生之痰、瘀交阻于食管、贲门，使食管不畅，久则使食管、贲门狭窄，而成噎膈。如《医宗必读·反胃噎塞》云："大抵气血亏损，复因悲思忧患，则脾胃受伤，血液渐耗，郁气生痰，痰则塞而不通，气则上而不下，妨碍道路：饮食难进，噎塞所由成也。"《临证指南医案·噎膈反胃》谓："噎膈之症，必有瘀血、顽痰、逆气，阻隔胃气。"

2. 饮食所伤

嗜酒无度，过食肥甘，恣食辛辣，助湿生热，酿成痰浊，阻于食管、贲门，或津伤血燥，失于濡润，使食管干涩，均可引起进食噎塞，而成噎膈。如《医碥·反胃噎膈》云："酒客多噎膈，饮热酒者尤多，以热伤津液，咽管干涩，食不得入也。"又如《临证指南医案·噎膈反胃》谓："酒湿厚味，酿痰阻气，遂令胃失下行为顺之旨，脘窄不能纳物。"此外，饮食过热，食物粗糙发霉，既可损伤食管脉络，又可损伤胃气，气滞血瘀阻于食管、贲门，也可成噎膈。

3. 年老体弱

年老肾虚，精血渐枯，食管失养，干涩枯槁，发为此病。如《医贯·噎膈论》曰："唯男子年高者有之，少无噎膈。"又如《金匮翼·膈噎反胃统论》曰："噎膈之证，大都年逾五十者，是津液枯槁者居多。"若阴损及阳，命门火衰，脾胃失于温煦，脾胃阳虚，运化无力，痰瘀互结，阻于食管，也可形成噎膈。

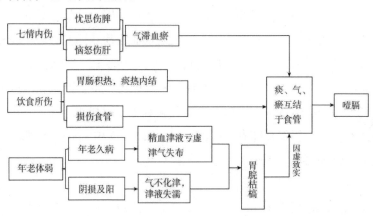

图 4-4　噎膈的病因病机演变图

【辨证要点和鉴别诊断】

（一）辨证要点

1. 辨病性的虚实

病之初期，多以实证为主，有情志失调和饮食不节之别。久病多为本虚标实，虚中夹实之证。本虚与脾肾亏虚，津液枯槁，不能濡养有关；标实为气滞、痰凝、血瘀阻于食管和胃，致使哽噎不顺，格塞难下或食而复出。

2. 辨病邪的偏重

大凡由忧思恼怒等引起，出现吞咽之时哽噎不顺，胸胁胀痛，情志抑郁时加重，属气郁；如有吞咽困难，胸膈痞满，呕吐痰涎，属痰湿；若饮食梗阻难下，胸膈疼痛，固定不移，面色晦暗，肌肤甲错，属血瘀。

3. 辨病变的预后

若病情始终停留在噎证的阶段，不向膈证发展，一般预后尚好。由噎转膈者按其病发展快慢之不同，其发展快而治疗效果差，可在较短时间危及生命。病情发展慢而治疗见效者，可延缓生命，少数患者，可达到临床治愈。古代文献对本病危重症候皆有描述。如《景岳全书·噎膈》谓："凡年高患此者多不可治，以血气虚败故也。粪如羊矢者不可治，大肠无血也。吐痰如蟹沫者不可治，脾气败也。腹中疼痛，杂如刀割者不可治，营虚之极，血竭于中也。"

（二）鉴别诊断

1. 食管炎

吞咽困难，但食物咽下不受限制，胸骨后或胸窝部不适，有灼热感，嗳酸或疼痛，常有溃疡病存在或口咽部炎症的蔓延。

2. 食管癌

为持续性或进行性吞咽困难，开始时只是食物咽下时有些不适感或堵塞感，数月后渐发展为食物通过受阻，胸骨后疼痛，食物反流，晚期可出现声音嘶哑、气急、干咳、脱水、体重减轻和贫血等恶病质表现。

3. 贲门失弛缓症

吞咽困难，起病缓慢，常为情绪波动、过冷、辛辣等刺激性食物所诱发。胸骨下部及剑突下疼痛，常在吞咽时伴有哽噎感而发作，可为隐痛或剧痛。病程较长，可达数年或更久，多为间歇性发作。

4. 食道憩室

吞咽困难，恶心，呕吐，胸骨后疼痛，口臭，有时反流的食物中带有贮留腐败味。

【西医相关疾病及特征性症状】

1. 胃食管反流病

胃食管反流病是指胃及十二指肠内容物反流入食管引起胃灼热等症状，根据是否导致食管黏膜糜烂、溃疡，分为反流性食管炎及非糜烂性反流病。

2. 食管癌

食管癌是指发生于食管上皮的恶性肿瘤，临床上以进行性吞咽困难为其典型症状。

3. 贲门迟缓症

贲门迟缓症系因食管神经肌间神经丛病变，引起食管下端括约肌松弛障碍所致的疾病。临床表现为间歇性咽下困难、食物反流和下端胸骨后不适或疼痛，病程较长，多无进行性消瘦。

4. 相关检查

胃镜检查，食管钡餐造影，胸部 CT 检查。

【辨证论治】

1. 痰气交阻

◇临床表现：吞咽梗阻，胸膈痞满或疼痛，情志抑郁时加重，嗳气呃逆，呕吐痰涎，口干咽燥，大便秘结；舌质红，苔白腻，脉弦滑。

◇治法：开郁化痰，润燥降气。

◇代表方：启膈散。

◇歌诀：**启膈贝茯郁沙丹，砂仁荷叶杵糠攒；**
理气润燥化痰浊，痰气交阻噎膈安。

本方由丹参、沙参、川贝母、茯苓、郁金、荷叶蒂、砂仁壳、杵头糠组成。嗳气呕吐明显者，加旋覆花、代赭石；泛吐痰涎甚多者，加半夏、陈皮，或含化玉枢丹；大便不通者，加生大黄、莱菔子；心烦口渴，气郁化火者，加山豆根、栀子。

2. 津亏热结

◇临床表现：吞咽梗涩而痛，食入即复出，甚则水饮难进，心烦口干，胃脘灼热，五心烦热，形体消瘦，皮肤干燥，小便短赤，大便干结如羊粪；舌质光红，干燥少津，脉细数。

◇治法：滋阴清热，润燥生津。

◇代表方：沙参麦门冬汤或旋覆代赭汤合五汁饮。

◇歌诀：**沙参麦冬扁豆桑，玉竹花粉甘草襄；**
秋燥耗津伤肺胃，咽涸干咳最堪尝。

◇歌诀：**旋覆代赭用人参，半夏姜甘大枣临；**

◇歌诀：**五汁安中五般汁，韭姜梨藕牛乳汁；**
养阴和胃降逆气，津亏热结此方适。

沙参麦冬汤由沙参、麦冬、玉竹、天花粉、生扁豆、冬桑叶、生甘草组成；旋覆代赭汤由旋覆花、代赭石、半夏、甘草、人参、生姜、大枣组成；五汁饮由梨汁、荸荠汁、鲜芦苇汁、麦冬汁、藕汁或甘蔗汁组成。胃火偏盛者，加栀子、黄连；肠腑失润，大便干结，坚如羊屎者，宜加火麻仁、全瓜蒌；热盛阴伤者，症见烦渴咽燥，噎食难下，或食入即吐，吐物酸热，苔黄燥，舌质红而少津，脉大有力等，可改用竹叶石膏汤加大黄。

3. 瘀血内结

◇临床表现：饮食梗阻难下，食不能下，甚或呕出物如赤豆汁，或便血，胸膈疼痛，固定不移，面色晦暗，肌肤甲错，形体羸瘦；舌质紫暗，脉细涩。

◇治法：破结行瘀，滋阴养血。

◇代表方：通幽汤。

◇歌诀：**通幽汤中二地俱，桃仁红花归草濡；**
升麻升清以降浊，噎塞便秘此方需。

本方由生地黄、熟地黄、当归、桃仁、红花、升麻、炙甘草组成。瘀阻显著者，酌加三棱、莪术、炙穿山甲；呕吐较甚，痰涎较多者，加海蛤粉、法半夏、瓜蒌；呕吐物赤如豆汁者，可另服云南白药。

4. 气虚阳微

◇临床表现：吞咽受阻，饮食不下，泛吐涎沫，面浮足肿，面色㿠白，形寒气短，精神疲惫，腹胀便溏；舌质淡，苔白，脉细弱。

◇治法：温补脾肾。

◇代表方：补气运脾汤。

◇歌诀：**补气运脾有四君，黄芪陈皮砂仁群；**
生姜大枣半夏曲，运脾和胃此方论。

本方由黄芪、人参、白术、茯苓、甘草、陈皮、砂仁、半夏曲、生姜、大枣组成。若中阳不足，痰凝瘀阻，可用理中汤加姜汁、竹沥；胃虚气逆，呕吐不止者，可加旋覆花、代赭石；阳伤及阴，口干咽燥，形体消瘦，大便干燥者，可加石斛、麦冬、沙参；泛吐白沫，加吴茱萸、丁香、白豆蔻；肾阳虚明显者，可用右归丸或加附子、肉桂、鹿角胶、肉苁蓉。

第五节　呃逆

【歌诀】

> 胃气上逆呃呃呃，食乖正亏志不和，
> 胃中寒冷丁香散，火逆凉膈竹石多，
> 气机郁滞中焦阻，五磨顺气勿蹉跎，
> 更有阳虚理中施，橘茹益胃阳虚卓，
> 胃阴不足益胃汤，养胃生津降呃呃。

呃逆是指以喉间频发短促呃呃声响，不能自制为主要表现的病症。西医学的单纯性膈肌痉挛，其他如胃炎、胃肠神经官能症、胃扩张，以及胸腹手术后等引起的膈肌痉挛出现呃逆，均可参考本病辨证论治。

【病因病机】

1. 饮食不当

进食太快太饱，过食生冷，过服寒凉药物，致寒气蕴蓄于胃，胃失和降，胃气上逆，并可循手太阴之脉上动于膈，使膈间气机不利，气逆上冲于喉，发生呃逆。《丹溪心法·咳逆》曰："咳逆为病，古谓之哕，近谓之呃，乃胃寒所生，寒气自逆而呃上。"若过食辛热煎炒，醇酒厚味，或过用温补之剂，致燥热内生，腑气不行，胃失和降，胃气上逆动膈，也可发为呃逆。《景岳全书·呃逆》曰："皆其胃中有火，所以上冲为呃。"

2. 情志不遂，恼怒伤肝

气机不利，横逆犯胃，胃失和降，胃气上逆动膈；或肝郁克脾，或忧思伤脾，脾失健运，滋生痰浊，或素有痰饮内停，复因恼怒气逆，胃气上逆挟痰动膈，皆可发为呃逆。正如《古今医统大全·咳逆》所云：

162

"凡有忍气郁结积怒之人，并不得行其志者，多有咳逆之证。"

3. 正气亏虚或素体不足

年高体弱，或大病久病，正气未复，或吐下太过，虚损误攻等，均可损伤中气，使脾胃虚弱；胃失和降；或胃阴不足，不得润降，致胃气上逆动膈，而发生呃逆。若病深及肾，肾失摄纳，冲气上乘，挟胃气上逆动膈，也可导致呃逆。如《证治汇补·呃逆》所云："伤寒及滞下后，老人、虚人、妇人产后，多有呃症者，皆病深之候也。"

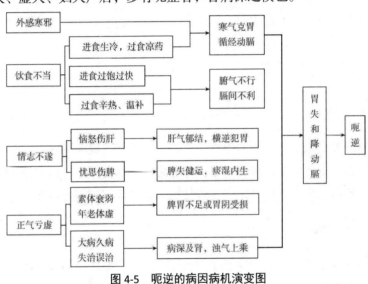

图 4-5　呃逆的病因病机演变图

【辨证要点和鉴别诊断】

（一）辨证要点

1. 辨生理或病理性呃逆

呃逆应首先分清是生理现象还是疾病状态。普通人因情绪影响或快速吞咽食物，或吸入冷凉空气，可发生一时性气逆而作呃，经饮水，或闭气，或分散注意力而消失，无持续或反复发作者，为生理现象。若呃逆时常反复发作，或持续且难以自制，同时伴有其他症状，为病理表现。

2. 辨虚实、寒热

实证多为寒凝、火郁气滞、痰阻等致胃失和降而产生，其呃声响亮有力，连续发作；虚证每由胃阴耗损或肾亏虚等使正虚气逆引起，其呃声时断时续，气怯乏力。寒证因寒邪内舍，胃失和降，上逆动膈，呃声沉缓有力，遇寒凉更甚。热证属燥热伤胃，阳明腑气不顺，胃气上逆，呃声高响且短，气涌而出。

（二）鉴别诊断

1. 干呕

呃逆为胃气上逆，膈间不利，气逆上冲咽喉，以呃呃作声，声短而频，不能自止为主要表现。干呕因外邪犯胃，饮食不节，病后体虚致胃气上逆发出呕声，无物吐出，其声长短不一，呈不规则性发作。

2. 嗳气

因饮食不消化，胃中浊气蕴积上逆而发出的响声，其声低而缓，常伴有酸腐气味，多在饱餐后出现，又称为噫气，与呃逆频频发出的呃呃响声有显著区别。

干呕与嗳气多是脾胃疾病的症状，与疾病转归和预后无明显关联。但呃逆出现在危重患者时，可能是胃气衰败的征兆。

【西医相关疾病及特征性症状】

1. 胃肠神经官能症

泛酸、嗳气、厌食、恶心呕吐、剑突下灼热感。

2. 尿毒症

厌食、恶心、呕吐、腹泻。

3. 膈肌痉挛

健康人可发生一过性呃逆,多与饮食有关;频繁或持续 24 小时以上,为难治性呃逆,多发生于某些疾病。

【辨证论治】

1. 胃中寒冷

◇临床表现:呃声沉而有力,胃脘部及膈间不舒,得热则减,遇寒则甚,进食减少,喜食热饮,口淡不渴;舌淡,苔薄而润,脉迟缓。

◇治法:温中散寒,降逆止呃。

◇代表方:丁香散。

◇歌诀:**古今医统丁香散,草丁柿蒂良姜参;**
　　　　　　呃声沉缓脘不舒,温胃降逆散中寒。

本方由丁香、柿蒂、高良姜、炙甘草组成。寒气较重者,加吴茱萸、肉桂;寒凝气滞,脘腹痞满者,加枳壳、厚朴、香附、陈皮;寒凝食滞,脘闷嗳腐者,加莱菔子、制半夏、槟榔;有表寒之邪者,可加紫苏、荆芥、防风、生姜。

2. 胃火上逆

◇临床表现:呃声洪亮有力,冲逆而出,口臭烦渴,多喜冷饮,脘腹满闷,大便秘结,小便短黄;舌红,苔黄或燥,脉滑数。

◇治法:清火降逆,和胃止呃。

◇代表方:竹叶石膏汤或凉膈散。

◇歌诀:**凉膈硝黄栀子翘,黄芩甘草薄荷饶;**
　　　　　　竹叶蜜煎疗膈上,中焦燥实服之消。

竹叶石膏汤是由竹叶、石膏、人参、麦冬、半夏、甘草、粳米组成;

凉膈散是由大黄、朴硝、甘草、栀子、薄荷、黄芩、连翘组成。若呃逆甚，加柿蒂；腑气不通，脘腹痞满者，可加生大黄、厚朴；胸膈烦热，大便秘结者，可加凉膈散。

3. 气机郁滞

◇临床表现：呃逆连声，常因情志不畅而诱发或加重，胸胁满闷，脘腹胀满，或有嗳气纳呆，肠鸣矢气；苔薄，脉弦。

◇治法：理气解郁，降逆止呃。

◇代表方：五磨饮子。

◇**歌诀：四磨饮子七情侵，人参乌药及槟沉；**
　　　　　去参加入木香枳，五磨饮子白酒斟。

本方由木香、沉香、槟榔、枳实、乌药组成。原方中可加用丁香、代赭石。若肝郁明显，加川楝子、郁金；若心烦口苦，气郁化火，加栀子、牡丹皮；若气逆痰阻，昏眩恶心，可用旋覆代赭汤加陈皮、茯苓；若痰蕴化热，加黄连、竹茹、瓜蒌；若气滞日久成瘀，瘀血内结，胸胁刺痛，久呃不止，可以血府逐瘀汤加减；若脘腹刺痛，宜用膈下逐瘀汤。

4. 脾胃阳虚

◇临床表现：呃声低长无力，气不得续，泛吐清水，脘腹不舒，喜暖喜按，手足不温，食少乏力，大便溏薄；舌质淡，苔薄白，脉沉细。

◇治法：温补脾胃，和中止呃。

◇代表方：理中丸。

◇**歌诀：理中干姜参术甘，温中健脾治虚寒；**
　　　　　中阳不足痛呕利，丸汤两用腹中暖。

本方由人参、白术、干姜、炙甘草组成，可加用吴茱萸、丁香、柿蒂等。食滞，嗳腐吞酸者，加神曲、麦芽、莱菔子；脘腹胀满，脾虚气滞者，加半夏、陈皮；呃声难续，气短乏力，中气大亏者，加黄芪，并增加人参用量；病久，肾阳亏虚，形寒肢冷，腰膝酸软，呃声难续者，可加肉桂、紫石英、补骨脂、山茱萸、刀豆子。

5. 胃阴不足

◇临床表现：呃声短促而不连续，口舌干燥，不思饮食，或有烦渴，或食后饱胀，大便干结；舌红，苔少，脉细数。

◇治法：养胃生津，降逆止呃。

◇代表方：益胃汤。

本方由生地黄、麦冬、沙参、玉竹、冰糖组成，可加用橘皮、竹茹、枇杷叶、柿蒂等。阴虚火旺，胃火上炎者，可加知母、石斛；神疲乏力，气阴两虚者，可加党参或西洋参、生山药；大便干结者，加当归、蜂蜜。

第六节　腹痛

【歌诀】

腹痛脏腑气血分，虚实寒热审病因，
寒则良香热承气，虚则温补建中饮，
实痛疏肝气不运，日久少腹除瘀根，
另有食积枳实丸，通字义广法度深。

腹痛是指胃脘以下、耻骨毛际以上部位发生的疼痛。西医中的肠易激综合征、消化不良、胃肠痉挛、不完全性肠梗阻、肠粘连、肠系膜和腹膜病变、腹型过敏性紫癜、泌尿系结石、急慢性胰腺炎、肠道寄生虫等以腹痛为主要表现的疾病均属本病范畴，可参照本节辨证论治。

【病因病机】

1. 外邪入侵

六淫外邪，侵入腹中，可引起腹痛。伤于风寒，则寒凝气滞，导致

167

脏腑经脉气机阻滞，不通则痛。因寒性收引，故寒邪外袭，最易引起腹痛。如《素问·举痛论》曰："寒气客于肠胃，厥逆上出，故痛而呕也。寒气客于小肠，小肠不得成聚，故后泄腹痛矣。"若伤于暑热，外感湿热，或寒邪不解，郁久化热，热结于肠，腑气不通，气机阻滞，也可发为腹痛。

2. 饮食所伤

饮食不节，暴饮暴食，损伤脾胃，饮食停滞；恣食肥甘厚腻辛辣，酿生湿热，蕴蓄肠胃；误食馊腐，饮食不洁，或过食生冷，致寒湿内停等，均可损伤脾胃，腑气通降不利，气机阻滞，而发生腹痛。如《素问·痹论》曰："饮食自倍，肠胃乃伤。"

3. 情志失调

抑郁恼怒，肝失条达，气机不畅；或忧思伤脾，或肝郁克脾，肝脾不和，气机不利，均可引起脏腑经络气血郁滞，引起腹痛。如《证治汇补·腹痛》谓："暴触怒气，则两胁先痛而后入腹。"若气滞日久，还可致血行不畅，形成气滞血瘀腹痛。

4. 跌仆损伤，腹部手术

跌仆损伤，络脉瘀阻，或腹部手术，血络受损，或气滞日久，血行不畅，或腹部脏腑经络疾病迁延不愈，久病入络，皆可导致瘀血内阻，而成腹痛。《血证论·瘀血》云："瘀血在中焦，则腹痛胁痛；瘀血在下焦，则季胁、少腹胀满刺痛，大便色黑。"

5. 阳气虚弱

素体脾阳不足，或过服寒凉，损伤脾阳，内寒自生，渐至脾阳虚衰，气血不足，或肾阳素虚，或久病伤及肾阳，而致肾阳虚衰，均可致脏腑经络失养，阴寒内生，寒阻气滞而生腹痛。正如《诸病源候论·久腹痛》所云："久腹痛者，脏腑虚而有寒，客于腹内，连滞不歇，发作有时。

发则肠鸣而腹绞痛，谓之寒中。"

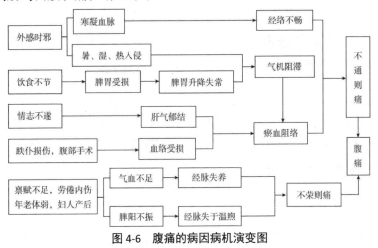

图 4-6　腹痛的病因病机演变图

【辨证要点与鉴别诊断】

（一）辨证要点

1. 辨虚实

实证腹痛，起病急，病程短，痛势急剧，暴痛拒按，其中气滞痛多表现为时轻时止，痛无定处，攻冲走窜，伴情志不畅，胸闷不舒，善太息，嗳气腹胀、得嗳气或矢气则胀痛减轻；血痛多表现为刺痛拒按，痛处固定不移，甚至可扪及包块，痛无休止，入夜尤甚，伴面色晦暗发青，舌质紫暗有瘀点或瘀斑；食积痛多表现为脘腹胀痛、嗳腐吞酸，嗳气频作，嗳气或矢气后腹痛稍舒，痛甚欲便，便后痛减，或可见便秘。虚证腹痛，起病缓，病程长，痛势绵绵不绝，喜暖喜按，时缓时急，为虚痛。

2. 辨寒热

疼痛暴作，痛势拘急，遇冷痛剧，得热则减者，为寒痛；痛势急迫，痛处灼热，拒按，口渴，喜冷饮食，得凉痛减，或发热，或有便秘者，为热痛。

（二）鉴别诊断

1. 胃痛

部位不同，胃痛在心下胃脘之处，腹痛在胃脘以下，耻骨毛际以上；其次伴随症状不同，胃痛常伴有恶心、嗳气等胃病常见症，腹痛可伴有便秘、腹泻或尿频、尿急等症状。

2. 积证

腹痛瘀血型腹中无结块，积证腹中有结块，且结块固定不移。腹痛可伴有便秘、腹泻或尿频、尿急等症状；积证可伴有胁痛、黄疸、鼓胀等病症。

3. 肠痈

为饮食不节，损伤肠胃，湿热内蕴于肠间，或因饮食后急剧奔走，导致气滞血瘀，肠络受损，或因寒温不适，跌仆损伤所致。病位在肠，病机为气滞血瘀，湿阻，热壅瘀滞，积热不散，血腐肉败而成痈肿。其主证为：持续伴有阵发性加剧的右下腹痛；肌紧张，反跳痛；有的肠痈初期有胃痛表现，继而转为右下腹痛。

【西医相关疾病及特征性症状】

1. 脾脏破裂

突然出现左上腹剧烈疼痛，以后逐渐出现全腹痛，疼痛可放射至左肩部，伴有面色苍白、手足厥冷、血压下降等休克表现。

2. 慢性胰腺炎

反复发作的上腹疼痛，多为阵发性绞痛，可放射至腰背部及肩部，发作持续数小时至 3 天不等。

3. 慢性阑尾炎

右下腹疼痛多成间歇性轻度疼痛，行走过久、过急，剧烈运动，长期站立均可诱发或使症状加重。

4. 机械性肠梗阻

腹痛，为阵发性绞痛，可伴有恶心、呕吐，梗阻的部位越高，呕吐越明显。

【辨证论治】

1. 寒邪内阻

◇临床表现：腹痛拘急，痛势急暴，遇寒痛甚，得温痛减，口淡不渴，形寒肢冷，小便清长，大便清稀或秘结；舌质淡，苔白腻，脉沉紧。

◇治法：温中散寒，理气止痛。

◇代表方：良附丸合正气天香散。

◇歌诀：**正气天香紫苏陈，香附乌药干姜襄；**
　　　　温中散寒行气滞，胎前产后此方安。

良附丸由高良姜、香附组成；正气天香散由乌药、香附、陈皮、紫苏、干姜组成。前方温里散寒；后方理气温中。服药后复痛仍不缓解者，加乌药、细辛、荜拔；伴恶心、呕吐者，加陈皮、砂仁；兼风寒感冒者，加紫苏、防风、荆芥穗；兼暑湿感冒者，加藿香、佩兰；大便秘结严重者，加大黄。

2. 湿热壅滞

◇临床表现：腹痛拒按，烦渴引饮，大便秘结，或溏滞不爽，潮热汗出，小便短黄；舌质红，苔黄燥或黄腻，脉滑数。

◇治法：泄热通腑，行气导滞。

◇代表方：大承气汤合（或）枳实导滞丸。

◇歌诀：**大承气汤大黄硝，枳实厚朴先煮好；**

峻下热结急存阴，阳明腑实重症疗。

◇歌诀：枳实导滞曲连芩，大黄术泽与茯苓；

　　　　食湿两滞生郁热，胸痞便秘效堪灵。

大承气汤由大黄、枳实、厚朴、芒硝组成；枳实导滞丸由大黄、枳实、黄芩、黄连、神曲、白术、茯苓、泽泻组成。若燥结不甚，湿热较重，大便不爽，可去芒硝，加栀子、黄芩、黄柏；若少阳阳明合病，两胁胀痛，大便秘结，可用大柴胡汤。

3. 饮食积滞

◇临床表现：脘腹胀满，疼痛拒按，嗳腐吞酸，厌食呕恶，痛而欲泻，泻后痛减，或大便秘结；舌苔厚腻，脉滑。

◇治法：消食导滞，理气止痛。

◇代表方：枳实导滞丸。

本方由大黄、枳实、黄芩、黄连、神曲、白术、茯苓、泽泻组成。腹胀甚者，加木香、莱菔子、槟榔；轻者，可用保和丸。

4. 肝郁气滞

◇临床表现：腹痛胀闷，痛无定处，痛引少腹，或兼痛窜两胁，时作时止，得嗳气或矢气则舒，遇忧思恼怒则剧，善太息；舌质红，苔薄白，脉弦。

◇治法：疏肝解郁，理气止痛。

◇代表方：木香顺气散。

◇歌诀：木香顺气青陈朴，苍芎枳壳与香附，

　　　　砂仁桂心乌药草，肝郁气滞此方舒。

本方由木香、青皮、橘皮、甘草、枳壳、川厚朴、乌药、香附、苍术、砂仁、桂心、川芎组成。若气滞较重，胁肋胀痛，加川楝子、郁金；若痛引少腹睾丸，加橘核、荔枝核、川楝子；若腹痛肠鸣、腹泻者，可用痛泻要方；若少腹绞痛，阴囊寒疝，可用天台乌药散。

5. 瘀血内停

◇临床表现：腹痛较剧，痛如针刺，痛处固定，经久不愈，入夜尤甚；舌质紫暗，脉细涩。

◇治法：活血化瘀，和络止痛。

◇代表方：少腹逐瘀汤。

◇**歌诀：少腹茴香与炮姜，玄胡灵脂没芎当；**
　　　　　蒲黄官桂赤芍药，调经种子第一方。

本方由小茴香、干姜、延胡索、当归、川芎、官桂、赤芍、蒲黄、五灵脂、没药组成。若腹部术后作痛，可加泽兰、红花、桃仁；若跌仆损伤作痛，可加丹参、王不留行或服三七粉、云南白药、血竭；若下焦蓄血，大便色黑，可用桃核承气汤；若胁下积块，疼痛拒按，可用膈下逐瘀汤。

6. 中虚脏寒

◇临床表现：腹痛绵绵，时作时止，喜暖喜按，畏寒怯冷，神疲乏力，气短懒言，纳食不佳，面色萎黄，大便溏薄；舌质淡，苔白，脉弱或沉缓。

◇治法：温中补虚，缓急止痛。

◇代表方：大建中汤或小建中汤。

◇**歌诀：小建中汤芍药多，桂姜甘草大枣和；**
　　　　　更加饴糖补中脏，虚劳腹冷服之瘥。

大建中汤由川椒、干姜、人参、饴糖组成；小建中汤由桂枝、生姜、芍药、饴糖、炙甘草、大枣组成。若腹痛下利，脉微肢冷，脾肾阳虚，可用附子理中汤；若大肠虚，积冷便秘，可用温脾汤；若中气大虚，少气懒言，可用补中益气汤。还可根据辨证选用当归四逆汤、黄芪建中汤等。

第七节　泄泻

【歌诀】

> 泄泻便稀更衣烦，脾病湿盛最关键，
> 藿香正气除寒湿，湿热葛根汤芩连，
> 痛泻要方肝乘脾，保和食滞肠胃间，
> 参苓白术脾胃弱，四神泻在黎明前。

泄泻是以排便次数增多、粪便稀溏，甚至泻出如水样为主要表现的病症。古代将大便溏薄而势缓者称为泄，大便清稀如水而势急者称为泻，现统称为泄泻。泄泻是一个病症。西医中器质性疾病，如急性肠炎、炎症性肠病、吸收不良综合征、肠道肿瘤、肠结核等，功能性疾病如肠易激综合征、功能性腹泻等以泄泻为主证的疾病，可以参照本节辨证论治。

【病因病机】

1. 感受外淫

六淫外邪伤人，主要以湿为主，常夹杂寒、暑、热等病邪，导致肠胃功能失调，皆使人发生泄泻，脾脏喜燥而恶湿，外来之湿入侵则最容易困遏脾阳，从而影响脾的运化功能而导致泄泻。寒邪或者暑邪也能直接影响脾胃，使脾胃功能失调，运化失常，清浊不分，而成泄泻。

2. 饮食所伤

脾胃为仓廪之官，脾主运化水谷和水液；胃主受纳，腐熟水谷。故饮食不当，如饮食过量导致宿食内停；或过食肥甘厚味，呆胃滞脾，湿热内蕴；或误食馊腐不洁之物，伤及肠胃；或过食生冷，导致寒湿交阻等，皆可影响脾胃的运化功能，致使脾胃的传导失司，升降失调，水谷停滞而导致泄泻。

3. 情志不舒

郁怒伤肝，肝失疏泄，木横乘土，脾胃受制，运化失常，或忧思气结，脾运阻滞，均致水谷不化，下趋肠道为泻。若素体脾虚湿盛，运化无力，复因情志刺激、精神紧张或于怒时进食，均可致肝脾失调，易形成泄泻。

4. 脾胃虚弱

脾主运化，胃主受纳，若因长期饮食失调，劳倦内伤，久病缠绵，均可导致脾胃虚弱，中阳不健，运化无权，不能受纳水谷和运化精微，清气下陷，水谷糟粕混杂而下，遂成泄泻。

5. 脾肾阳虚

久病之后，肾阳损伤，或年老体衰，阳气不足，命门火衰，不能助脾腐熟水谷，水谷不化，而为泄泻。

6. 中气下陷

久病失治误治，导致中气被损伤引起中气下陷，不能提升阳气，故而不能温煦腐熟水谷，水谷不化，成为泄泻。

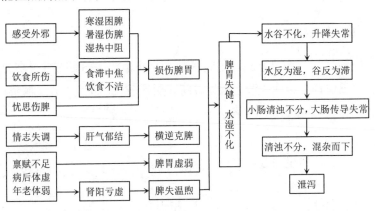

图 4-7　泄泻的病因病机演变图

【辨证要点和鉴别诊断】

（一）辨证要点

1. 辨轻重

泄泻亦饮食如常，说明脾胃未败，多为轻证，预后良好；泻而不瘦，或暴泻无度，或久泄滑脱不禁，转为厥脱，津液耗伤，阴阳衰竭，均属重证。

2. 辨缓急

暴泻者起病较急，病程较短，一般在数小时至 2 周以内，泄泻次数每日 3 次以上；久泻者起病较缓，病程较长，持续时间多在 2 个月以上甚至数年，泄泻呈间歇性发作。

3. 辨寒热

大便色黄褐而臭，泻下急迫，肛门灼热者，多属热证；大便清稀甚至水样，气味腥秽者，多属寒证；大便溏垢，臭如败卵，完谷不化，多为伤食之证。

4. 辨虚实

急性暴泻，病势急骤，脘腹胀满，腹痛拒按，泻后痛减，小便不利者，多属实证；慢性久泻，病势较缓，病程较长，反复发作，腹痛不甚，喜暖喜按，神疲肢冷，多属虚证。

（二）鉴别诊断

1. 痢疾

两者共同特点是大便稀溏，大便次数增加，可伴有腹痛发作，完谷不化。但泄泻发作时大便中无脓血，不伴里急后重。而痢疾是以腹痛、便下赤白脓血、里急后重为特征。痢疾腹痛与里急后重同时出现，且腹痛便后不减。

2. 霍乱

霍乱是一种上吐下泻并作的病症，发病特点是来势急骤，变化迅速，病情凶险，有饮食不洁史或患者接触史，呈地区流行。起病时常突然腹痛，继则吐泻交作，所吐之物均为未消化之食物，气味酸腐热臭，所泻之物多为黄色粪水，或吐下如米泔水，可伴恶寒、发热，无里急后重。部分患者在剧烈吐泻之后，迅速出现皮肤松弛，目眶凹陷，下肢痉挛转筋，可伴心烦口渴、精神萎靡、少尿或尿闭、腹中绞痛、面色苍白、汗出肢冷等津竭阳衰之危候，预后很差。而泄泻是以大便稀溏、次数增多为特征，一般预后良好。

【西医相关疾病及特征性症状】

1. 肠易激综合征

腹痛，伴有排便异常，排便后腹痛缓解，不少患者有腹泻与便秘交替现象。

2. 肠结核

下腹疼痛，为隐痛或钝痛；腹泻，呈糊状或水样；还可出现右下腹腹部肿块。

3. 溃疡性结肠炎

见痢疾。

4. 伤寒

持续发热，相对缓脉，全身出现中毒症状与消化道症状，发玫瑰疹，肝脾大与白细胞减少等。

【辨证论治】

（一）暴泻

1. 寒湿内盛

◇临床表现：泄泻清稀，甚则如水样，脘闷食少，腹痛肠鸣，或兼恶寒，发热，头痛，肢体酸痛；舌苔白或白腻，脉濡缓。

◇治法：芳香化湿，解表散寒。

◇代表方：藿香正气散。

本方由藿香、厚朴、紫苏叶、陈皮、大腹皮、白芷、茯苓、白术、半夏曲、桔梗、甘草、生姜、大枣组成。若表邪偏重，寒热身痛，可加荆芥、防风，或用荆防败毒散；若湿邪偏重，腹满肠鸣，小便不利，可用胃苓汤；若寒重于湿，腹胀冷痛，可用理中丸。

2. 湿热中阻

◇临床表现：泄泻腹痛，泻下急迫，或泻而不爽，粪色黄褐臭秽，肛门灼热，烦热口渴，小便短黄；舌质红，苔黄腻，脉滑数或濡数。

◇治法：清热燥湿，分消止泻。

◇代表方：葛根芩连汤。

◇歌诀：**葛根芩连甘草伍，用时先将葛根煮；**
内清肠胃外解表，邪热下利喘汗除。

本方由葛根、炙甘草、黄芩、黄连组成。若偏湿重，宜加薏苡仁、厚朴；夹食滞者，加神曲、山楂、麦芽；如有发热、头痛、脉浮等风热表证，可加金银花、连翘、薄荷；如在夏暑期间症见发热头重，烦渴自汗，小便短赤，脉濡数等，是暑湿入侵，表里同病，可用新加香薷饮合六一散。

3. 食滞肠胃

◇临床表现：腹痛肠鸣，泻下粪便臭如败卵，泻后痛减，脘腹胀满，嗳腐酸臭，不思饮食；舌苔垢浊或厚腻，脉滑。

◇治法：消食导滞，和中止泻。

◇代表方：保和丸。

本方由山楂、神曲、半夏、茯苓、陈皮、连翘、莱菔子组成。若食滞较重，脘腹胀满，可因势利导，据通因通用的原则，用枳实导滞丸，以大黄、枳实为主。

（二）久泻

1. 肝气乘脾

◇临床表现：平时心情抑郁，或急躁易怒，每因抑郁恼怒，或情绪紧张而发泄泻，伴有胸胁胀闷，嗳气食少，腹痛攻窜，肠鸣矢气；舌淡红，脉弦。

◇治法：抑肝扶脾。

◇代表方：痛泻要方。

◇歌诀：**痛泻要方用陈皮，术芍防风共成剂；**
肠鸣泄泻腹又痛，治在泻肝与实脾。

本方由白术、白芍、防风、陈皮组成。若肝郁气滞，胸胁脘腹胀痛，可加枳壳、香附、延胡索、川楝子；若脾虚明显，神疲食少，加黄芪、党参、扁豆；若久泻不止，可加酸收之品，如乌梅、诃子、石榴皮等。

2. 脾胃虚弱

◇临床表现：大便时溏时泻，迁延反复，稍进油腻食物，则大便溏稀，次数增加，或完谷不化，伴食少纳呆，脘闷不舒，面色萎黄，倦怠乏力；舌质淡，苔白，脉细弱。

◇治法：健脾益气，化湿止泻。

◇代表方：参苓白术散。

◇歌诀：**参苓白术扁豆陈，莲草山药砂苡仁；**

桔梗上浮兼保肺，枣汤调服益脾神。

本方由人参、白术、茯苓、甘草、山药、莲子、扁豆、砂仁、薏苡仁、桔梗、大枣组成。若脾阳虚衰，阴寒内盛，亦可用附子理中汤；若久泻不愈，中气下陷，而兼有脱肛者，可用补中益气汤，并重用黄芪、党参；还可以辨证选用升阳益胃汤、黄芪建中汤等。

3. 肾阳虚衰

◇临床表现：黎明前腹部作痛，肠鸣即泻，泻后痛减，完谷不化，腹部喜暖喜按，形寒肢冷，腰膝酸软；舌质淡，苔白，脉沉细。

◇治法：温肾健脾，固涩止泻。

◇代表方：附子理中丸合四神丸。

◇歌诀：**附子理中制丸吞，参术炮姜炙草群。**

◇歌诀：**四神故纸吴茱萸，肉蔻五味四般须，**

大枣百枚姜八两，五更肾泻最相宜。

附子理中丸由炮附子、人参、白术、炮姜、炙甘草组成；四神丸由补骨脂、肉豆蔻、吴茱萸、五味子、生姜、大枣组成。若年老体弱，久泻不止，中气下陷，加黄芪、升麻、柴胡，亦可合桃花汤。

第八节　痢疾

【歌诀】

痢下赤白并腹痛，里急后重夏秋生，

湿热疫毒内伤食，损伤脾胃肠澼成，

湿热痢用芍药解，疫毒再加白头翁，

寒湿不换金正气，阴虚驻车阿黄连，

虚寒桃花真养脏，休息连理止痢停。

痢疾，是以腹痛、里急后重、下利赤白脓血为主证的病症，是一类具有传染性的疾病，多发于夏秋季节。西医学中的细菌性痢疾、阿米巴痢疾、溃疡性结肠炎等属本病范畴，可参照本节辨证论治。

【病因病机】

1. 外感时邪

暑湿、疫毒之邪，侵及肠胃，湿热郁蒸，或疫毒弥漫，气血阻滞，与暑湿、疫毒相搏结，化为脓血而成为湿热痢或疫毒痢。正如《景岳全书·痢疾》所述："痢疾之病，多病于夏秋之交，古法相传，皆谓炎暑大行，相火司令，酷热之毒蓄积为痢。"一般认为湿热伤于气分，则为白痢，伤于血分，则为赤痢；气血俱伤，则为赤白痢。

2. 内伤饮食

饮食不节，或误食不洁之物，如其人平素好食肥甘厚味，酿生湿热，湿热内蕴，腑气壅阻，气血凝滞，化为脓血，则成湿热痢。若湿热内郁不清，又易伤及阴血，则形成阴虚痢。若其人平素恣食生冷瓜果，有伤脾胃，脾虚不运，水湿内停，中阳受困，湿从寒化，寒湿内蕴，如再饮食不慎，寒湿食积壅塞肠中，肠中气机受阻，气滞血瘀，与肠中腐浊之气相搏结，化为脓血而成寒湿痢。《景岳全书·痢疾》又述："因热贪凉者，人之常事也，过食生冷，所以致痢。"这里具体说明了寒湿痢之形成，多由外感寒凉、内食生冷所致。并有脾胃素弱之人，感受寒湿之气，或热痢过服寒凉药物，克伐中阳，每成虚寒痢。

3. 脾胃虚弱

久痢不愈，或痢疾后失治、误治，导致脾胃正气虚怯，寒热夹杂，留滞于肠，胃肠传导失司而成下利。

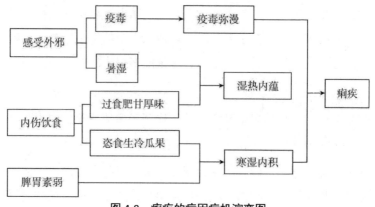

图 4-8　痢疾的病因病机演变图

【辨证要点和鉴别诊断】

（一）辨证要点

1. 辨久暴，察虚实主次

暴痢发病急，病程短，腹痛胀满，痛而拒按，痛时窘迫欲便，便后里急后重暂时减轻者为实；久痢腹痛绵绵，时轻时重，病程长，腹痛绵绵，痛而喜按，便后里急后重不减，坠胀甚者，常为虚中夹实。

2. 辨寒热偏重

大便排出脓血，色鲜红，甚则紫黑，稠厚腥臭，腹痛，里急后重明显，口渴，口臭，小便黄赤，舌红苔黄腻，脉滑数者，属热；大便排出赤白清稀，白多赤少，腹痛喜按，里急后重不明显，面白肢冷形寒，舌质淡，苔白，脉沉细者，属寒。

3. 辨伤气、伤血

下利白多赤少，湿邪伤及气分；赤多白少，或以血为主者，热邪伤及血分。

4. 辨邪正盛衰

凡痢疾经治疗后，痢下脓血次数减少，腹痛、里急后重减轻，为气血将和，正能胜邪，向愈；凡下利脓血，兼有粪质者轻，不兼有粪质者重；凡下利脓血次数虽减少，而全身症状不见减轻，甚而出现烦躁、腹胀、精神萎靡、手足欠温、脉症不符，皆预示病情恶化，应引起高度重视。如凡下利次数逐渐减少，而反见腹胀痛，呕吐，烦躁口渴，气急，甚或神昏谵语，为邪毒内炽上攻之象；凡下，口不食，精神萎靡，或呕逆，为胃气将败；凡下利脓血，烦渴转筋，甚或面色红润，唇如涂朱，脉数疾大，为阴液将涸或阴阳不交之候；凡下利不禁，或反不见下利，神萎蜷卧，畏寒肢冷，自汗，气息微弱，脉沉细迟，或脉微欲绝，为阳气将脱，阴阳欲离之象。

（二）鉴别诊断

泄泻：两者多发于夏秋季节，病位在胃肠，病因亦有相似之处，症状都有腹痛、大便次数增多，但痢疾大便次数多而量少，排赤白脓血便，腹痛伴里急后重感明显。而泄泻大便溏薄，粪便清稀，或如水，或完谷不化，而无赤白脓血便，腹痛多伴肠鸣，少有里急后重感。正如《景岳全书》所云："泻轻而痢重，泻由水谷不分，出于中焦，痢以脂血伤败，病在下焦。"当然，泻、痢两病在一定条件下又可以相互转化，或先泻后痢，或先痢而后转泻。一般认为先泻后痢病情加重，先痢后泻为病情减轻。

【西医相关疾病及特征性症状】

1. 急性细菌性痢疾

畏寒、发热急性起病，伴有腹痛、腹泻、里急后重等。

2. 慢性阿米巴痢疾

腹泻反复发作，或与便秘交替出现，便呈黄色糊状，带少量黏液及血液，有腐臭。

3. 溃疡性结肠炎

腹泻反复发作，便呈水样或糊状，脓性黏液或脓血样成分，多伴有里急后重。

【辨证论治】

1. 湿热痢

◇临床表现：腹部疼痛，里急后重，痢下赤白脓血，黏稠如胶冻，腥臭，肛门灼热，小便短赤；舌苔黄腻，脉滑数。

◇治法：清肠化湿，调气和血。

◇代表方：芍药汤。

◇歌诀：芍药汤内用槟黄，芩连归桂甘草香；
　　　　重在调气兼行血，里急便脓自然康。

本方由芍药、当归、黄连、槟榔、木香、炙甘草、大黄、黄芩、肉桂组成。若痢下赤多白少，口渴喜冷饮，属热重于湿，配白头翁、秦皮、黄柏；若瘀热较重，痢下鲜红，加地榆、牡丹皮、苦参；若痢下白多赤少，舌苔白腻，属湿重于热，可去当归，加茯苓、苍术、厚朴、陈皮等；若兼饮食积滞，嗳腐吐酸，腹部胀满，加莱菔子、神曲、山楂等；若食积化热，泻下不爽，腹痛拒按，可加用枳实导滞丸。

2. 疫毒痢

◇临床表现：起病急骤，壮热口渴，头痛烦躁，恶心呕吐，大便频频，痢下鲜紫脓血，腹痛剧烈，后重感特著，甚者神昏惊厥；舌质红绛，舌苔黄燥，脉滑数或微欲绝。

◇治法：清热解毒，凉血除积。

◇代表方：白头翁汤合芍药汤。

◇歌诀：**白头翁治热毒痢，黄连黄柏佐秦皮；**
清热解毒并凉血，赤多白少脓血医。

白头翁汤由白头翁、黄连、黄柏、秦皮组成；芍药汤由芍药、当归、黄连、木香、炙甘草、大黄、黄芩、肉桂组成。前方以清热凉血解毒为主；后方能增强清热解毒之功，并有调气、行血、导滞作用。热毒秽浊壅塞肠道，腹中满痛拒按，大便滞涩，臭秽难闻者，加大黄、枳实、芒硝；神昏谵语，甚则痉厥，舌质红，苔黄燥，脉细数，属热毒深入营血，神昏高热者，用犀角地黄汤、紫雪丹；热极风动，痉厥抽搐者，加入羚羊角、钩藤、石决明。

3. 寒湿痢

◇临床表现：腹痛拘急，痢下赤白黏冻，白多赤少，或为纯白冻，里急后重，口淡乏味，脘胀腹满，头身困重；舌质淡，苔白腻，脉濡缓。

◇治法：温中燥湿，调气和血。

◇代表方：不换金正气散。

◇歌诀：**和剂局方不换金，厚朴藿香各等分；**
甘草半夏苍术等，陈皮姜枣与茯苓。

本方由苍术、陈皮、半夏、厚朴、藿香、甘草、生姜、大枣组成。痢下白中兼紫者，加当归、芍药；脾虚纳呆者，加白术、神曲；寒积内停，腹痛，痢下滞而不爽者，加大黄、槟榔，配炮姜、肉桂。

4. 阴虚痢

◇临床表现：痢下赤白，日久不愈，脓血黏稠，或下鲜血，脐下灼痛，虚坐努责，食少，心烦口干，至夜转剧；舌红绛少津，苔少或花剥，脉细数。

◇治法：养阴和营，清肠化湿。

◇代表方：黄连阿胶汤合驻车丸。

◇歌诀：**黄连阿胶鸡子黄，芍药黄芩合自良；**
更有驻车归醋用，连胶姜炭痢阴伤。

黄连阿胶汤由黄连、黄芩、白芍、阿胶、鸡子黄组成；驻车丸由黄连、阿胶、当归、炮姜组成。虚热灼津而见口渴、尿少、舌干者，可加沙参、石斛；痢下血多者，可加牡丹皮、墨旱莲；湿热未清，有口苦、肛门灼热者，可加白头翁、秦皮。

5. 虚寒痢

◇临床表现：腹部隐痛，缠绵不已，喜按喜温，痢下赤白清稀，无臭，或为白冻，甚则滑脱不禁，肛门坠胀，便后更甚，形寒畏冷，四肢不温，食少神疲，腰膝酸软；舌质淡，苔薄白，脉沉细弱。

◇治法：温补脾肾，收涩固脱。

◇代表方：桃花汤合真人养脏汤。

◇歌诀：**桃花汤中赤石脂，干姜粳米共用之；**
　　　　虚寒下利便脓血，温涩止痢最宜施。

◇歌诀：**真人养脏木香诃，粟壳当归肉蔻合；**
　　　　术芍桂参甘草共，脱肛久痢服之瘥。

桃花汤由赤石脂、干姜、粳米组成；真人养脏汤由诃子、罂粟壳、肉豆蔻、人参、当归、白术、木香、肉桂、炙甘草、白芍组成。前方温中涩肠，后方兼能补虚固脱。若积滞未尽，应少佐消导积滞之品，如枳壳、山楂、神曲等；若痢久脾虚气陷，导致少气脱肛，可加黄芪、柴胡、升麻、党参。

6. 休息痢

◇临床表现：下利时发日时止，迁延不愈，常因饮食不当、受凉、劳累而发，发时大便次数增多，夹有赤白黏冻，腹胀食少，倦怠嗜卧；舌质淡，苔腻，脉濡软或虚数。

◇治法：温中清肠，调气化滞。

◇代表方：连理汤。

◇歌诀：**连理汤用理中方，参术苓草连炮姜。**

本方由人参、白术、干姜、炙甘草、黄连、茯苓组成。临床可加槟榔、木香、枳实以调气化滞。

第九节　便秘

【歌诀】

> 便秘大肠功失常，　实秘虚秘细分详，
> 肠胃积热麻仁丸，　气机郁滞六磨汤，
> 气虚便秘黄芪饮，　血虚便秘用润肠，
> 病久阳虚便秘结，　温阳通便济川方。

便秘，是以大便排出困难，排便周期延长，或周期不长，但粪质干结，排出艰难，或粪质不硬，虽频有便意，但排便不畅为主要表现的病症。西医学中的功能性便秘、肠易激综合征、肠炎恢复期之便秘、药物性便秘、内分泌及代谢性疾病所致的便秘均属本病范畴，可参照本节辨证论治。

【病因病机】

1. 素体阳虚，热病之后

肠胃积热，素体阳盛；或热病之后，余热留恋，或肺热肺燥，下移大肠；或过食醇酒厚味；或过食辛辣，或过服热药，均可致肠胃积热，耗伤津液，肠道干涩失润，粪质干燥，难于排出，形成所谓"热秘"。如《景岳全书·秘结》曰："阳结证，必因邪火有余，以致津液干燥。"

2. 忧愁思虑，抑郁恼怒

气机郁滞，忧愁思虑，脾伤气结；或抑郁恼怒，肝郁气滞；或久坐少动，气机不利，均可导致腑气郁滞，通降失常，传导失职，糟粕内停，不得下行，或欲便不出，或出而不畅，或大便干结而成气秘。如《金匮翼·便秘》曰："气秘者，气内滞而物不行也。"

3. 恣食生冷，外感寒邪

阴寒积滞，恣食生冷，凝滞胃肠；或外感寒邪，直中肠胃；或过服寒凉，阴寒内结，均可导致阴寒内盛，凝滞胃肠，传导失常，糟粕不行，而成冷秘。如《金匮翼·便秘》曰："冷秘者，寒冷之气，横于肠胃，凝阴固结，阳气不行，津液不通。"

4. 饮食劳倦，年老体弱

气虚阳衰，饮食劳倦，脾胃受损；或素体虚弱，阳气不足；或年老体弱，气虚阳衰；或久病产后，正气未复；或过食生冷，损伤阳气；或苦寒攻伐，伤阳耗气，均可导致气虚阳衰，气虚则大肠传导无力，阳虚则肠道失于温煦，阴寒内结，便下无力，使排便时间延长，形成便秘。如《景岳全书·秘结》曰："凡下焦阳虚，则阳气不行，阳气不行则不能传送，而阴凝于下，此阳虚而阴结也。"

5. 素体阴虚，病后产后

阴亏血少，素体阴虚，津亏血少；或病后产后，阴血虚少；或失血夺汗，伤津亡血；或年高体弱，阴血亏虚；或过食辛香燥热，损耗阴血，均可导致阴亏血少，血虚则大肠不荣，阴亏则大肠干涩，肠道失润，大便干结，便下困难，而成便秘。如《医宗必读·大便不通》云："更有老年津液干枯，妇人产后亡血，及发汗利小便，病后血气未复，皆能秘结。"

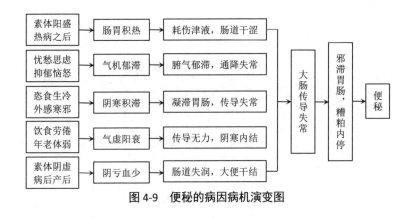

图 4-9　便秘的病因病机演变图

【辨证要点与鉴别诊断】

（一）辨证要点

依据患者的排便周期、粪质、舌象分清寒热虚实。大便干燥坚硬，肛门灼热，舌苔黄厚者，多属肠胃积热；素体阳虚，排便艰难，舌体胖而苔白滑者，多为阴寒内结；大便不干结，排便不畅，或欲便不出，舌质淡而苔少者，多为气虚；粪便干燥，排出艰难，舌质红而少津无苔者，多属血虚津亏。

1. 辨冷秘与热秘

表 4-2　冷秘与热秘辨别表

	冷秘	热秘
症状特征	粪质干结，排出艰难	粪质干燥坚硬，便下困难，肛门灼热
舌象	舌淡，苔白滑	舌苔黄燥或垢腻
脉象	脉沉紧或沉迟	脉滑数或细数
主要病机	阴寒内结	燥热内结

2. 辨实证与虚证

表 4-3　便秘实证与虚证辨别表

		症状特征	舌脉象
实证		粪质不甚干结，排出断续不畅，腹胀腹痛，嗳气频作，面赤口臭	舌苔厚，脉实
虚症	气虚	粪质并不干硬，虽有便意，临厕努挣乏力，挣则汗出，神疲肢倦	舌淡，苔白，脉弱
	血虚	大便燥结难下，面色萎黄无华，头晕目眩，心悸	舌淡，苔少，脉细
	阴虚	大便干结，如羊屎状，形体消瘦，潮热盗汗	舌红，少苔，脉细数
	阳虚	大便艰涩，排出困难，面色㿠白，四肢不温	舌淡，苔白，脉沉迟

（二）鉴别诊断

1. 肠结

两者皆有大便秘结。肠结多为急病，因大肠通降受阻所致，表现为腹部疼痛拒按，大便完全不通，且无矢气和肠鸣音，严重者可吐出粪便。而便秘多为慢性久病，因大肠传导失常所致，表现为大便干结难行，偶伴腹胀，饮食减少，恶心欲吐，有矢气和肠鸣音。

2. 积聚

两者皆有腹部包块。积聚的包块在腹部各处均可出现，形状不定，多与肠形不一致，与排便无关。而便秘者所致包块常出现在左下腹，可扪及条索状物，与肠形一致，压之变形，排便后消失或减少。

【西医相关疾病及特征性症状】

1. 习惯性便秘

习惯性便秘是指长期的、慢性功能性便秘，多发于老年人。但亦有学者认为习惯性便秘不仅仅限于功能性便秘，它又包括结肠性便秘与直肠性便秘，因此，患有习惯性便秘的人应及早去医院查明便秘的原因对症治疗。习惯性便秘主要是生活、饮食及排便习惯的改变以及心理因素等原因导致的，对其治疗如果不纠正这些起因，治疗效果往往较差。

2. 巨结肠病

巨结肠病分为先天性巨结肠、假性先天性巨结肠和特发性巨结肠。巨结肠诊断一经确立，应在保证安全的情况下择期手术，否则可使病变肠段所累及的正常肠管发生代偿性病理改变，手术中可能被迫切除而不能再生，此外，延迟手术也必然造成患儿的生长发育明显甚至严重滞后于正常同龄儿童。部分短段和超短段患者可以采用保守治疗的方式。国内外常用的手术方式、方法很多，但最终的目的都是切除病变痉挛肠段，恢复局部正常肠蠕动，消除腹胀，能够自主排便。

【辨证论治】

（一）实秘

1. 热秘

◇临床表现：大便干结，腹胀或痛，口干口臭，面红心烦，或有身热，小便短赤；舌质红，苔黄燥，脉滑数。

◇治法：泻热导滞，润肠通便。

◇代表方：麻子仁丸。

◇歌诀：**麻子仁丸脾约治，杏芍大黄枳朴蜜；**
润肠泻热又行气，胃热肠燥便秘施。

本方由麻子仁、芍药、枳实、大黄、厚朴、杏仁组成。若津液已伤，可加生地黄、玄参、麦冬；若肺热气逆，咳喘便秘，可加瓜蒌仁、紫苏子、黄芩；若兼郁怒伤肝，易怒目赤，加服更衣丸；若燥热不甚，或药后大便不爽，可用青麟丸；若兼痔疮、便血，可加槐花、地榆；若热势较盛，痞满燥实，可用大承气汤。

2. 气秘

◇临床表现：大便干结，或不甚干结，欲便不得出，或便后不爽，肠鸣矢气，嗳气频作，胁腹痞满胀痛；舌苔薄腻，脉弦。

◇治法：顺气导滞，降逆通便。

◇代表方：六磨汤。

◇歌诀：**四磨饮子七情侵，人参乌药及槟沉，**
　　　　去参加入木香枳，五磨饮子白酒斟，
　　　　六磨汤内加大黄，气滞便秘亦能医。

本方由沉香、木香、槟榔、乌药、枳实、大黄组成。若腹部胀痛甚，可加厚朴、柴胡、莱菔子；若便秘腹痛，舌红苔黄，气郁化火，可加黄芩、栀子、龙胆；若气逆呕吐，可加半夏、陈皮、赭石；若七情郁结，忧郁寡言，加白芍、柴胡、合欢皮；若跌仆损伤，腹部术后，便秘不通，属气滞血瘀，可加红花、赤芍、桃仁等药。

3. 冷秘

◇临床表现：大便艰涩，腹痛拘急，胀满拒按，胁下偏痛，手足不温，呃逆呕吐；苔白腻，脉弦紧。

◇治法：温里散寒，通便止痛。

◇代表方：温脾汤合用半硫丸。

◇歌诀：**温脾附子大黄硝，当归干姜人参草，**
　　　　攻下寒积温脾阳，阳虚寒积腹痛疗。

半硫丸=半夏+硫黄

温脾汤由附子、人参、大黄、甘草、干姜组成；半硫丸由半夏、硫黄组成。若便秘腹痛，可加枳实、厚朴、木香；若腹部冷痛，手足不温，加高良姜、小茴香。

（二）虚秘

1. 气虚秘

◇临床表现：大便干或不干，虽有便意，但排出困难，用力努挣则汗出短气，便后乏力，面白神疲，肢倦懒言；舌淡，苔白，脉弱。

◇治法：补脾益肺，润肠通便。

◇代表方：黄芪汤。

◇歌诀：**黄芪汤出《金匮翼》，白蜜麻仁加陈皮；**
**　　　　益气滋阴扶正气，气阴两亏便秘启。**

本方由黄芪、陈皮、火麻仁、白蜜组成。若乏力出汗，可加白术、党参；若排便困难，腹部坠胀，可合用补中益气汤；若气息低微，懒言少动，可加用生脉散；若肢倦腰酸可用大补元煎；若脘腹痞满，舌苔白腻，可加白扁豆、生薏苡仁；若脘胀纳少，可加炒麦芽、砂仁。

2. 血虚秘

◇临床表现：大便干结，面色无华，皮肤干燥，头晕目眩，心悸气短，健忘少寐，口唇色淡；舌淡，苔少，脉细。

◇治法：养血滋阴，润燥通便。

◇代表方：润肠丸。

◇歌诀：**润肠丸用归枳壳，生地桃麻两仁和；**
**　　　　劳倦纳呆便秘涩，蜜丸嚼服功效卓。**

本方由当归、生地黄、麻仁、桃仁、枳壳组成。若面白，眩晕甚，加玄参、何首乌、枸杞子；若手足心热，午后潮热，可加知母、胡黄连等；若阴血已复，便仍干燥，可用五仁丸。

3. 阴虚秘

◇临床表现：大便干结，形体消瘦，头晕耳鸣，两颧红赤，心烦少寐，潮热盗汗，腰膝酸软；舌红，少苔，脉细数。

◇治法：滋阴增液，润肠通便。

◇代表方：增液汤。

◇歌诀：**增液玄参与地冬，热病津枯便不通；**
补药之体做泻剂，若非重用不为功。

本方由玄参、生地黄、麦冬组成。若口干面红，心烦盗汗，可加芍药、玉竹；若便秘干结如羊屎状，加火麻仁、柏子仁、瓜蒌仁；若胃阴不足，口干口渴，可用益胃汤；若肾阴不足，腰膝酸软，可用六味地黄丸；若阴亏燥结，热盛伤津，可用增液承气汤。

4. 阳虚秘

◇临床表现：大便干或不干，排出困难，小便清长，面色㿠白，四肢不温，腹中冷痛，腰膝酸冷；舌淡，苔白，脉沉迟。

◇治法：补肾温阳，润肠通便。

◇代表方：济川煎。

◇歌诀：**济川苁蓉归牛膝，枳壳升麻泽泻使；**
温肾益精润通便，肾虚精亏便秘宜。

本方由肉苁蓉、当归、牛膝、枳壳、泽泻、升麻组成。若寒凝气滞、腹痛较甚，加肉桂、木香；若胃气不和，恶心呕吐，可加半夏、砂仁。

第五章 肝胆系疾病

第一节 胁痛

【歌诀】

> 胁痛病源主肝胆，实多虚少气血辨，
>
> 瘀滞湿热肝阴虚，以通为主亦养肝，
>
> 气郁逍遥柴胡散，瘀血膈下或复元，
>
> 肝胆湿热龙胆妙，邪郁少阳柴胡选，
>
> 肝络失养绵绵痛，养阴柔肝一贯煎。

　　胁痛是指以一侧或两侧胁肋部疼痛为主要表现的病症，属临床较常见自觉症状。现代医学中的急慢性肝炎、胆囊炎、胆系结石、胆道蛔虫病、肋间神经痛等多种疾病，若以胁痛为主要临床表现，均可参考本节辨证论治。

【病因病机】

　　胁痛主要责之于肝胆。因为肝位居于胁下，其经脉循行两胁，胆附于肝，与肝呈表里关系，其脉亦循于两胁。肝为刚脏，主疏泄，性喜条达；主藏血，体阴而用阳。若情志不舒，饮食不节，久病耗伤，劳倦过度，或外感湿热等病因，累及于肝胆，导致气滞、血瘀、湿热蕴结，肝胆疏泄不利，或肝阴不足，络脉失养，即可引起胁痛。其具体病因病机分述如下。

1. 肝气郁结

　　若情志不舒，或抑郁，或暴怒气逆，均可导致肝脉不畅，肝气郁结，气机阻滞，不通则痛，发为胁痛。如《金匮翼·胁痛统论》所云："肝郁胁痛者，悲哀恼怒，郁伤肝气。"肝气郁结胁痛，日久有化火、伤阴、血瘀之变。故《杂病源流犀烛·肝病源流》又云："气郁，由大怒气逆，或谋虑不决，皆令肝火动甚，以致肤胁肋痛。"

2. 瘀血阻络

气行则血行，气滞则血瘀。肝郁气滞可以及血，久则引起血行不畅而瘀血停留，或跌仆闪挫，恶血不化，均可致瘀血阻滞胁络，不通则痛，而成胁痛。故《临证指南医案·胁痛》曰："久病在络，气血皆窒。"《类证治裁·胁痛》谓："血瘀者，跌仆闪挫，恶血停留，按之痛甚。"

3. 湿热蕴结

外感湿热之邪，侵袭肝胆，或嗜食肥甘醇酒辛辣，损伤脾胃，脾失健运，生湿蕴热，内外之湿热，均可蕴结于肝胆，导致肝胆疏泄不利，气机阻滞，不通则痛，而成胁痛。《素问·刺热论》云："肝热病者，胁满痛。"对于胁痛，《证治汇补·胁痛》亦云："至于湿热郁火，劳役房色而病者，间亦有之。"

4. 肝阴不足

素体肾虚，或久病耗伤，或劳欲过度，均可使精血亏损，导致水不涵木，肝阴不足，络脉失养，不荣则痛，而成胁痛。正如《金匮翼·胁痛统论》所云："肝虚者，肝阴虚也，阴虚则脉细急，肝之脉贯膈布胁肋，阴虚血燥则经脉失养而痛。"

总之，胁痛主要责之于肝胆，且与脾、胃、肾相关。病机转化较为复杂，既可由实转虚，又可由虚转实，而成虚实并见之证；既可气滞及血，又可血瘀阻气，以致气血同病。胁痛的基本病机为气滞、血瘀、湿热蕴结致肝胆疏泄不利，不通则痛，或肝阴不足，络脉失养，不荣则痛。

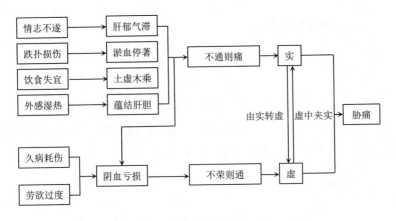

图 5-1　胁痛的病因病机演变图

【辨证要点与鉴别诊断】

（一）辨证要点

1. 辨气血

大抵胀痛多属气郁，且疼痛游走不定，时轻时重，症状轻重与情绪变化有关；刺痛多属血瘀，且痛处固定不移，疼痛持续不已，局部拒按，入夜尤甚。《景岳全书·胁痛》云："但察其有形无形，可知之矣。盖血积有形而不移，或坚硬而拒按，气痛流行而无迹，或倏聚而倏散。"此明言从痛的不同情况来分辨属气、属血。

2. 辨虚实

胁痛实证之中以气滞、血瘀、湿热为主，多病程短，来势急，症见疼痛较重而拒按，脉实有力。虚证多为阴血不足，脉络失养，症见其痛隐隐不休，且病程长，来势缓，并伴见全身阴血亏耗之证。

（二）鉴别诊断

1. 悬饮

悬饮亦可见胁肋疼痛，但其表现为饮留胁下，胸胁胀痛，持续不已，伴见咳嗽、咳痰，呼吸时疼痛加重，常喜向病侧睡卧，患侧肋间饱满，叩诊呈浊音，或兼见发热，一般不难鉴别。

2. 胃痛

一般来说，胁痛与胃痛的部位及伴随症状有别。胁痛以一侧或两侧胁肋部（侧胸部，腋以下至第十二肋骨部）疼痛为主要表现，可伴有口苦、目眩、善呕等肝胆病症状；胃痛则以上腹部胃脘处胀痛为主，常伴有泛酸、嘈杂、嗳气、呃逆等胃部不适，多与饮食有关。肝气犯胃所致胃痛，有时可表现为攻痛连胁，但仍以胃脘部疼痛为主，与胁痛有别。

3. 胸痛

胸痛以胸膺部疼痛为主，病位多在心、肺，存在相应心系、肺系表现，如伴有胸闷不舒、心悸短气、咳嗽喘息、痰多等症。肝郁气滞或邪郁少阳亦致胸胁满痛，表现为胸胁苦满，或肋胀痛延及胸背肩臂，范围较广，但仍以胁肋不适为主，与胸痛有别。

【西医相关疾病及特征性症状】

1. 脂肪肝

脂肪肝是指各种原因引起的肝细胞内脂肪堆积过多的病变，是一种常见的肝脏病理改变，而非一种独立的疾病。成为仅次于病毒性肝炎的第二大肝病，发病率在不断升高，且发病年龄日趋年轻化。

2. 慢性胆囊炎

慢性胆囊炎是由急性或亚急性胆囊炎反复发作，或长期存在的胆囊结石所致的胆囊功能异常。约25%的患者存在细菌感染，其发病基础是胆囊管或胆总管梗阻。根据胆囊内是否存在结石，分为结石性胆囊炎与非结石性胆囊炎。非结石性胆囊炎是由细菌、病毒感染或胆盐与胰酶引起的慢性胆囊炎。

3. 肋间神经痛

肋间神经痛是一组症状，指胸神经根由于不同原因的损害，如胸椎退变、胸椎结核、胸椎损伤、胸椎硬脊膜炎、肿瘤、强直性脊柱炎等疾病或肋骨、纵隔、胸膜病变，肋间神经受到压迫、刺激而出现的炎性反应。

【辨证论治】

1. 肝郁气滞

◇临床表现：胁肋胀痛，走窜不定，甚则引及胸背肩臂，疼痛每因情志变化而增减，胸闷腹胀，嗳气频作，得嗳气而胀痛稍舒，纳少口苦；舌苔薄白，脉弦。

◇治法：疏肝理气。

◇代表方：逍遥散或柴胡疏肝散。

◇歌诀：**逍遥散用当归芍，柴苓术草加姜薄，**
散郁除蒸功最奇，调经八味丹栀着。

逍遥散由柴胡、白术、白芍、当归、茯苓、炙甘草、薄荷、煨姜组成；柴胡疏肝散由陈皮、柴胡、枳壳、芍药、炙甘草、香附、川芎组成。若气郁化火，症见胁肋掣痛，口干口苦，烦躁易怒，溲黄便秘，舌红苔黄，脉弦数，可加金铃子散，或选用加味逍遥散、龙胆泻肝汤；若兼见胃失和降，恶心呕吐，可加半夏、陈皮、旋覆花等；若气滞兼见血瘀，可加郁金、牡丹皮、赤芍、当归尾、延胡索、青皮等。

2. 邪郁少阳

◇临床表现：胸胁苦满疼痛，兼寒热往来，口苦咽干，头痛目眩，心烦喜呕；舌苔薄白或微黄，脉弦。

◇治法：和解少阳。

◇代表方：小柴胡汤或大柴胡汤加减。

◇歌诀：**大柴胡汤用大黄，芩枳夏芍枣生姜；**
    少阳阳明同合病，和解攻里效力彰。

◇歌诀：**小柴胡汤和解供，半夏人参甘草从；**
    更有黄芩加姜枣，少阳百病此为宗。

大柴胡汤由柴胡、黄芩、半夏、人参、炙甘草、生姜、大枣组成；小柴胡汤由柴胡、法半夏、黄芩、党参、大枣、甘草、生姜组成。若见肝郁气滞表现，可去人参，加郁金、枳壳、香附；若心烦明显，可加栀子、豆豉；若呕吐甚，可加陈皮、竹茹；若见右胁肋部绞痛难忍，伴往来寒热，身目发黄，恶心呕吐，口苦纳呆，便秘溲赤，苔黄腻，脉弦数，治以和解少阳、内泻热结，可选用大柴胡汤，酌加通腑泻下之芒硝等。

3. 肝胆湿热

◇临床表现：胁肋胀痛或灼热疼痛、剧痛，口苦口黏，胸闷纳呆，恶心呕吐，小便黄赤，大便不爽，或兼有身热恶寒，身目发黄；舌红，苔黄腻，脉弦滑数。

◇治法：清热利湿。

◇代表方：龙胆泻肝汤。

本方由龙胆、黄芩、栀子、泽泻、木通、车前子、当归、生地黄、柴胡、生甘草组成，可加川楝子、青皮、郁金等品。若兼见发热、黄疸，加茵陈、黄柏；若热重于湿，大便不通，腹胀腹满，加大黄、芒硝；若湿重于热，脘腹痞胀，纳呆乏力，可加白术、茯苓、薏苡仁；若湿热煎熬，结成砂石，阻滞胆道，症见胁肋剧痛，连及肩背，可加金钱草、海金沙、鸡内金、郁金、川楝子等，或选用硝石矾石散；若胁肋剧痛，呕吐蛔虫，先以乌梅丸安蛔，再予驱蛔。

4. 瘀血阻络

◇临床表现：胁肋刺痛，痛有定处，痛处拒按，入夜痛甚，胁肋下或见有癥块；舌质紫暗，脉象沉涩。

◇治法：祛瘀通络。

◇代表方：膈下逐瘀汤。

◇**歌诀：膈下逐瘀桃牡丹，赤芍乌药元胡甘；**
**　　　　归芎灵脂红花壳，香附开郁血亦安。**

本方由桃仁、红花、当归、赤芍、川芎、枳壳、甘草、五灵脂、牡丹皮、乌药、延胡索、香附组成。若瘀血较轻，亦可选用旋覆花汤；若瘀血较重，或有明显外伤史，以逐瘀为主，选用复元活血汤，亦可加三七粉或云南白药另服；若胁肋下有癥块，而正气未衰，可加三棱、莪术、土鳖虫，或配合服用鳖甲煎丸。

5. 肝络失养

◇临床表现：胁肋隐痛，悠悠不休，遇劳加重，口干咽燥，心中烦热，头晕目眩；舌红，少苔，脉细弦而数。

◇治法：养阴柔肝。

◇代表方：一贯煎。

本方由北沙参、麦冬、当归、生地黄、枸杞子、川楝子组成。若阴亏过甚，舌红而干，口渴多饮，可加石斛、玉竹、天花粉、玄参、天冬；若心神不守，心烦不寐，可加酸枣仁、五味子、炒栀子、合欢皮；若肝肾阴虚，头目失养，见头晕目眩、视物昏花，可加女贞子、墨旱莲、黄精、熟地黄、桑葚子、菊花等；若阴虚火旺，可加黄柏、知母、地骨皮；若神疲乏力明显，可加太子参。

第二节 黄疸

【歌诀】

> 黄疸病由湿热生，黄分暗滞与鲜明；
>
> 急黄疫毒发病骤，凉血解毒犀角灵；
>
> 阳黄热重茵陈治，胆腑郁热柴胡应；
>
> 黄芪建中脾虚滞，阴黄术附寒湿凝；
>
> 黄疸日久瘀血阻，逍遥鳖甲随证定；
>
> 黄疸退后仍需治，湿热留恋茵四苓；
>
> 肝脾不调脘闷倦，柴胡归芍肝脾应。

黄疸是以目黄、身黄、小便黄为主证的一种病症，其中尤以目睛黄染为主要特征。本病症与西医所述黄疸意义相同，可涉及西医学中肝细胞性黄疸、阻塞性黄疸和溶血性黄疸。临床常见的急慢性病毒性肝炎、自身免疫性肝炎、药物性肝炎、肝硬化、胆囊炎、胆石症等，以及蚕豆病、钩端螺旋体病、消化系统肿瘤等以黄疸为主要表现的疾病，均可参照本节辨证论治。

【病因病机】

形成黄疸的病理因素，主要是湿。《金匮要略》记载："黄家所得，从湿得之。"由于湿阻中焦，脾胃功能失常，影响肝胆的疏泄，以致胆汁不循常道，溢于肌肤，而发生黄疸。黄疸的病因有外感和内伤两个方面，外感多属湿热疫毒所致，内伤常与饮食、劳倦、病后有关。黄疸的病机关键是湿，由于湿邪困遏脾胃，壅塞肝胆，疏泄失常，胆汁泛溢而发生。

（1）外感湿热疫毒：夏秋季节，暑湿当令，或因湿热之邪偏盛，从表入里，内蕴中焦，湿郁热蒸，不得泄越而发病。或因湿热挟时邪疫毒，则其病势暴急，具有传染特点，表现为热毒炽盛的严重现象，且预后差，又称急黄。

（2）饮食不节，伤及脾胃：过食肥甘油腻、寒凉生冷，或饥饱无度、酗酒、劳倦太过，均可损伤脾胃，使脾失健运，湿浊内生，郁而化热，熏蒸于肝胆，胆汁不循常道，外溢肌肤，下注膀胱，从而表现为目黄、肤黄、小便黄的黄疸病症。由于致病因素不同，个体素质的差异，表现为湿热和寒湿两个方面。若因湿热所伤，或素体胃热偏盛，则湿从热化，湿热相交，由脾胃而熏蒸肝胆，胆热液泄，表现为阳黄症候。若因寒湿伤人，或素体脾胃虚寒，则湿从寒化，寒湿瘀滞中焦，致使中阳不振，脾气壅遏不运，胆汁为湿所用，表现为阴黄证。

（3）积聚日久：因瘀血阻滞胆道，胆汁外溢发生黄疸。

（4）内伤不足：脾虚气亏，血败而不华色，可发生黄疸。

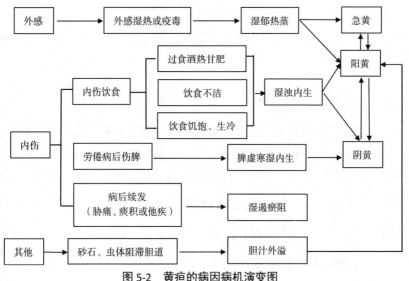

图 5-2 黄疸的病因病机演变图

【辨证要点与鉴别诊断】

（一）辨证要点

1. 辨急黄、阳黄、阴黄

急黄因湿热疫毒而致，起病急骤，变化迅速，身黄如金，伴热毒炽盛，或神志异常，或动血，或正虚邪实、错综复杂等危重症，需紧急救治。阳黄乃湿热为患，起病速，病程短，黄色鲜明如橘色，常伴口干、发热、小便短赤、大便秘结、舌苔黄腻、脉弦数等热证、实证的表现，若治疗及时，一般预后良好。阴黄多以寒湿为主，病势缓，病程长，黄色晦暗或黧黑，常伴纳少、脘腹胀满、大便不实、神疲形寒、口淡不渴、舌淡苔白、脉濡滑或沉迟等虚证、寒证以及血瘀证的表现，病情多缠绵，不易速愈。

2. 辨阳黄湿热偏胜

由于感受湿与热邪的程度、素体阴阳偏胜之不同，临床中阳黄有湿与热孰轻孰重之分：阳黄热重于湿者，见身目俱黄，黄色鲜明，伴发热口渴、小便短少黄赤、便秘、苔黄腻、脉滑数等象；湿重于热者，黄色不及前者鲜明，常伴身热不扬、头身困重、胸脘痞闷、恶心呕吐、口黏便溏、苔白腻、脉滑偏缓之象。

3. 辨阴黄虚实不同

阴黄寒湿阻遏、肝郁血瘀多为实证，或虚实夹杂；脾虚血亏为虚证。具体而言：黄色晦暗，伴脘腹痞闷、畏寒神疲、苔白腻，多属阴黄寒湿证；色黄晦暗，面色黧黑，舌质紫暗有瘀斑，多属阴黄血瘀证；目黄、身黄而色淡，伴心悸气短、纳呆便溏、舌淡苔薄等为阴黄虚证。

（二）鉴别诊断

1. 萎黄

萎黄主证为肌肤萎黄不泽，目睛及小便均不黄，常伴头昏倦怠、眩晕耳鸣、心悸少寐、纳少便溏等症状。

2. 虚黄与黄汗

前人常把虚黄与黄汗与黄疸一起讨论。实际上这两种病都不是黄疸。但与黄疸有一定联系，虚黄前又称黄肿病，主要是脾虚血衰而致全身虚胖呈黄白色，这种黄与黄疸不同。黄汗主要是外感湿邪，湿郁皮肤间，因而汗出色黄。虚黄与黄汗的辨证要点在于：一是"目珠不黄"；二是检查血液黄疸指数不高。治虚黄（黄胖病）以健脾养血为法，方用人参养荣汤、十全大补汤等加减；治黄汗以除湿为主，用羌活胜湿汤、桂枝加黄芪汤等方加减。

【西医相关疾病及特征性症状】

1. 病毒性肝炎

病毒性肝炎指甲型、乙型、丙型等肝炎病毒传染而致的肝细胞变性、坏死及肝脏间质炎性浸润。临床症状主要是黄疸、发热、乏力、纳减、恶心、厌油腻。体征有肝脏肿大、肝区触痛或叩击痛、巩膜及皮肤黄染等。肝功异常，谷丙转氨酶增高，黄疸指数升高，尿三胆阳性，超声波检查可协助诊断。

2. 酒精中毒性肝炎

长年饮烈性酒，最近有酗酒，又出现食欲不振、黄疸、恶心呕吐、乏力、发热。血清胆红素增高，血清白蛋白减少与球蛋白增多，血清絮状反应阳性，发热。血清胆红素增高，血清白蛋白减少与球蛋白增多，血清絮状反应阳性，谷草转氨酶升高而谷丙转氨酶常为正常。不少病例血清碱性磷酸酶与血糖升高，白细胞增多。

3. 肝硬化

各种病因如肝炎、酒精中毒、血吸虫病、胆汁性和心源性等引起肝脏细胞广泛破坏、变性、坏死，纤维组织再生而导致肝硬化。可有食欲减退、恶心呕吐、腹胀、腹泻、易疲乏、体重减轻、鼻衄等，有的可并发黄疸。体检：肝脏肿大或缩小，质地坚韧，脾肿大，面容清瘦或黧黑，蜘蛛痣或肝掌。实验室检查：白球比例倒置，肝功能絮状试验和谷丙转氨酶正常。病情严重者即失代偿期，表现为门静脉高压和肝损伤两大症候。可并发上消化道出血、肝昏迷、腹水等。B超可协助诊断。

4. 急性胰腺炎

可出现轻度黄疸，急性发作的上腹部持续性剧痛，可阵发性加重，伴恶心呕吐，但无腹泻，可有低热，但无寒战。查体多有上腹或左上腹压痛，但无肌卫表现。实验室检查：白细胞数偏高，血淀粉酶与尿淀粉酶增高。如是出血坏死型则症状明显加重，黄疸明显。

【辨证论治】

（一）急黄

疫毒炽盛

◇临床表现：发病急骤，黄疸迅速加深，其色如金，皮肤瘙痒，高热口渴，胁痛腹满，神昏谵语，烦躁抽搐，或见衄血、便血，或肌肤瘀斑；舌质红绛，苔黄而燥，脉弦滑或数。

◇治法：清热解毒，凉血开窍。

◇代表方：犀角散。

◇歌诀：**犀角散中犀黄连，升麻山栀茵陈全；**

    清热解毒开机窍，急黄危重此方先。

本方由犀角（用水牛角代）、黄连、升麻、山栀子、茵陈组成。若神昏谵语，可配服安宫牛黄丸、至宝丹；若动风抽搐，加用钩藤、石决明，另服羚羊角粉或紫雪丹；若衄血、便血、肌肤瘀斑重，可加地榆炭、侧柏叶炭、紫草、茜根炭；若腹大有水，小便短少不利，可加马鞭草、木通、白茅根、车前草、大腹皮、猪苓、泽泻；若大便不通、腹满烦痛，乃热毒炽盛所致，可加大黄、芒硝、枳实、木香、槟榔。

（二）阳黄

1. 热重于湿

◇临床表现：身目俱黄，黄色鲜明，发热口渴，或见心中懊憹，腹部胀闷，口干而苦，恶心呕吐，小便短少黄赤，大便秘结；舌苔黄腻，脉弦数。

◇治法：清热通腑，利湿退黄。

◇代表方：茵陈蒿汤。

◇歌诀：**茵陈蒿汤大黄栀，瘀热阳黄此方施；**

    便难尿赤腹胀满，功在清热与利湿。

本方由茵陈、栀子、大黄组成。其中，茵陈为清热利湿退黄之要药，用量宜偏重。若胁痛较甚，可加柴胡、郁金、川楝子、延胡索；若热毒内盛，心烦懊憹，可加黄连、龙胆；若恶心呕吐，可加橘皮、竹茹、半夏。

2. 湿重于热

◇临床表现：身目俱黄，黄色不及前者鲜明，头重身困，胸脘痞满，食欲减退，恶心呕吐，腹胀或大便溏垢；舌苔厚腻微黄，脉濡数或濡缓。

◇治法：利湿化浊运脾，佐以清热。

◇代表方：茵陈五苓散合甘露消毒丹。

◇**歌诀：五苓散治太阳病，白术泽泻猪苓茯；**

桂枝化气兼解表，小便通利水饮逐。

茵陈五苓散=五苓散+茵陈

◇**歌诀：甘露消毒蔻藿香，茵陈滑石木通菖；**

芩翘贝母射干薄，湿热时疫是主方。

茵陈五苓散由茵陈、桂枝、茯苓、白术、泽泻、猪苓组成；甘露消毒丹由滑石、茵陈、黄芩、石菖蒲、川贝母、木通、藿香、射干、连翘、薄荷、白豆蔻组成。前方作用在于利湿退黄；后方作用在于利湿化浊，清热解毒。湿阻气机，胸腹痞胀，呕恶纳差等症较著者，可加入苍术、厚朴、半夏；纳呆或食欲明显较差者，可加炒谷芽、炒麦芽、鸡内金；阳黄初起见邪郁肌表、寒热头痛之表证者，宜疏表清热，宣散外邪，利湿退黄，方用麻黄连翘赤小豆汤；如热留未退，乃湿热未得透泄，宜增强泄热利湿之功，可加栀子柏皮汤；病程中若见阳明热盛，灼伤津液，积滞成实，大便不通者，宜泻热去实，急下存阴，方用大黄硝石汤。本证迁延日久或过用苦寒，可转为阴黄，按照阴黄进行辨治。

3. 胆腑郁热

◇临床表现：身目发黄，黄色鲜明，上腹、右胁胀闷疼痛，牵引肩背，身热不退，或寒热往来，口苦咽干，呕吐呃逆，尿黄赤，大便秘，苔黄，舌红，脉弦滑数。

◇治法：疏肝泄热，利胆退黄。

◇代表方：大柴胡汤。

本方由柴胡、黄芩、半夏、枳实、白芍、大黄、生姜、大枣组成。若砂石阻滞，可加金钱草、海金沙、鸡内金、郁金、玄明粉；若因蛔虫阻滞胆道而见黄疸，可选用乌梅丸加茵陈、栀子等；若恶心呕逆明显，加厚朴、竹茹、陈皮；发热甚者，加金银花、黄芩。

（三）阴黄

1. 寒湿阻遏

◇临床表现：身目俱黄，黄色晦暗，或如烟熏，脘腹痞胀，纳谷减少，大便不实，神疲畏寒，口淡不渴；舌淡，苔腻，脉濡缓或沉迟。

◇治法：温中化湿，健脾和胃。

◇代表方：茵陈术附汤。

◇歌诀：**医学心悟茵术附，干姜甘草肉桂辅；**
　　　　健脾和胃温寒湿，阴黄此方病可除。

本方由茵陈、白术、附子、干姜、炙甘草、肉桂组成。若湿邪较重而便溏明显，可加车前子、茯苓、泽泻、猪苓；若腹胀满、胸闷、呕恶显著，可加苍术、厚朴、半夏、陈皮；若胁腹疼痛作胀，肝脾同病，当酌加柴胡、香附、川楝子、延胡索；若脾湿滞，见面目及肌肤淡黄，甚则晦暗不泽，肢软乏力，心悸气短，大便溏薄，治宜健脾养血，利湿退黄，可用黄芪建中汤。

2. 瘀血阻滞

◇临床表现：黄疸日久，肤色暗黄、苍黄，甚则黧黑，胁下癥结刺痛、拒按，面颈部见有赤丝红纹；舌有紫斑或紫点，脉涩。

◇治法：活血化瘀消癥。

◇代表方：鳖甲煎丸。

◇歌诀：**鳖甲煎丸疟母方，䗪虫鼠妇及蜣螂，**
　　　　蜂窠石韦人参射，桂朴紫葳丹芍姜，
　　　　瞿麦柴芩胶半夏，桃仁葶苈和硝黄，
　　　　疟缠日久胁下痛，癥消积化保安康。

本方由鳖甲、射干、黄芩、柴胡、鼠妇、干姜、大黄、芍药、桂枝、葶苈子、石韦、厚朴、牡丹皮、瞿麦、凌霄花、半夏、人参、䗪虫、阿胶、蜂房、赤硝、蜣螂、桃仁组成。若胁下癥积胀痛，腹部胀满，属浊阴邪瘀阻，可服硝石矾石散。

（四）黄疸消退后的调治

黄疸消退，并不代表病已痊愈。若湿邪不清，肝脾气血未复，可导致病情迁延。故黄疸消退后，仍须根据病情继续调治。

1. 湿热留恋

◇临床表现：脘痞腹胀，胁肋隐痛，饮食减少，口中干苦，小便黄赤；苔腻，脉濡数。

◇治法：清热利湿。

◇代表方：茵陈四苓散。

◇歌诀：**五苓散治太阳腑，白术泽泻猪苓茯，**
　　　　桂枝化气兼解表，小便通利水饮除。

◇歌诀：**去桂增茵名四苓，清热利湿此方优。**

茵陈四苓散＝五苓散-桂枝+茵陈。

本方由茵陈、茯苓、白术、泽泻、猪苓、栀子组成。若热较盛，可加黄芩、黄柏；若湿邪较重，可加萆薢、车前子。

2. 肝脾不调

◇临床表现：脘腹痞闷，肢倦乏力，胁肋隐痛不适，饮食欠香，大便不调；舌苔薄白，脉细弦。

◇治法：调和肝脾，理气助运。

◇代表方：柴胡疏肝散或归芍六君子汤。

◇歌诀：**柴胡疏肝枳芍草，香附川芎二味妙，**
　　　　疏肝理气兼止痛，肝胃气滞此方好。

归芍六君子汤＝六君子汤+当归、白芍。

柴胡疏肝散由陈皮、柴胡、枳壳、芍药、炙甘草、香附、川芎组成；归芍六君子汤由当归、白芍、人参、白术、茯苓、炙甘草、陈皮、半夏组成。前方偏重于疏肝理气；后方偏重于调养肝脾。此外，逍遥散亦可用于黄疸消退后之肝脾不调者。若脾虚胃弱明显，可配服香砂六君子汤以健脾和胃。

第三节 积证

【歌诀】

积证结块固不移，痛有定处分三期，
气滞血阻大七气，瘀血内结膈下瘀，
重证切记图缓攻，正虚八珍合化积。

积证是以腹内结块，或胀或痛，结块固定不移，痛有定处为主要临床特征的一类病症。积证在历代医籍中亦称为"癥积""疝癖""癖块""伏梁""肥气"等。西医学中多种原因引起的腹腔肿瘤、肝脾肿大、增生型肠结核等，多属"积"之范畴，可参照本节辨证论治。

【病因病机】

积证，多因情志失调、饮食所伤、外邪侵袭，以及病后体虚，或黄疸、疟疾等经久不愈，且常交错夹杂，混合治病，以致肝脾受损，脏腑失和，气机阻滞，瘀血内结，或兼痰湿凝滞而成。

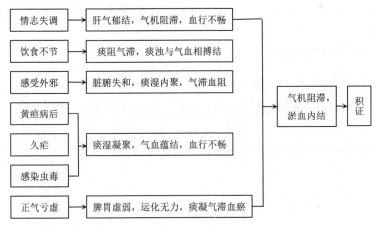

图 5-3　积证的病因病机演变图

【辨证要点与鉴别诊断】

（一）辨证要点

1. 辨部位

积块的部位不同，标志着所病的脏腑不同，临床症状、治疗方药也不尽相同，故有必要加以鉴别。从大量的临床观察来看，在内科范围的脘腹部积块主要见于胃和肝的病变。右胁腹内积块，伴见胁肋刺痛、黄疸、纳差、腹胀等症状，病在肝；左胁腹内积块，伴见胁肋胀痛、疲乏无力、出血，病在肝脾；胃脘部积块，伴见反胃、呕吐、呕血、便血等症状，病在胃；右腹积块，伴腹泻或便秘、消瘦乏力，以及左腹积块，伴大便次数增多、便下脓血，病在肠。

2. 辨积证初、中、末三期

积证可于临床上分为初、中、末三期。初期正气尚盛，邪气虽实而不盛，表现为积块形小，按之不坚；中期正气已虚，邪气渐甚，表现为积块增大，按之较硬；末期正气大伤，邪盛已极，表现为积块明显，按之坚硬。辨积证初、中、末三期，以知正邪之盛衰，从而选择攻补之法。

3. 辨标本缓急

在积证的病程中，由于病情的进展，可出现一些危急重症。如出现血热妄行、气不摄血或瘀血内积而吐血、便血；因胃失和降，胃气上逆而出现剧烈呕吐；因肝胆郁滞，胆汁外溢而出现黄疸等。这些症候对积证而言属于标，应按照急则治其标或标本兼顾的原则及时处理。

（二）鉴别诊断

1. 腹痛

两者皆可由气滞血瘀、瘀血内结、脉络不通引起，痛处固定不移，甚则出现腹部包块等症。积证之腹痛，或胀或痛，疼痛不甚，但以腹中包块为主要特征；腹痛之瘀血阻滞型，可出现少腹疼痛，部位固定不移，痛势较剧，如针刺，甚则腹部包块等症，而腹痛病症以腹部疼痛为主要表现。

2. 鼓胀

积证与鼓胀均有情志抑郁、酒食所伤、感染虫毒等致气滞血瘀的相同病机，其病变部位可同在肝脾，皆有胀满、包块等临床表现。积证以腹内结块，或胀或痛为主证，但鼓胀以腹部胀大、脉络暴露为临床特征，疼痛不显，以胀为主，病机可有水饮内停，因而腹中有无水液停聚是积证与鼓胀鉴别之关键所在。

3. 聚证

积证与聚证在病机、主证上皆有不同。聚证病机以气机逆乱为主，腹内结块聚散无常，痛无定处，病在气分，多属于腑，病史较短，病情一般较轻；积证病机以痰凝血瘀为主，腹内结块触之有形，固定不移，痛有定处，病在血分，多属于脏，积证多为逐渐形成的过程，结块大多由小渐大，由软渐硬，继而疼痛逐渐加剧，病史较长，病情一般较重。

【西医相关疾病及特征性症状】

1. 肝脾大

肝脾大指肝脏和脾脏均增大。肝脾一般在肋下不能触及，当内脏下垂或横膈下降或深吸气时，肝脾才能被触及，但不超过肋下 1cm，且质地较软。肝脾大常见于慢性肝炎、伤寒、血吸虫病、肝硬化早期、白血病、药物中毒等。患粒细胞白血病时可见高度脾大。应查清病因，及时治疗原发病。

2. 增生型肠结核

增生型肠结核常见于盲肠和升结肠。初期局部水肿、淋巴管扩张。

慢性期有大量结核性肉芽组织和纤维组织增生，主要在黏膜下层，呈大小不等的结节，严重者呈瘤样肿块突入肠腔并形成肠狭窄，甚则引肠梗阻。病变的肠段变窄增厚，或与周围组织粘连，形成肿块。回肠往往因盲肠慢性梗阻而扩大。

3. 腹腔肿瘤

腹腔肿瘤主要包括腹壁肿瘤、胃癌、大肠癌、小肠肿瘤、肝癌、胆系肿瘤、胰腺肿瘤、脾肿瘤、腹膜及腹膜后肿瘤、胃肠胰神经内分泌系统肿瘤等。

【辨证论治】

1. 气滞血阻

◇临床表现：积块软而不坚，固定不移，胁肋疼痛，脘腹痞满；舌暗，苔薄白，脉弦。

◇治法：理气活血，通络消积。

◇代表方：大七气汤。

◇歌诀：行气消积大七气，三棱莪术青陈皮；
　　　　藿桔香附大槟益，肉桂甘草积块医。

本方由青皮、陈皮、桔梗、藿香、桂枝、甘草、三棱、莪术、香附、益智仁、生姜、大枣组成。若兼烦热口干，舌红，脉细弦，加牡丹皮、栀子、赤芍、黄芩；如腹中冷痛，畏寒喜温，舌苔白，加肉桂、吴茱萸、当归。

2. 瘀血内结

◇临床表现：腹部积块明显，硬痛不移，时有寒热，面色晦暗黧黑，面颈胸臂或有血痣赤缕，女子可见月事不下；舌质紫暗或有瘀点，脉细涩。

◇治法：祛瘀软坚。

◇代表方：膈下逐瘀汤。

本方由桃仁、红花、当归、赤芍、川芎、枳壳、甘草、五灵脂、牡丹皮、乌药、延胡索、香附组成。可与六君子汤间服，共同组成攻补兼施之法，或配合服用鳖甲煎丸增强化瘀软坚、兼顾正气之效。积块疼痛甚者，加五灵脂、延胡索、佛手；痰瘀互结，舌紫苔白腻者，可加白芥子、半夏、苍术。

3. 正虚瘀阻

◇临床表现：积块坚硬，疼痛逐渐加剧，面色萎黄或黧黑，形脱骨立，饮食大减，神疲乏力，或呕血、便血、衄血；舌质淡紫，舌光无苔，脉细数或弦细。

◇治法：补益气血，活血化瘀。

◇代表方：八珍汤合化积丸。

◇歌诀：**四君四物加枣姜，八珍双补气血方；**
再加黄芪与肉桂，十全大补效增强。

◇歌诀：**化积丸中棱莪魏，海浮香附雄黄随；**
槟苏瓦楞五灵脂，软坚破瘀丸缓推。

八珍汤由人参、白术、白茯苓、当归、白芍、川芎、熟地黄、炙甘草组成；化积丸由三棱、莪术、阿魏、浮海石、香附、雄黄、槟榔、苏木、瓦楞子、五灵脂组成。前方益气补血；后方活血化瘀，软坚消积。伤阴较甚，头晕目眩，舌光无苔，脉细数者，加生地黄、玄参、枸杞子、石斛；牙龈出血、鼻衄者，加牡丹皮、白茅根、茜草、三七；畏寒肢肿，舌淡苔白，脉沉细者，加黄芪、附子、肉桂、泽泻。

第四节 聚证

【歌诀】

> 聚证结块痛或胀，或聚或散痛无常，
>
> 肝郁气滞四逆散，食滞痰阻六磨汤。

聚证是以腹中结块，或痛或胀，聚散无常，痛无定处为主要临床特征的一类病症。聚证在历代医籍中又称"瘕""疝气""癖块""痞块"等。西医学中多种原因引起胃肠功能紊乱、不完全性肠梗阻等所致的腹部包块，则与"聚"关系密切，可参照本节辨证论治。

【病因病机】

聚证的发生，多因情志失调、饮食所伤，经久不愈，以致肝脾受损，脏腑失和，或兼痰湿凝滞，气机逆乱。聚证的基本病机是气机阻滞。病位主要在于肝脾。其病理因素有气滞、寒湿、痰浊、食滞、虫积等，但主要以气滞为主。

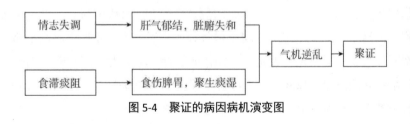

图 5-4 聚证的病因病机演变图

【辨证要点与鉴别诊断】

（一）辨证要点

辨气、食、痰、粪。聚证的形成多由气滞、食积、痰阻、燥屎等内结所致，若症状以腹部胀痛为主，气得舒，症状随情绪变化而起伏，则以气滞为主证；若以脘腹胀痛，伴有嗳腐吞酸、厌食呕吐等为症状，则以食积为主证；若症状以脘腹痞闷、呕恶苔腻等为主，则以痰湿为主证；若出现大便秘结，或排便困难，腹痛拒按等症，则以燥屎内结为主证。

（二）鉴别诊断

1. 气臌

两者皆可由情志失调引起的肝郁气滞所致，病位皆在肝脾，均具有脘腹满闷、胀痛等表现。鼓胀之气臌以腹部膨隆，腹部按之空空然，叩之如鼓为主证，以腹部胀满膨隆为主要特征；聚证以腹中气聚，局部可见结块，望之有形，按之柔软，聚散无常，或胀或痛，痛无定处为主证，以腹部局部包块为主要特征。

2. 胃痞

两者均可因情志失调而致气滞痰阻，出现脘腹满闷之症。胃痞临床表现为满闷不适，系自觉症状，而外无形征可见，更无包块可扪及；聚证以腹中气聚，攻窜胀满，时作时止为临床特征，其发作时，腹中气聚胀满，腹内结块望之有形，但按之无块，缓解时气聚胀满的现象消失，腹内结块消散，脘腹胀闷缓解。

【西医相关疾病及特征性症状】

1. 肠梗阻

肠梗阻指各种原因引起的肠道内容物不能正常运行，不能顺利通过肠道，是外科常见疾病。肠梗阻不但可引起肠管本身解剖和功能上的改变，还可导致全身性的生理紊乱，严重时可危及生命，临床表现复杂多变。约15%急性腹痛者的病因为肠梗阻。在结直肠、妇科肿瘤或小儿外科手术后，小肠梗阻的风险最高。结肠切除术后，10%的患者在3年内至少发作1次小肠梗阻。小肠梗阻的复发率也相当高，12%的非手术治疗患者在1年内再次入院，5年后上升到20%。

2. 肝脾大

肝脏和脾脏均增大。肝脾一般在肋下不能触及，当内脏下垂或横膈下降或深吸气时，肝脾才能被触及，且质地较软。肝脾大是慢性肝炎、肝硬化以及其他虚弱性疾病等形成的一种临床体征。

3. 肠结核

肠结核是结核分枝杆菌（TMB）引起的肠道慢性特异性感染，主要由人型结核分枝杆菌引起。少数地区因饮用未经消毒的带菌牛奶或乳制品而发生牛型结核分枝杆菌肠结核。本病一般见于中青年人，女性稍多于男性。90%以上的肠结核由人型结核杆菌引起。此外，饮用未经严格消毒的乳制品可因牛型结核杆菌而致病，肠结核感染可经口、血行播散和邻近器官结核的波及所致。

4. 肠易激综合征

肠易激综合征是一组持续或间歇发作，以腹痛、腹胀、排便习惯和（或）大便性状改变为临床表现，而缺乏胃肠道结构和生化异常的肠道功能紊乱性疾病。罗马Ⅳ诊断标准将其列为功能性肠病的一类，患者以中青年人为主，发病年龄多见于20~50岁，女性较男性多见，有家族聚集倾向，常与其他胃肠道功能紊乱性疾病如功能性消化不良并存伴发。按照大便的性状，将肠易激综合征分为腹泻型、便秘型、混合型和不定型四种临床类型，我国以腹泻为主型多见。

【辨证论治】

1. 肝郁气滞

◇临床表现：腹中气聚，攻窜胀痛，时聚时散，脘胁之间时或不适常随情绪波动而起伏；舌淡红，苔薄，脉弦。

◇治法：疏肝解郁，行气散结。

◇代表方：四逆散。

◇歌诀：四逆散里用柴胡，芍药枳实甘草须；

此是阳邪成郁逆，敛阴泄热平剂扶。

本方由柴胡、白芍、枳实、炙甘草组成。若兼瘀象，加延胡索、莪术；若兼热象，加左金丸；若寒湿中阻，腹胀，舌苔白腻，可加木香顺气丸。

2. 食滞痰阻

◇临床表现：腹胀或痛，腹部时有条索状物聚起，重按则胀痛更甚，便秘，纳呆；舌苔腻，脉弦滑。

◇治法：导滞通便，理气化痰。

◇代表方：六磨汤。

本方由沉香、木香、槟榔、乌药、枳实、大黄组成。可加山楂、莱菔子予以增强健胃消食之功效。痰浊中阻，呕恶苔腻者，加半夏、陈皮、生姜；若伴有脘腹胀通、下利泄泻，或大便秘结，小便短赤等表现，可予枳实导滞丸；若脘腹痞满胀痛加剧，赤白痢疾，里急后重，则可予木香顺气丸。

第五节　鼓胀

【歌诀】

鼓胀气血水交凝，肝脾肾脏俱有病，
气滞柴疏胃苓选，水湿实脾温而行，
肝脾血瘀调营饮，脾肾阳虚附理苓，
肝肾阴虚常躁烦，一贯煎合六味丸，
变证黄疸甘露丹，出血则用犀角安，
如若神昏谵热燥，清营汤合安宫丸。

鼓胀是指以腹部胀大如鼓，皮色苍黄，脉络暴露为特征的一类病症。又名"单腹胀""臌""蜘蛛蛊"。根据本病的临床特点，与西医学所指的各种疾病导致的腹水密切相关，常见的有肝硬化腹水，此外还有结核性腹膜炎、腹腔内恶性肿瘤、肾病综合征、丝虫病、慢性缩窄性心包炎等疾病导致的腹水，可参照本节辨证论治。

【病因病机】

1. 情志所伤

肝主疏泄，性喜条达。若因情志抑郁，肝气郁结，气机不利，则血液运行不畅，以致肝之脉络为瘀血所阻滞。同时，肝气郁结，横逆乘脾，脾失健运，水湿不化，以致气滞、血瘀交阻，水停腹中，形成鼓胀。

2. 酒食不节

嗜酒过度，饮食不节，脾胃受伤，运化失职，酒湿浊气蕴结中焦，土壅木郁，肝气郁结，气滞血阻，气滞、血瘀、水湿三者相互影响，导致水停腹中，而成鼓胀。

3. 感染血吸虫

在血吸虫病流行区，遭受血吸虫感染又未能及时进行治疗，血吸虫内伤肝脾，肝伤则气滞，脾伤则湿聚为水，虫阻脉络则血瘀，诸因素相互作用，终致水停腹中，形成鼓胀。

4. 黄疸、积证失治

黄疸本由湿邪所致，属肝脾损伤之疾，脾伤则失健运，肝伤则肝气郁滞，久则肝脾肾俱损，而致气滞血瘀，水停腹中，渐成鼓胀。积聚之"积证"本由肝脾两伤，气郁与痰血凝聚而成，久则损伤愈重，凝聚愈深，终致气滞、血瘀、水停腹中，发生鼓胀。而且，鼓胀形成后，经治疗腹水虽消退，而积证未除，其后终可因积证病变的加重而再度形成鼓胀，故有"积"是"胀病之根"之说。

5. 脾肾亏虚

肾主气化，脾主运化。脾肾素虚，或劳欲过度，或久病所伤，造成脾肾亏虚，脾虚则运化失职，清气不升，清浊相混，水湿停聚；肾虚则膀胱气化无权，水不得泄而内停，若再与其他诸因素相互影响，则即引发或加重鼓胀。

在鼓胀的病变过程中，肝脾肾常相互影响，肝郁而乘脾，土壅则木郁，肝脾久病则伤肾，肾伤则火不生土或水不涵木。同时气、血、水也常相因为病，气滞则血瘀，血不利而为水，水阻则气滞；反之亦然。气血水结于腹中，水湿不化，久则实者愈实；邪气不断残正气，使正气日渐虚弱，久则虚者愈虚，故本虚标实，虚实并见为本病的主要病机特点。晚期水湿之邪，郁久化热，则可发生内扰或蒙蔽心神，引动肝风，迫血妄行，络伤血溢之变。总之，鼓胀的病变部位在肝、脾、肾，基本病机是肝脾肾三脏功能失调，气滞、血瘀、水停于腹中。病机特点为本虚标实。

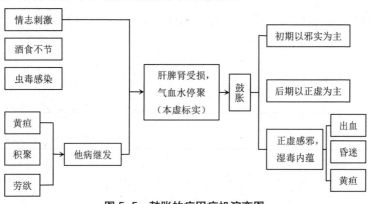

图 5-5　鼓胀的病因病机演变图

【辨证要点与鉴别诊断】

（一）辨证要点

鼓胀为本虚标实之证，初期以实为主，其标实又有气滞、血瘀、水停的侧重，同时又有肝、脾、肾脏腑之不同；晚期以虚为主，同时可兼见出血、昏迷等危重症候。

1. 鼓胀早期

（1）辨病性。腹部膨隆，腹皮绷急，按之空空然，叩之如鼓，喜太息、嗳气或矢气后胀减，口苦脉弦者，病性偏于气滞；腹部胀大，如蛙状，按之如囊裹水，尿少肢肿，周身困乏无力，苔白腻者，病性偏寒湿；脘腹撑急，灼热口苦，小便短赤，大便秘结，苔黄腻者，病性偏湿热；腹大坚满或脐心外突，脉络怒张，面色黧黑，面、胸、臂红痣血缕，手掌赤痕，舌质暗或有瘀斑者，病性偏血瘀。

（2）辨病位。鼓胀主要涉及肝、脾、肾三脏。腹大胀满，按之不坚，胁部或胀或痛，攻窜不定者，病变及肝；腹大胀满，食少脘痞，四肢困重，疲倦无力者，病变及脾；腹大胀满，精神委顿，肢冷怯寒，下肢水肿，尿少者，病变及肾。

2. 鼓胀晚期

（1）阴阳腹。胀满不舒，朝宽暮急，面色苍黄，神疲乏力，四肢不温，舌淡紫，脉沉细者，病性偏阳虚；腹大胀满，心烦失眠，口燥，衄血，形体消瘦，小便短赤，舌红绛少津，脉弦细数者，病性偏阴虚。

（2）辨危候。鼓胀后期，常并发危重症候，预后不佳。骤然大量呕血，血色鲜红、大便下血，暗红或油黑，伴手足震、狂躁、神志昏迷及尿闭，脉数不静或脉大弦紧者，证属浊毒闭窍、生风动血；神志昏迷，烦躁不安，甚则怒目狂叫，四肢抽搐颤动，口臭便秘，溲赤尿少，舌红若黄，脉弦滑者，证属痰热扰神；神志昏迷，汗出肢冷，气促，撮空，两手抖动，脉细弱者，证属正气衰败，真阳欲脱之危候。

（二）鉴别诊断

1. 水肿

鼓胀主要因肝、脾、肾受损，气、血、水瘀结于腹中，以腹部胀大为主，四肢肿不甚明显，晚期可伴肢体水肿。每兼见面色青晦，面颈部有血痣赤缕，胁下癥积坚硬，腹皮青筋显露等。水肿主要因肺、脾、肾三脏失调，水液泛滥肌肤，引起局部或全身水肿。初期水肿从眼睑开始，继则延及头面及肢体，或下肢先肿，后及全身，每见面色㿠白，腰酸倦怠等，水肿较甚者亦可伴见腹水。

2. 肠蕈

肠蕈主要因湿热瘀毒蕴结于肠道，阻滞气机。常见下腹部有肿块，早期肿块局限于下腹部，大如鸡卵，以后逐渐增大，可如怀胎之状，按之坚硬，推之可移，无水液波动感。早期以实证居多，肠蕈为慢性耗损性疾病，若不积极治疗，预后不佳。鼓胀虽同见腹部胀大，但触之常未见有形肿块，但常伴水液停聚。

3. 积聚

积聚主要因情志不畅或湿邪食滞致肝脾失调，气滞血瘀。常见腹部胀闷或疼痛不适，腹部可扪及包块。初期常在气分，多为腑病，病情较轻，常痛无定处，攻窜走动，得矢气则舒。后期常及血分，多为脏病，病情较重，常伴腹内结块不散，痛有定处。积聚迁延日久可转变为鼓胀。

4. 气鼓

气鼓主要因情志失调，肝郁气滞。常表现为腹部胀满、膨隆，胁下胀痛，不欲饮食，食后腹胀加重，得嗳气、矢气稍减，小便量少。气鼓多与肝郁气滞、脾失健运、湿阻中焦有关。

【西医相关疾病及特征性症状】

1. 肝硬化

肝硬化是临床常见的慢性进行性肝病，由一种或多种病因长期或反复作用形成的弥漫性肝损伤。在我国大多数为肝炎后肝硬化，少部分为酒精性肝硬化和血吸虫性肝硬化。病理组织学上有广泛的肝细胞坏死、残存肝细胞结节性再生、结缔组织增生与纤维隔形成，导致肝小叶结构破坏和假小叶形成，肝脏逐渐变形、变硬而发展为肝硬化。早期由于肝脏代偿功能较强可无明显症状，后期则以肝损伤和门脉高压为主要表现，并有多系统受累，晚期常出现上消化道出血、肝性脑病、继发感染、脾功能亢进、腹水、癌变等并发症。

2. 腹腔内肿瘤

肿瘤很多，所有的腹部器官都可能出现肿瘤，如肝癌、胰腺癌、胃癌、脾淋巴瘤、肠癌、部分神经鞘瘤、间皮瘤等。不同肿瘤的症状各不相同，最常见的是腹痛，食欲减退、消退，消瘦，其他如皮肤、眼白发黄，吐血，大便出血，大便梗阻等都会引起腹部胀满。

3. 腹水

腹水指腹腔内游离液体的过量积聚，是体征而并非一种疾病。任何病理状态下导致腹腔内液体量超过 200ml 即称为腹水。产生腹水的病因很多，比较常见的有心血管病、肝病、腹膜病、肾病、营养障碍病、恶性肿瘤腹膜转移、卵巢肿瘤、结缔组织疾病等。腹水定量诊断除影像学检查外，主要依据腹部叩诊法：腹水达 500ml 时可用肘膝位叩诊法证实；1000ml 以上的腹水可引起移动性浊音，大量腹水时两侧胁腹膨出如蛙腹，检查可有液波震颤；小量腹水则需经超声检查才能发现。

【辨证论治】

（一）常证

1. 气滞湿阻

◇临床表现：腹胀按之不坚，胁下胀满或疼痛，饮食减少，食后胀甚，得嗳气、矢气稍减，小便短少；舌苔薄白腻，脉弦。

◇治法：疏肝理气，运脾利湿。

◇代表方：胃苓汤合用柴胡疏肝散。

◇**歌诀：平胃散用朴苍术，陈皮甘草四药足。**

胃苓汤=平胃散+五苓散。

胃苓汤由茯苓、苍术、陈皮、白术、桂枝、泽泻、猪苓、厚朴、甘草、生姜、大枣组成；柴胡疏肝散由陈皮、柴胡、枳壳、芍药、炙甘草、香附、川芎组成。前方以运脾利湿消胀为主；后方以疏肝理气为主。胸脘痞闷，腹胀，嗳气为快，气滞偏甚者，可酌加佛手、木香、沉香；如尿少，腹胀，苔腻者，可加砂仁、大腹皮、泽泻、车前子；神倦，便溏，舌质淡者，宜加党参、黄芪、附片、干姜、川椒；兼胁下刺痛，舌紫，脉涩者，可加延胡索、莪术、丹参、鳖甲等。

2. 水湿困脾

◇临床表现：腹大胀满，按之如囊裹水，甚则颜面微浮，下肢水肿，脘腹痞胀，得热则舒，精神困倦，怯寒懒动，小便少，大便溏；舌苔白腻，脉缓。

◇治法：温中健脾，行气利水。

◇代表方：实脾饮。

◇**歌诀：实脾苓术与木瓜，甘草木香槟榔加；**
　　　　草蔻姜附枣厚朴，虚寒阴水效堪夸。

本方由附子、干姜、木瓜、厚朴、木香、槟榔、草果、甘草、白术、茯苓、生姜、大枣组成。若水肿较甚，小便短少，可加肉桂、猪苓、车前子；若兼胸闷咳喘，可加葶苈子、紫苏子、半夏；若胁腹胀痛，可加郁金、香附、青皮、砂仁；若脘闷纳呆，神疲，便溏，下肢水肿，可加党参、黄芪、山药、泽泻、白术、茯苓等。

3. 湿热蕴结

◇临床表现：腹大坚满，脘腹胀急，烦热口苦，渴不欲饮，小便赤涩，大便秘结或溏垢；舌边尖红，苔黄腻或兼灰黑，脉象弦数。

◇治法：清热利湿，攻下逐水。

◇代表方：中满分消丸。

◇歌诀：**中满分消砂朴姜，陈夏芩连知泽襄；**
　　　　二苓参术姜黄草，枳实为丸效力彰。

本方由厚朴、枳实、黄连、黄芩、知母、半夏、陈皮、茯苓、猪苓、泽泻、砂仁、干姜、姜黄、人参、白术、炙甘草组成。若热势较重，加连翘、龙胆、半边莲、半枝莲；小便赤涩不利者，加陈葫芦、蟋蟀粉；胁痛明显者，可加柴胡、川楝子；若见面、目、皮肤发黄，可合用茵陈蒿汤。

4. 肝脾血瘀

◇临床表现：脘腹坚满，青筋显露，胁下癥结痛如针刺，面色晦暗黧黑，或见赤丝血缕，面、颈、胸、臂出现血痣或蟹爪纹，口干不欲饮水，或见大便色黑；舌质紫暗或有紫斑，脉细涩。

◇治法：活血化瘀，行气利水。

◇代表方：调营饮。

◇歌诀：**调营莪芎归元胡，黄葶赤苓姜枣桂；**
　　　　槟瞿赤芍桑辛芷，甘草陈腹瘀通乎？

本方由莪术、川芎、当归、延胡索、赤芍、瞿麦、大黄、槟榔、陈皮、大腹皮、葶苈子、赤茯苓、桑白皮、细辛、官桂、炙甘草、生姜、大枣、白芷组成。若胁下癥积肿大明显，可加穿山甲、土鳖虫、牡蛎；

如病久体虚，气血不足，或攻逐之后，正气受损，可加当归、黄芪、党参；如大便色黑，可加三七、茜草、侧柏叶；如病势恶化，大量吐血、下血，或出现神志昏迷等危象，当辨阴阳之衰脱予以生脉注射液或参附注射液静脉滴注。

5. 脾肾阳虚

◇临床表现：腹大胀满，形似蛙腹，朝宽暮急，面色苍黄，或呈苍白，脘闷纳呆，神倦怯寒，肢冷水肿，小便短少不利；舌体胖，质紫，苔淡白，脉沉细无力。

◇治法：温补脾肾，化气利水。

◇代表方：附子理苓汤。

◇歌诀：**理中丸主理中乡，甘草人参术黑姜；**
**　　　呕痢腹痛阴寒盛，或加附子总回阳。**

附子理苓汤=附子理中丸+五苓散+人参

本方由附子、干姜、人参、白术、茯苓、泽泻、猪苓、桂枝、甘草组成。若神疲乏力，少气懒言，纳少，便溏，可加黄芪、山药、薏苡仁、扁豆；若面色苍白，怯寒肢冷，腰膝酸冷疼痛，酌加肉桂、仙茅、淫羊藿。

6. 肝肾阴虚

◇临床表现：腹大胀满，或见青筋暴露，面色晦滞，唇紫，口干而燥，心烦失眠，时或鼻衄，牙龈出血，小便短少；舌质红绛少津，苔少或光剥，脉弦细数。

◇治法：滋肾柔肝，养阴利水。

◇代表方：一贯煎合六味地黄丸。

一贯煎由北沙参、麦冬、当归、生地黄、枸杞子、川楝子组成；六味地黄丸由熟地黄、山药、山茱萸、茯苓、牡丹皮、泽泻组成。前方养阴柔肝；后方重在滋养肾阴。若津伤口干明显，可加石斛、玄参、芦根；如青筋显露，唇舌紫暗，小便短少，可加丹参、益母草、泽兰、马鞭草；

如腹胀甚，加枳壳、大腹皮、槟榔；兼有潮热、烦躁，酌加地骨皮、白薇、栀子；如齿鼻衄血，加鲜茅根、藕节、淫羊藿，如阴虚阳浮，症见耳鸣、面赤、颧红，宜加龟甲、鳖甲、牡蛎；若湿热留恋不清，溲赤涩少，酌加知母、黄柏、金钱草、茵陈；若兼腹内积聚痞块，痛不移处，卧则腹坠，肾虚久泻，可加用膈下逐瘀汤。

（二）变证

1. 黄疸

◇临床表现：身目黄染如金，倦怠乏力，烦躁不宁，纳食欠佳或不欲食，恶心厌油，肝区胀痛，腹部膨隆，双下肢水肿，尿少如浓茶，大便溏；舌暗红，苔黄腻，脉弦滑。

◇治法：清热解毒，利湿退黄。

◇代表方：甘露消毒丹。

◇歌诀：**甘露消毒蔻藿香，茵陈滑石木通菖；**
**　　　芩翘贝母射干薄，湿温时疫是主方。**

2. 出血

◇临床表现：轻者可见牙龈出血、鼻衄或肤下瘀斑，重者病势突变，大量呕吐鲜血或大便下血；舌红，苔黄，脉弦数。

◇治法：泻火解毒，凉血止血。

◇代表方：犀角地黄汤。

◇歌诀：**犀角地黄芍药丹，血升胃热火邪干；**
**　　　斑黄阳毒皆堪治，或益柴芩总伐肝。**

3. 神昏

◇临床表现：神昏谵语，昏不识人，发热，黄疸，烦躁不宁，口臭便秘，溲赤尿少；舌质红绛，苔黄燥，脉细数。

◇治法：清热解毒，醒脑开窍。

◇代表方：清营汤合安宫牛黄丸。

◇歌诀：清营地麦丹参玄，牛角竹心翘银连；

营热夜甚烦少寐，斑疹隐隐舌绛干。

第六节　瘿病

【歌诀】

> 瘿病颈前有瘿肿，气滞血瘀与痰阻，
> 内伤饮食情志参，更涉体质与水土，
> 气滞痰阻四海舒，痰结血瘀藻玉壶，
> 肝火旺盛热痰结，栀子清肝消瘰除，
> 心肝阴虚天王补，酌加一贯滋阴辅。

瘿病，又名瘿气、瘿瘤，是以颈前喉结两旁结块肿大为主要临床特征的一类疾病。西医中单纯性甲状腺肿、甲状腺结节、甲状腺功能亢进症、甲状腺炎、甲状腺腺瘤、甲状腺癌均属本病范畴，可参照本节辨证论治。

【病因病机】

情志内伤使肝气失于条达，气机郁滞，则津液输布失常，易于凝聚成痰，气滞痰凝，壅结颈前；饮食及水土失宜影响脾胃的功能，使脾失健运，不能运化水湿，聚而生痰，还可影响气血的正常运行，致气滞、痰凝、血瘀，壅结颈前则发为瘿病。女性的经、孕、产、乳等生理特点与肝经气血有密切关系，素体阴虚之人与瘿病有密切关系。

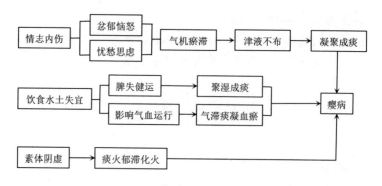

图 5-6　瘿病的病因病机演变图

【辨证要点与鉴别诊断】

（一）辨证要点

以颈前喉结两旁结块肿大为临床特征。初作可如桃大小，生长缓慢，大小不一，大者可如囊如袋，触之多柔软、光滑，病程日久则质地较硬，或可扪及结节，多发于女性，常有饮食不节、情志不舒的病史，或发病有一定的地域性。

1. 辨在气与在血

颈前肿块光滑、柔软，属气郁痰阻，病在气分；病久肿块质地较硬，甚则质地坚硬，表面高低不平，属痰结血瘀，病在血分。

2. 辨火旺与阴伤

本病常表现为肝火旺盛及阴虚火旺之证。如兼见烦热，性情急躁易怒，眼球突出，手指颤抖，面部烘热，口苦，舌红苔黄，脉数，为火旺；如见心悸不宁，心烦少寐，易出汗，手指颤动，两目干涩，头晕目眩，倦怠乏力，舌红，脉弦细数，为阴虚。

3. 辨证候之虚实

瘿病以气、痰、瘀壅结颈前为主要病机，所以一般属于实证，其中立着重辨明有无血瘀。病程久后，由实致虚，常出现阴虚、气虚的病变及相应的症状，其中以心、肝阴虚尤为多见，从而成为虚实夹杂的证候。

4. 辨火热之有无

瘿病日久每易郁而化火，应综合症状和舌脉辨别其有无火热，若有，则应辨别火热的程度。

（二）鉴别诊断

瘰疬：瘿病与瘰疬均可在颈项部出现肿块，但二者的具体部位及肿块的性状不同。瘿病肿块在颈部正前方，肿块一般较大。瘰疬的病变部位在颈项的两侧或颌下，肿块一般较小，每个约黄豆大，数目多少不等。

【西医相关疾病及特征性症状】

1. 单纯甲状腺肿

单纯甲状腺肿是甲状腺功能正常的甲状腺肿，是以缺碘、致甲状腺肿物质增高或相关酶缺陷等原因所致的代偿性甲状腺肿大，不伴有明显的甲状腺功能亢进或减退，故又称非毒性甲状腺肿。其特点是散发于非地方性甲状腺肿流行区，且不伴有肿瘤和炎症，病程初期甲状腺多为弥漫性肿大，以后可发展为多结节性肿大。

2. 甲状腺功能亢进

甲状腺功能亢进简称甲亢，是甲状腺腺体本身产生甲状腺激素过多而引起的甲状腺毒症，导致身体代谢活动加快，神经、循环、消化等系统兴奋性增高和代谢亢进的临床综合征，常有多食、消瘦、心悸、出汗等主要临床表现。

3. 甲状腺炎

甲状腺炎是由各种原因导致的一类累及甲状腺的异质性疾病。其病因不同，临床表现及预后差异较大，甲状腺功能可正常、可亢进、可减退，有时在病程中三种功能异常均可发生，部分患者最终发展为永久性甲减。按病程分为急性（化脓性）、亚急性（非化脓性）和慢性甲状腺炎。按病因分为感染性、自身免疫性、放射性甲状腺炎等。其中自身免疫性甲状腺炎最为常见，又可分为桥本甲状腺炎（即慢性淋巴细胞性甲状腺炎）、萎缩性甲状腺炎、无痛性甲状腺炎以及产后甲状腺炎等。

4. 甲状腺瘤

根据肿瘤性质，将甲状腺肿瘤分为良性和恶性。根据肿瘤的病理类型，良性甲状腺瘤分为滤泡状腺瘤和乳头状囊腺瘤两类；恶性甲状腺肿瘤分为乳头状癌、滤泡癌、髓样癌和未分化癌四类。

【辨证论治】

1. 气郁痰阻

◇临床表现：颈前喉结两旁结块肿大，质软不痛，颈部胀，胸闷，喜太息，或兼胸胁窜痛，病情常随情志波动；苔薄白，脉弦。

◇治法：理气舒郁，化痰消瘿。

◇代表方：四海舒郁丸。

◇歌诀：**四海舒郁布香陈，螵蛸海藻带蛤粉。**

本方由昆布、海带、海藻、海螵蛸、海蛤壳、青木香、青陈皮组成。肝气不疏明显而见胸闷、胁痛者，加柴胡、枳壳、香附、延胡索、川楝子；若咽部不适，声音嘶哑，加牛蒡子、木蝴蝶、射干。

2. 痰结血瘀

◇临床表现：颈前喉结两旁结块肿大，按之较硬或有结节，肿块久未消，胸闷，纳差；舌质暗，苔薄白或白腻，脉弦或涩。

◇治法：理气活血，化痰消瘿。

◇代表方：海藻玉壶汤。

◇**歌诀：海藻玉壶布带陈，夏青独翘贝归芎。**

本方由海藻、昆布、海带、青皮、陈皮、半夏、浙贝母、连翘、甘草、当归、独活、川芎组成。若胸闷不舒，加郁金、香附、枳壳；纳差、便溏者，加白术、茯苓、山药；结块较硬或有结节者，可酌加黄药子、三棱、莪术、露蜂房、僵蚕、穿山甲等；结块坚硬且不可移者，可酌加土贝母、莪术、山慈菇、天葵子、半枝莲、犀牛丸等。

3. 肝火旺盛

◇临床表现：颈前喉结两旁轻度或中度肿大，一般柔软光滑，烦热，容易出汗，性情急躁易怒，眼球突出，手指颤抖，面部烘热，口苦；舌质红，苔薄黄，脉弦数。

◇治法：清肝泻火，消瘿散结。

◇代表方：栀子清肝汤合消瘰丸。

◇**歌诀：栀子清肝汤六味，柴芎丹芍菊花备；**
　　　　肝火上炎鼻衄血，泻肝凉血效力魁。

◇**歌诀：消瘰玄参浙贝蛎，肝肾阴亏致瘰疬；**
　　　　咽干口燥脉滑数，加昆藻枯更有力。

栀子清肝汤由柴胡、栀子、牡丹皮、当归、白芍、牛蒡子、川芎、茯苓组成；消瘰丸由玄参、牡蛎、浙贝母组成。前方清肝泻火，后方清热化痰，软坚散结。肝火旺盛，烦躁易怒，脉弦数者，可加龙胆、黄芩、青黛、夏枯草；手颤抖者，加石决明、钩藤、白蒺藜、天麻；兼见胃热内盛而多食易饥者，加生石膏、知母；火郁伤阴，阴虚火旺而见烦热、多汗、消瘦乏力、舌红少苔、脉细数等症者，可用二冬汤合消瘰丸。

4. 心肝阴虚

◇临床表现：颈前喉结两旁结块或大或小，质软，起病较缓，心悸不宁，心烦少寐，易出汗，手指颤动，眼干，目眩，倦怠乏力；舌质红，苔少或无苔，舌体颤动，脉弦细数。

◇治法：滋阴降火，宁心柔肝。

◇代表方：天王补心丹或一贯煎。

◇歌诀：补心地归二冬仁，远茯味砂桔三参，
　　　　阴亏血少生内热，滋阴养血安心神。

天王补心丹由生地黄、玄参、麦冬、天冬、人参、茯苓、当归、丹参、酸枣仁、柏子仁、五味子、远志、桔梗、辰砂组成；一贯煎由北沙参、麦冬、当归、生地黄、枸杞子、川楝子组成。前方滋阴清热，宁心安神；后方养阴疏肝。虚风内动，手指及舌体颤抖者，加钩藤、白蒺藜、鳖甲、白芍；脾胃运化失调致大便稀溏、便次增加者，加白术、薏苡仁、山药、麦芽；肾阴亏虚而见耳鸣、腰酸膝软者，酌加龟甲、桑寄生、牛膝、女贞子；病久正气伤耗，精血不足而见消瘦乏力、女性月经量少或经闭、男子阳痿者，可酌加黄芪、太子参、山茱萸、熟地黄、枸杞子、制首乌等。

第七节　疟疾

【歌诀】

疟疾寒热有定时，头痛汗出疟邪至，
正疟柴胡截疟饮，截疟七宝亦可治，
温疟白虎汤加桂，寒柴桂干七宝适，
瘴疟必用青蒿素，清瘴不换热冷知，
疟疾迁延劳则发，景岳何人饮勿迟。

疟疾是感受疟邪引起的，以寒战、壮热、头痛、汗出、休作有时为主证的疾病。常发于夏秋季节，但其他季节亦可发生。西医学中的疟疾和非感受"疟邪"而表现为寒热往来，似疟非疟的类疟疾病患，如回归

热、黑热病及一些感染性疾病等属本病范畴，可参照本节辨证论治。

【病因病机】

（一）病因

本病的发生，主要是感受"疟邪"（主要指疟原虫），但其发病与正虚抗邪能力下降有关，诱发因素则与外感风寒、暑湿、饮食劳倦有关，其中尤以暑湿季节气温在 20~30℃、湿度在 60%以上时最易诱发。夏秋暑湿当令之际，正是蚊毒疟邪肆虐之时，若人体被疟蚊叮咬，则疟邪入侵致病。因饮食所伤，脾胃受损，痰湿内生，或起居失宜，劳倦太过，元气耗伤，营卫空虚，疟邪乘袭，即可发病。

（二）病机

疟疾的病位总属少阳，故历来有"疟不离少阳"之说。感邪之后，邪伏半表半里，出入营卫之间，邪正交争，则疟病发作；疟邪伏藏，则发作休止。发作时，邪入与营阴相争，卫阳一时不能外达，则毛孔收缩，肌肤粟起而恶寒；其后，邪出与卫阳相搏，热盛于肌表，故又转为高热；待正胜邪却，则疟邪伏藏，汗出热退，症状解除。至于休作时间的长短，与疟邪伏藏的深浅有一定关系，每日发、间日发者，邪留尚浅；三日发者，则邪留较深。

由于感受时邪性质的不同，或体质有所差异，其病理变化和临床表现也可不同。临床一般以寒热休作有时的正疟最为多见。如素体阳虚寒盛，或感受寒湿诱发，则表现为寒多热少的寒疟，或但寒不热之牝疟；素体阳热偏盛，或感受暑热诱发，多表现为热多寒少之温疟；若因感受山岚瘴毒之气而发者为瘴疟，可以出现神昏谵语、痉厥等危重症状，甚至发生内闭外脱的严重后果；若疫毒热邪深重，内陷心肝，则为热瘴；因湿浊蒙蔽心神者，则为冷瘴。

本病总因感受疟邪所致，故病理性质以邪实为主。但疟邪久留，屡发不已，气血耗伤，不时寒热，可成为遇劳即发的疟。或久疟不愈，气血瘀滞，痰浊凝结，壅阻于左胁下而形成疟母，且常兼有气血亏虚之象，表现为邪实正虚。

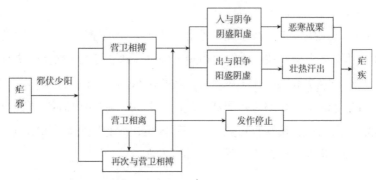

图 5-7　疟疾的病因病机演变图

【辨证要点与鉴别诊断】

（一）辨证要点

1. 辨正疟与类疟

典型疟疾发作者，属正疟，表现为寒战发热，头痛汗出，休作有时；不典型发作者，属类虐，表现为寒战发热不清，休作不定。

2. 辨寒热的偏盛

凡素体阳虚寒盛，或感受寒湿诱发，发作时表现为寒多热少者，属寒疟或但寒不热之"牝疟"；凡素体阳热偏盛，或感受暑热诱发，发作时表现为热多寒少者，属温疟。

3. 辨发病的轻重

感受疫毒瘴气，病势凶猛，出现壮热烦渴、神昏谵语，或寒甚热微呕吐腹泻、神昏不语等严重症状者，属瘴疟，病情凶险。

（二）鉴别诊断

1. 虚劳之阴虚内热

上午发热不明显，以午后或夜间潮热为特征，伴有五心烦热、盗汗失眠等症状，多由情志内伤所致。病情较重者往往缠绵日久，热不易退。

2. 风温发热

风温初起，邪在卫分时，可见寒战发热、无汗或微汗、咳嗽气急等肺经症状；若邪热壅盛，转入气分，则卫分症状消失，可见壮热有汗不解，兼见咳嗽、口渴、烦躁、便秘等肺胃两经症状。多见于冬春季节。

3. 淋证发热

淋证初起，湿热蕴蒸，邪正相搏，亦常见畏寒或寒战发热，但多兼腰痛、小便频涩、滴沥刺痛等症状。

【西医相关疾病及特征性症状】

1. 上呼吸道感染

上呼吸道感染简称上感，是包括鼻腔、咽或喉部急性炎症的总称。广义的上感不是一个疾病诊断，而是一组疾病，包括普通感冒、病毒性咽炎、喉炎、疱疹性咽峡炎、咽结膜热、细菌性咽-扁桃体炎。狭义的上感又称普通感冒，是最常见的急性呼吸道感染性疾病，多呈自限性，但发生率较高。成人每年发生 2~4 次，儿童发生率更高，每年 6~8 次。全年皆可发病，冬春季较多。

2. 高热

发热是多种疾病的常见症状。高热在临床上属于危重症范畴。小儿正常体温常以肛温 36.5~37.5℃、腋温 36~37℃ 为衡量标准。通常情况下，腋温比口温（舌下）低 0.2~0.5℃，肛温比腋温约高 0.5℃。肛温虽比腋温准确，但因种种原因常以腋温为准。若腋温超过 37.4℃，且一日间体温波动超过 1℃ 以上，可认为发热。所谓低热，指腋温为 37.5~38℃、中度热 38.1~39℃、高热 39.1~40℃、超高热则为 40℃ 以上。发热时间超过 2 周为长期发热。

3. 疟原虫感染

疟原虫感染会引起疟疾，这种寄生虫的主要传播途径是蚊虫，感染人体后的潜伏期为 3 周左右。患病后可先通过症状初步诊断，常见症状有周期性寒战、高热、出汗，严重脑型疟的患者检查可发现贫血、脾大、肝功异常，血涂片查见疟原虫等是确诊依据。

【辨证论治】

1. 正疟

◇临床表现：寒战壮热，休作有时，先有哈欠乏力，继则寒栗鼓颔，寒罢则内外皆热；头痛面赤，口渴引饮，终则遍身汗出，热退身凉；舌红，苔薄白或黄腻，脉弦。

◇治法：祛邪截疟，和解表里。

◇代表方：柴胡截疟饮或截疟七宝饮。

◇歌诀：柴胡截疟功效奇，常山槟梅桃仁泥；
　　　　再加小柴求和解，祛邪截疟莫迟疑。

◇歌诀：截疟七宝常山果，槟榔朴草青陈伙；
　　　　水酒合煎露一宵，阳经实疟服之妥。

◇常用药：柴胡、黄芩和解少阳；常山、草果、槟榔、半夏化痰截疟；生姜、红枣调和营卫，兼顾胃气。

238

2. 温疟

◇临床表现：热多寒少，汗出不畅；头痛，骨节酸痛，口渴引饮，便秘尿赤；舌红，苔黄，脉弦数。

◇治法：清热解表，和解祛邪。

◇代表方：白虎加桂枝汤。

◇**歌诀：金匮白虎桂枝汤，膏桂知母粳草帮；**

　　　　清热通络又止痛，温疟热痹服之康。

◇常用药：生石膏、知母、黄芩清泄邪热；柴胡、青蒿、桂枝和解疏表；常山截疟祛邪。

3. 寒疟

◇临床表现：热少寒多，口不渴，神疲体倦，胸脘痞闷；苔白腻，脉弦。

◇治法：和解表里，温阳达邪。

◇代表方：柴胡桂枝干姜汤合截疟七宝饮。

◇**歌诀：柴胡桂姜痛胁背，大便不实尿欠利；**

　　　　阳邪向阴气化衰，柴芩姜桂草粉蛎。

◇常用药：柴胡、黄芩和解少阳；桂枝、干姜、甘草温阳达邪；常山、草果、槟榔、厚朴、青皮、陈皮散寒燥湿，化痰截疟。

4. 瘴疟

（1）热瘴

◇临床表现：热甚寒微，或壮热不寒，头痛，肢体烦痛，面红目赤，胸闷呕吐，烦渴饮冷，大便秘结，小便热赤，甚至神昏谵语；舌质红绛，苔黄腻或垢黑，脉洪数或弦数。

◇治法：解毒除瘴，清热保津。

◇代表方：清瘴汤。

◇**歌诀：清瘴温胆泻心蒿，常山知母益元保；**

　　　　再加柴胡和少阳，清热保津解毒高。

◇常用药：黄芩、黄连、知母、金银花、柴胡清热解毒除瘴；常山、青蒿截疟祛邪；半夏、竹茹和胃化痰；碧玉散清利湿热。

（2）冷瘴

◇临床表现：寒甚热微，或但寒不热，或呕吐腹泻，甚则神昏不语，嗜睡昏蒙；苔白厚腻，脉弦。

◇治法：解毒除瘴，芳化湿浊。

◇代表方：加味不换金正气散。

◇常用药：苍术、厚朴、陈皮、藿香、半夏、佩兰、荷叶燥湿化浊，健脾理气；槟榔、草果截疟除湿；石菖蒲豁痰宣窍。

5. 劳疟

◇临床表现：疟疾迁延日久，遇劳则发，寒热时作，倦怠乏力，短气懒言，纳少自汗，面色萎黄，形体消瘦；舌质淡，脉细无力。

◇治法：益气养血，扶正祛邪。

◇代表方：何人饮。

◇**歌诀：何首人参归陈姜。**

◇常用药：何首乌、人参、白术、当归、白芍补益气血；陈皮理气和中；生姜、大枣调和营卫；青蒿、常山祛邪截疟。

第六章　肾系疾病

第一节　水肿

【歌诀】

水肿之因水湿起，阳水阴水须分明，
阳水属实多外感，越婢加术风水袭，
五味消毒麻连豆，湿毒浸淫最相宜，
胃苓五皮化水湿，湿热壅盛疏凿立，
阴水属虚兼夹实，内伤迁延多难治，
脾阳虚衰先实脾，肾阳衰微真武侍，
瘀水互结难消肿，桃红四物五苓齐。

　　水肿是体内水液滞留，泛滥肌肤，以头面、眼睑、四肢、腹背甚至全身水肿为特征表现的一类病症。严重者还可能伴有胸腔积液、腹腔积液等。西医学中的急慢性肾小球肾炎、肾病综合征、继发性肾小球疾病等均属本病范畴，可参照本节论治。关于水肿的治法，古人云"开鬼门，洁净府，去菀陈莝"；吴崑《素问吴注》"腠理谓之鬼门，膀胱谓之净府；开鬼门，发汗也。洁净府，渗利小便也"。"陈莝"就是常年存在于气血津液不通达的地方的污垢瘀血；"去菀陈莝"就是祛除污垢瘀血，经脉畅达，以此达到利水消肿的功效。

【病因病机】

（一）病因

1. 风邪外袭，肺失通调

风邪外袭，内舍于肺，肺失宣降，水道不通，以致风遏水阻，风水相搏，流溢肌肤，发为水肿。

2. 湿毒浸淫，内归脾肺

肌肤因痈疡疮毒，未能清解消透，疮毒内归脾肺，导致水液代谢受阻，溢于肌肤，亦成水肿。

3. 水湿浸渍，脾气受困

久居湿地，或冒雨涉水，水湿之气内侵，或平素饮食不节，多食生冷，均可使脾为湿困，失其健运，水湿不运，泛于肌肤，而成水肿。

4. 湿热内盛，三焦壅滞

湿热久羁，或湿郁化热，中焦脾胃失其升清降浊之能，三焦为之壅滞，水道不通，而成水肿。

5. 饮食劳倦，伤及脾胃

饮食不节，劳倦太过，脾气亏虚，运化失司，水湿停聚不行，横溢肌肤，而成水肿。

6. 房劳过度，内伤肾元

生育不节，房劳过度，肾精亏耗，肾气内伐，不能化气行水，遂使膀胱气化失常，开合不利，水液内停，形成水肿。

（二）病机

肺、脾、肾三脏相互联系，相互影响。如肾虚水泛，逆于肺，则肺气不降，失其通调水道之职，使肾气更虚而加重水肿。若脾虚不能制水，水湿壅盛，必损其阳，久则导致肾阳亦衰；反之，肾阳衰不能温养脾土，脾肾俱虚，亦可使病情加重。正如《景岳全书·肿胀》指出："凡水肿等证，乃肺脾肾三脏相干之病。盖水为至阴，故其本在肾；水化于气，故其标在肺；水惟畏土，故其制在脾。今肺虚则气不化精而化水，脾虚则土不制水而反克，肾虚则水无所主而妄行。"其中以肾为本，以肺为标，以脾为制水之脏。此外，瘀血阻滞，损伤三焦水道，往往可使水肿顽固不愈。

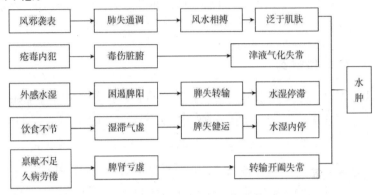

图 6-1　水肿的病因病机演变图

【辨证要点与鉴别诊断】

（一）辨证要点

1. 辨阳水阴水

阳水多由风邪外袭，水湿浸渍导致肺失宣降，脾失健运而成。发病急，每成于数日之间，水肿多由上而下，迅及全身，肿处皮肤绷急光亮，按之凹陷即起，兼见口渴、烦热、小便赤涩、大便秘结等表证、实证，一般病程较短。阴水多因脾肾亏虚，气化不利所致。病多逐渐发生，或由阳水转变而来，水肿多由下而上，继及全身，肿处皮肤松弛，按之凹陷不起，大便稀薄，神疲气怯等里、虚、寒证，一般病程较长。

2. 辨外感内伤

水肿有外感和内伤之分。外感常有恶寒、发热、头痛、身痛、脉浮等表证；内伤多由内脏亏虚，正气不足或反复外感，损伤正气所致。故外感多实，内伤多虚。但反复外感，日久亦可由实转虚；内伤正气不足，抗病能力下降，也容易招致外感。

3. 辨病位病势

水肿的病位主要涉及肺、脾、肾，亦与心、肝有关。病在于肺，可见恶风发热，肢节酸楚，头面水肿，迅及全身，或见喘咳；病在于脾，可见全身水肿，身体困重，脘腹满闷而食少；病在于肾，可见面浮身肿，腰以下为甚，腰膝酸软；病在于心，可见面浮肢肿，心悸怔忡；病在于肝，可见肢体水肿，胸胁胀满，嗳气不舒。总之，应结合各脏的病症特点，综合分析以明辨之。水肿的病势亦即疾病的发展趋势。如病始于何脏、将累及何脏；是脾病及于肾，还是肾病及脾；是气病及水，还是水停而滞气；是水停致瘀阻，还是血瘀致水停；是正复邪退，还是正衰邪盛等。这对治疗和预后都有重要关系。

4. 辨病之兼夹

水肿常与痰饮、血证、喘证、心悸、鼓胀、癃闭等病症先后或同时出现，且部分患者常可见到多种兼证。临证时应注意分清主次，论治时才能正确处理其标本缓急。

5. 辨证结合临床辅助检查

水肿者一般均应检查血常规、尿常规、大便常规等，尤其应注意有无贫血、尿蛋白及尿微量蛋白等；根据病情，如久病者可进行病情观察，如病因不明者，可追查病因，可选做肾功能、肝功能、血脂、血清蛋白、电解质检查、二氧化碳结合力、动脉血气分析等检测；或可选做心电图以及心、肾、肝、脾及胸腹部 B 超及胸部 X 线检查；必要时可做非创伤性心脏功能检测、CT 及醛固酮、类固醇等检查。

（二）鉴别诊断

1. 鼓胀

鼓胀与水肿均可见肢体水肿，腹部膨隆。但鼓胀主要影响肝、脾、肾，脾虚木贼，湿热相乘，水聚腹腔，单腹肿胀，青筋暴露；病重时或兼下肢肿，或先有积聚后成鼓胀，有时小便减少。而水肿主要影响肺、脾、肾而致水气通调失职，水泛肌肤，四肢皮色不变，发病时头面或下肢先肿，甚者全身水肿，可有喘息但先肿后喘，多伴有尿量减少。

2. 饮证

饮证由水气射肺所致，病位在肺，水凌胸肺，久咳喘逆后，面目水肿，其形如肿，实不是肿；严重时可见身肿，先喘，久喘才成肿胀，小便初正常，后偶有不适。

【西医相关疾病及特征性症状】

1. 心病性水肿

主要是右心衰竭所致。导致右心衰竭的常见疾病是风湿性心脏病、肺源性心脏病与心肌病、心包炎等。因心力衰竭程度不同，水肿可自轻度的踝部水肿以至严重的全身性水肿。心病性水肿的特点是首先发生于下垂部位。非卧床患者水肿则首先出现于下肢，尤以踝部较明显；卧床患者的水肿则首先出现于低部。严重患者可发生全身性水肿及腹腔积液、胸腔积液、心包积水等。根据患者的既往心脏病病史、体征及慢性右心衰竭的临床表现，一般不难诊断。

2. 肾病性水肿

常见于急性肾炎与肾病综合征。肾病性水肿的特点是，疾病早期只于早晨起床时发现眼睑或颜面水肿，以后发展为全身性水肿，个别患者水肿发展迅速，开始即可有全身性水肿。同时伴有其他肾病征象，如高血压、蛋白尿、血尿、管型尿等。疾病初期多有发热、恶寒、咽痛、全身酸痛等外感症状。

3. 肝病性水肿

主要是肝硬化引起门脉高压以及肝功能减退、血浆蛋白减少与营养缺乏所致，以腹腔积液为主。腹腔积液出现之前可有轻度下肢水肿。此外，患者伴有食欲减退、乏力、腹胀、恶心、腹泻等消化不良症状。体检：患者面色晦暗，有蜘蛛痣与肝掌，肝脏肿大，质韧，表面凹凸不平，边缘锐利而无压痛。化验：肝功异常，球蛋白进行性增加，白蛋白进行性减少，白球比例倒置。B超检查可协助诊断。除各种原因的肝硬化外，肝癌也是肝病性水肿的常见原因。

4. 营养不良性水肿

水肿逐渐发生，常在体重减轻显著时出现，初起程度轻，局限于下肢或面部，尤以足背部为最明显，呈凹陷性水肿，劳累后加重，常有各种引起营养障碍的病史，如饮食习惯特殊、慢性腹泻、肠寄生虫、慢性失血等。营养不良性水肿常与某些维生素缺乏合并存在，尤其是维生素 B_1 缺乏，可伴有末梢神经炎方面的症状。严重者可伴有腹腔积液，腹腔积液为漏出液。营养不良性水肿主要是由于低蛋白血症，或同时伴有维生素 B_1 缺乏所致。

5. 妊娠性水肿

妊娠后，肢体、面目等部位发生水肿，称"妊娠水肿"，亦称"妊娠肿胀"。主要由于孕妇内分泌发生改变，致使体内组织中水分及盐类潴留（钠潴留）。另外，妊娠子宫压迫盆腔及下肢的静脉，阻碍血液回流，使静脉压增高，故水肿经常发生在肢远端，以足部及小腿为主。特别从事站立工作的女性更为明显。妊娠中晚期，由于子宫压迫盆腔静脉，站立位工作腹内压力增加，都会影响下肢静脉回流，从而导致下肢水肿。但是，营养不良性低蛋白血症，贫血和妊高征也是妊娠性水肿的重要原因。

6. 特发性水肿

特发性水肿是水肿中较为常见的一种。水肿从分类上讲有心源性、肾源性、肝源性、营养不良性等，这些水肿都有明显的原因，而特发性水肿，却无明确的发病原因，故冠以"特发性"一词。虽然它的病因目前尚未完全弄清，但从病理学的角度上说是一种水盐代谢紊乱，细胞外液在皮下间隙有异常增多。特发性水肿的特点主要是水肿的发生与体位有着密切的关系。在长时间站立或活动、摄入盐后出现或加重，平卧位休息后又逐渐减轻至消失。水肿常发生在早晨，颜面及手部比较明显，下午以下肢和足部显著。此外，患者早晚体重变化较大，就寝前体重比起床时可平均增加 1 千克或更多。特发性水肿虽然病程绵长，但大部分是可以自愈的。

【辨证论治】

（一）阳水

1. 风水相搏

◇临床表现：眼睑水肿，继则四肢及全身皆肿，来势迅速。可兼恶寒，发热，肢节酸楚，小便不利等症。偏于风热者，伴咽喉红肿疼痛；舌质红，脉浮滑数。偏于风寒者，兼恶寒，咳喘；舌苔薄白，脉浮滑或浮紧。

◇治法：疏风清热，宣肺行水。

◇代表方：越婢加术汤。

◇歌诀：**越婢加术金匮方，麻黄石膏枣生姜；**
甘草白术共相配，风水重肿自尔康。

麻黄，宣降肺气，通调水道；石膏，辛寒，制麻黄之发汗，加强其利水之效；生姜，温胃散水；大枣、甘草，护中和胃。

2. 湿毒浸淫

◇临床表现：眼睑水肿，延及全身，皮肤光亮，尿少色赤，身发疮痍，甚则溃烂，恶风发热；舌质红，苔薄黄，脉浮数或滑数。

◇治法：宣肺解毒，利湿消肿。

◇代表方：麻黄连翘赤小豆汤合五味消毒饮。

◇歌诀：**麻黄连翘赤小豆，桑白杏草姜枣助；**
宣肺解毒消湿肿，湿热兼表黄疸疗。

◇歌诀：**五味消毒疗诸疔，银花野菊蒲公英；**
紫花地丁天葵子，煎加酒服效非轻。

荆芥、防风、羌活、独活，疏风以散解在表余毒；麻黄、杏仁、桑白皮，疏肺行水，以上诸药发汗去上半身肿。赤小豆、茯苓、泽泻、猪苓、防己，利水消肿，利小便去，下半身肿；枳壳、桔梗、柴胡、前胡，行气利肺，气行则水行。商陆、泽膝、逐水；赤芍、当归，和血；金银花、甘草、野菊花、蒲公英、紫花地丁，清热解毒。

3. 水湿浸渍

◇临床表现：全身水肿，下肢明显，按之没指，小便短少，身体困重，胸闷，纳呆，泛恶，起病缓慢，病程较长；苔白腻，脉沉缓。

◇治法：运脾化湿，通阳化水。

◇代表方：五皮饮和胃苓汤。

◇歌诀：**五皮散用五般皮，陈苓姜桑大腹齐；**
或用五加去桑白，脾虚腹胀颇相宜。

◇歌诀：平胃散内君苍术，厚朴陈草姜枣煮；
　　　　燥湿运脾又和胃，湿滞脾胃胀满除。
◇歌诀：五苓散治太阳腑，白术泽泻猪苓茯；
　　　　桂枝化气兼解表，小便通利水饮逐。
胃苓汤=平胃散+五苓散。

陈皮、苍术、川厚朴、大腹皮，行气燥湿，气燥则水行。茯苓；猪苓、泽泻、大枣、甘草，调和营卫；桑白皮，利水消肿，水通则脾燥；白术、桂枝，和胃通阳；生姜温散水气。

4. 湿热壅盛

◇临床表现：遍体水肿，皮肤绷急光亮，胸脘痞闷，烦热口渴，小便短赤，大便干结；舌红，苔黄腻，脉沉数或濡数。

◇治法：分利湿热。

◇代表方：疏凿饮子。

◇歌诀：疏凿槟榔及商陆，苓皮大腹同椒目；
　　　　赤豆艽羌泻木通，煎加生姜阳水服。

羌活、秦艽，疏风透表；大腹皮、茯苓皮、生姜皮，辛散淡渗皮肤之水；泽泻、木通，通利下窍、行水；商陆、槟榔，破结逐水；椒目、赤小豆，佐商陆、槟榔，行水。

（二）阴水

1. 脾阳虚衰

◇临床表现：身肿日久，腰以下为甚，按之凹陷不易恢复，脘腹胀闷，纳减便溏，面色不华，神疲乏力，四肢倦怠，小便短少；舌质淡，苔白腻或白滑，脉沉缓或沉弱。

◇治法：健脾温阳利水。

◇代表方：实脾饮。

生姜、附子、草果、白术，温壮脾阳，以散水浊；茯苓、白术、炙甘草、生姜、大枣，健脾补气；大腹皮、木瓜、茯苓，利水祛湿；木香、川厚朴、大腹皮，理气行水。

2. 肾阳衰微

◇临床表现：水肿反复消长不已，面浮身肿，腰以下甚，按之凹陷不起，尿量减少或反多，腰酸冷痛，四肢厥冷，怯寒神疲，面色苍白，心悸胸闷，喘促难卧，腹大胀满；舌质淡胖，苔白，脉沉细或沉迟无力。

◇治法：温肾助阳，化气行水。

◇代表方：真武汤。

白术、附子，温肾暖土，制水散寒；生姜、茯苓，散寒利水；芍药破结行水，以散水逆。

3. 瘀水互结

◇临床表现：水肿延久不退，肿势轻重不一，四肢或全身水肿，以下肢为主，或有皮肤瘀斑腰部刺痛，或伴血尿；舌紫暗，苔白，脉沉细涩。

◇治法：活血祛瘀，化气行水。

◇代表方：桃红四物汤合五苓散。

◇**歌诀：四物熟地归芍芎，补血调血此方宗；**
营血虚滞诸多症，加减运用贵变通。

桃红四物汤=四物汤+桃仁、红花

桃仁、红花、熟地黄、白芍、当归、川芎、桂枝、泽泻、茯苓、猪苓、白术。

第二节 淋证

【歌诀】

> 淋证涩痛小便频，气血膏劳石热分，
> 热淋通利八正散，石淋石韦增三金，
> 血淋小蓟凉止血，知柏地黄滋阴分，
> 气淋虚证补中气，实证沉香功效灵，
> 膏淋小便浊如泔，程氏萆薢分清痊，
> 劳淋气虚劳累发，常服无比山药丸。

淋证是以小便频数，淋沥刺痛，欲出未尽，小腹拘急，或痛引腰腹为主证的病症。西医学中的急慢性尿路感染、泌尿道结核、尿路结石、急慢性前列腺炎、化学性膀胱炎、乳糜尿以及尿道综合征等病具有淋证表现者，均可参照本节辨证论治。

【病因病机】

（一）病因

1. 膀胱湿热

多食辛热肥甘之品，或嗜酒太过，酿成湿热，下注膀胱；或下阴不洁，秽浊之邪侵入膀胱，酿成湿热，发而为淋。若小便灼热刺痛者为热淋。若湿热蕴积，尿液受其煎熬，日积月累，尿中杂质结为砂石，则为石淋。若湿热蕴结于下，以致气化不利，无以分清泌浊，脂液随小便而去，小便如脂如膏，则为膏淋。若热盛伤络，迫血妄行，小便涩痛有血，则为血淋。

2. 脾肾亏虚

久淋不愈，湿热耗伤正气，或年老，久病体弱，以及劳累过度，房事不节，均可导致脾肾亏虚。脾虚则中气下陷，肾虚则下元不固，因而小便淋沥不已。如遇劳即发者，则为劳淋；中气不足，气虚下陷者，则为气淋；肾气亏虚，下元不固，不能制约脂液，脂液下泄，尿液浑浊，则为膏淋；肾阴亏虚，虚火灼络，尿中夹血，则为血淋。

3. 肝郁气滞

恼怒伤肝，气滞不宣，气郁化火，或气火郁于下焦，影响膀胱的气化，则少腹作胀，小便艰涩而痛，余沥不尽，而发为气淋。此属气淋的实证，中气下陷所致气淋，是为气淋的虚证。所以《医宗必读·淋证》篇指出："气淋有虚实之分。"

（二）病机

淋证的病机主要是湿热蕴结下焦，导致膀胱气化不利。若病延日久，热郁伤阴，湿遏阳气，或阴伤及气，可导致脾肾两虚，膀胱气化无权，则病症从实转虚，而见虚实夹杂。

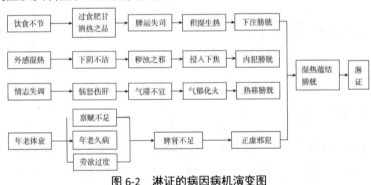

图 6-2　淋证的病因病机演变图

【辨证要点与鉴别诊断】

（一）辨证要点

淋证的辨证首先要辨别淋证的类型，其次要审察症候虚实，并注意示本缓急，结合其他临床辅助检查来进行。

1. 辨别淋证类型

各种淋证既有共同的病机、证候特点，也有各自不同的病机、证型和相应的发展变化规律。正是由于具有差别，辨别淋证类型就是抓住了辨证的纲领，对于指导采取相应的治疗方法具有重要的意义。热淋以小便灼热刺痛为特点；血淋见溺血而痛；气淋则少腹胀满较为明显，小便艰涩疼痛，尿有余沥；膏淋见小便浑浊如米泔，或滑腻如脂膏；石淋以小便排出砂石为主症，或未见砂石，但通过腹部平片及 B 超检查证实尿路中有砂石存在；劳淋以小便淋沥不已为主症，遇劳即发。

2. 辨病程与小便性状以分虚实

在确定淋证的类型后，必须辨别各淋证的属虚属实。《证治汇补》云："淋有虚实，不可不辨。"一般说来，淋证的虚实可根据病程的长短、小便的性状以及全身情况进行判断。一从淋证的病相判断，新病初起或在急性发作阶段属实，以湿热蕴蒸、砂石结聚、气滞不利为主；久病多虚，病在脾肾，以脾肾虚损、气阴两虚为主，或呈虚实夹杂之候。二从小便的性状判断，包括小便的性质与状况。判断小便的性质主要是根据小便的色泽、长短等进行的，小便浑浊黄赤者多为湿热邪气盛，小便清白而长者多为邪退或正虚。小便的状况主要是指淋证特有的水道不利症状，亦即小便时通畅的情况、有无尿道不适等。有无尿痛是鉴别虚实的重要指征。《慎斋遗书》云："痛者为实，不痛者为虚。"《证治准绳》云"有小便艰涩如淋，不痛而痒者"属虚。可以说，尿痛的轻重有无与湿热邪气的盛衰密切相关，尿痛甚者则邪亦甚；尿痛减轻或消失则表示邪气退却或已被消除。但应注意病情特别危重者，或高龄体质衰弱者，有时尿痛反不明显。三从全身情况或伴随症状及舌脉等判断。

3. 注意标本缓急

因为各种淋证之间既可同时存在，又可相互转化，淋证之虚实同样如此，所以辨证上就必须关注淋证的标本缓急问题。一般是按照正气为本，邪气为标；病因为本，证候为标；旧病为本，新病为标等标本关系来进行分析判断，以便确定治法方药。以劳淋转为热淋为例，从邪与正的关系看，劳淋正虚是本，热淋邪实是标；根据急则治其标，缓则治其本的原则，当以治热淋为急务，从而确立先予利尿通淋、清热解毒，选用相应的方药，使湿热渐清；则转以扶正为主。又如石淋并发热淋时，按新旧标本和标本缓急的理论，应先治热淋，再治石淋；如并发尿道阻塞等急症情况，则以有无并发尿道阻塞来分标本缓急；此外，若石淋不除，则热淋或尿道阻塞仍有再发之可能，故标急解除后，仍须治疗石淋。

（二）鉴别诊断

1. 癃闭

二者均属膀胱气化不利，故皆有排尿困难、点滴不畅之症状。但淋证尿频而尿痛，且每日排尿总量多于正常；癃闭则无尿痛，每日排尿量少于正常，严重时甚至无尿。诚如《医学心悟·小便不通》所云："癃闭与淋证不同，淋则便数而茎痛，癃闭则小便点滴而难通。"但癃闭复感湿热，常可并发淋证，而淋证日久不愈，亦可发展成癃闭。

2. 尿血

血淋与尿血都有小便出血，尿色红赤，甚至溺出纯血等症状。其鉴别的要点是有无尿痛。如《丹溪心法·淋》所云："痛者为血淋，不痛者为尿血。"

3. 尿浊

膏淋与尿浊在小便浑浊症状上相似，但后者在排尿时无疼痛滞涩感可资鉴别。即如《临证指南医案·淋浊》所言："大凡痛则为淋，不痛为浊。"

4. 多尿

淋证尿急、尿频，其排尿量并不一定增多，甚至伴有尿痛。多尿是排尿次数与排尿量均增多，但无尿急、尿痛等病状，还要检查尿道是否有畸形、肿物、尿道口异常等。

【西医相关疾病及特征性症状】

1. 肾盂肾炎

急性期尿痛、尿频、尿急，伴有发热恶寒、血尿，或少量蛋白尿。病期超过6个月为慢性肾盂肾炎，可反复发作，有烧灼感。体检肾区有压痛和叩击痛，化验可有脓尿，每于劳累、生气、感冒后加重。

2. 膀胱、尿道炎

小便时尿道疼痛，伴尿急、尿频。一般无发热，很少腰痛，尿化验有红、白细胞及脓细胞，严重者可引起血尿。

3. 泌尿系结石

尤其膀胱结石或尿道结石，每于尿时耻骨上或会阴部钝痛或剧痛，明显的尿频、尿急。患儿常于排尿时因疼痛而用手握阴茎哭闹不已。有时出现尿流中断，排尿困难或排出细小砂石。X线片有助于诊断。

4. 前列腺炎

前列腺炎急性发作时，可出现尿频、尿急、尿痛。其疼痛大多发生在小便终了，或出现小便困难。慢性期小便前后有白色液体流出，常有会阴部、阴囊部或腰骶部反射性胀痛或拘急不舒，当坐立过久后症状加重。其他如膀胱肿瘤、阴茎癌、膀胱结核，有时亦可引起尿痛。

【辨证论治】

1. 热淋

◇临床表现：小便频数短涩，灼热刺痛，溺色黄赤，少腹拘急胀痛，寒热起伏，口苦，呕恶，腰痛拒按，大便秘结；苔黄腻，脉滑数。

◇治法：清热利湿通淋。

◇代表方：八正散。

◇歌诀：**八正木通与车前，萹蓄大黄栀滑研；**
　　　　草梢瞿麦灯芯草，湿热诸淋宜服煎。

方中萹蓄、瞿麦、木通、车前子、滑石，通淋利湿；大黄、山栀子、甘草梢，清热泻火。大便秘结、腹胀者，可重用生大黄，并加用枳实，以通腑泄热。伴见寒热、口苦呕恶者，可合小柴胡汤以和解少阳。湿热伤阴者，去大黄，加生地黄、知母、白茅根以养阴清热。

2. 石淋

◇临床表现：尿中夹砂石，排尿涩痛，或排尿时突然中断，尿道窘迫疼痛，少腹拘急，往往突发，一侧腰腹绞痛难忍，甚则牵及外阴，尿中带血；舌红，苔薄黄，脉弦或带数。

◇治法：清热利湿，排石通淋。

◇代表方：石韦散。

◇歌诀：**石韦散中有冬葵，车前瞿麦滑石随；**
　　　　热砂淋下赤涩痛，清热利水通淋魁。

本方有清热利湿、通淋排石的功效，并可加金钱草、海金砂、鸡内金等以加强排石消坚的作用。腰腹绞痛者，可加芍药、甘草以缓急止痛；如见尿中带血，可加小蓟草、生地黄、藕节以凉血止血。如兼有发热，可加蒲公英、黄柏、大黄，以清热泻火；如石淋日久，证见虚实夹杂，当标本兼顾，气血虚亏者，宜二仙散合八珍汤；阴液耗伤者，宜六味地黄丸合石韦散。

3. 血淋

◇临床表现：小便热涩刺痛，尿色深红，或夹有血块，疼痛满急加剧，心烦；舌尖红，苔黄，脉滑数。

◇治法：清热通淋，凉血止血。

◇代表方：小蓟饮子。

◇歌诀：**小蓟生地藕蒲黄，滑竹通栀归草襄；**
凉血止血利通淋，下焦瘀热血淋康。

方中小蓟、生地黄、蒲黄。小蓟，可重用至30g；生地黄，以鲜者为宜；木通、竹叶，降心火，利小便；栀子，清泄三焦；滑石，利水通淋；当归，引血归经；生甘草梢，泻火而能走达茎中以止痛；血多痛甚者，可选择三七、琥珀粉，以化瘀通淋止痛。虚证用知柏地黄丸，以滋阴清热，并可加墨旱莲、阿胶等以补虚止血。

4. 气淋

◇临床表现：郁怒之后，小便涩滞，淋沥不已，少腹胀满疼痛；苔薄白，脉弦。

◇治法：理气疏导，通淋利尿。

◇代表方：沉香散。

◇歌诀：**沉香散石韦滑石，归陈白芍冬葵子；**
王不留行甘草加，温补通淋功可知。

实证用沉香散加味。方中，沉香、橘皮，利气；当归、白芍，柔肝；甘草，清热；石韦、滑石、冬葵子、王不留行，利尿通淋。胸闷胁胀者，可加青皮、乌药、小茴香以疏通肝气；日久气滞血瘀者，可加红花、赤芍、川牛膝以活血行瘀。虚证用补中益气汤以补益中气；兼血虚肾亏者，可用八珍汤加杜仲、枸杞子、怀牛膝，以益气养血，脾肾双补。

5. 膏淋

◇临床表现：小便浑浊，乳白或如米泔水，上有浮油，置之沉淀，或伴有絮状凝块物，尿道热涩疼痛，尿时阻塞不畅，口干；舌质红，苔黄腻，脉濡数。

◇治法：清热利湿，分清泄浊。

◇代表方：程氏萆薢分清饮。

◇歌诀：**程氏萆薢分清饮，黄柏茯苓术丹参；**
莲子菖蒲及车前，湿热淋浊功效真。

实证用程氏萆薢分清饮加减。方中，萆薢、菖蒲，清利湿浊；黄柏、车前子，清热以行气利湿；白术、茯苓，健脾除湿；莲子心、丹参，以清心活血通络，使清浊分，湿热祛，络脉通，脂液重归其道。少腹胀，尿涩不畅者，加乌药、青皮；小便夹血者，加小蓟、藕节、白茅根。虚证用膏淋汤。方中，党参、山药，补脾；地黄、芡实，滋肾；龙骨、牡蛎、白芍，固涩脂液。脾肾两虚之中气下陷，肾失固涩者，可用补中益气汤合七味都气丸，益气升陷，滋肾固涩。

6. 劳淋

◇临床表现：小便不甚赤涩，溺痛不甚，但淋沥不已，时作时止，遇劳即发，病程缠绵；面色萎黄，少气懒言，神疲乏力，小腹坠胀，里急后重或大便时小便点滴而出，腰膝酸软，肾阳虚见畏寒肢冷，肾阴虚见面色潮红，五心烦热；舌质淡，脉细弱。

◇治法：补脾益肾。

◇代表方：无比山药丸。

◇歌诀：**无比山药地巴萸，苁蓉五味杜膝菟；**
茯神泽泻赤石脂，健脾益肾功效著。

方中，山药、茯苓、泽泻，健脾利湿；熟地黄、山茱萸、巴戟天、杜仲、牛膝、五味子、肉苁蓉，益肾固涩。如脾虚气陷，少腹坠胀，小便点滴而出，可配合补中益气汤以益气升陷；如肾阴亏虚，面色潮红、五心烦热，舌质红，脉细数，可配合知柏地黄丸以滋阴降火；肾阳虚衰者，可配合右归丸以温补肾阳。

第三节　癃闭

【歌诀】

癃闭似淋闭不通，上焦不外肺热壅，
中清不升浊弗降，下属湿热肾不充，
膀胱湿热八正解，肺热壅盛清肺攻，
肝郁气滞沉香散，浊瘀阻塞代抵当，
脾虚补中与春泽，肾阳衰用济肾丸。

癃闭是以小便量少，排尿困难，甚则小便闭塞不通为主要特征的病症。其中小便不畅，点滴而短少，病势较缓者称为癃；小便闭塞，点滴不通，病势较急者称为闭。二者虽有程度上的差别，但都是指排尿困难，故多合称为癃闭。西医学中神经性尿闭、膀胱括约肌痉挛、尿道结石、尿路肿瘤、尿道损伤、尿道狭窄、前列腺增生、脊髓炎等所致的尿潴留以及肾功能不全引起的少尿、无尿等均属于本病范畴，可参照本节辨证论治。

【病因病机】

（1）湿热蕴结：过食辛辣肥腻，酿湿生热，湿热不解，下注膀胱，或湿热素盛，肾热下移膀胱，或下阴不洁，湿热侵袭，膀胱湿热阻滞，气化不利，小便不通，或尿量极少，而为癃闭。

（2）肺热气壅：肺为水之上源。热邪袭肺，肺热气壅，肺气不能肃降，津液输布失常，水道通调不利，不能下输膀胱；又因热气过盛，下移膀胱，以致上下焦均为热气闭阻，气化不利，而成癃闭。

（3）脾气不升：劳倦伤脾，饮食不节，或久病体弱，致脾虚清气不能上升，则浊气难以下降，小便因而不通，而成癃闭。故《灵枢·口问》曰："中气不足，溲便为之变。"

（4）肾元亏虚：年老体弱或久病体虚，肾阳不足，命门火衰，气不化水，是以"无阳则阴无以化"，而致尿不得出；或因下焦炽热，日久不愈，耗损津液，以致肾阴亏虚，水府枯竭，而成癃闭。

（5）肝郁气滞：七情所伤，引起肝气郁结，疏泄不及，从而影响三焦水液的运行和气化功能，致使水道通调受阻，形成癃闭。且肝经经脉绕阴器，抵少腹，这也是肝经有病，可导致癃闭的原因。所以《灵枢·经脉》提出："肝足厥阴之脉，………是主肝所生病者，……遗溺、闭癃。"

（6）尿路阻塞：瘀血败精，或肿块结石，阻塞尿道，小便难以排出，因而形成癃闭。即《景岳全书·癃闭》所云："或以败精，或以槁血，阻塞水道而不通也。"

《素问·灵兰秘典论》曰："膀胱者，州都之官，津液藏焉，气化则能出矣。"小便的通畅有赖于膀胱的气化，因此，本病的病位在膀胱。《素问·经脉别论》又曰："饮入于胃，游溢精气，上输于脾。脾气散精，上归于肺，通调水道，下输膀胱，水精四布，五经并行。"

水液的吸收、运行、排泄，还有赖于三焦的气化和肺脾肾的通调、转输、蒸化，故癃闭的病位还与三焦、肺脾肾密切相关。上焦之气不化，当责之于肺，肺失其职，则不能通调水道，下输膀胱；中焦之气不化，当责之于脾，脾气虚弱，则不能升清降浊；下焦之气不化，当责之于肾，肾阳亏虚，气不化水，肾阴不足，水府枯竭，均可导致癃闭。肝郁气滞，使三焦气化不利，也会发生癃闭。此外，各种原因引起的尿路阻塞，均可引起癃闭。基本病机可归纳为三焦气化不利，或尿路阻塞，导致肾和膀胱气化失司。

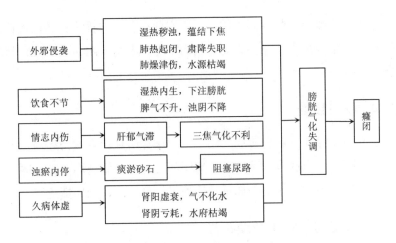

图 6-3　癃闭的病因病机演变图

【辨证要点与鉴别诊断】

（一）辨证要点

1. 细审主证

小便短涩热赤，属热或湿热；小便涩滞，涓滴而出，伴胁腹胀满，属气滞；时欲小便而不得出，或排尿无力，属气虚或阳虚；尿线变细或排尿中断，尿有血块，属浊瘀阻塞。

2. 确定病位

病位在膀胱，但可涉及三焦及肺脾肝肾等脏。

3. 详辨虚实

癃闭有虚实的不同，因湿热蕴结肺热气壅、肝郁气滞、浊瘀阻塞所致者，多属实证；因脾气不升、肾阳亏虚、命门火衰、气化不利者，多属虚证。应根据全身症状及排尿困难的有关症状辨别虚实，其主要依据：若起病较急，病程较短，体质较好，尿意窘迫，赤热或短涩，或突起尿闭，苔黄腻或薄黄，脉弦涩或数，属于实证；若起病较缓，病程较长，体质较差，精神疲乏，尿流无力或滴沥不尽，渐至尿闭，舌质淡，脉沉细弱，属虚证。

4. 权衡轻重

初起病"癃"，后来转成"闭"，为病势由轻转重；初起病"闭"后转成"癃"，为病势由重转轻。癃闭如见有小腹胀满疼痛、胸闷、气喘呕吐等症，则病情较重；如见神昏烦躁抽搐等症，则病情危笃。

5. 辨证结合临床辅助检查

癃闭的诊断首先应通过体格检查与 B 超确定膀胱有无尿潴留，其次应分清是急性发作还是缓慢间歇发作。对急性发作者，应确定有无机械性尿路阻塞，可做前列腺 B 超、腹部 X 线片或尿路造影检查。慢性且无尿路阻塞者，应考虑脊髓病变、神经性尿闭，并做相应的神经系统检查。亦应注意有无肾衰竭，并做肾功能、血常规、尿常规电解质及双肾的影像学检查等。

（二）鉴别诊断

1. 淋证

癃闭与淋证均属膀胱气化不利，故皆有排尿困难、点滴不畅的症候。但癃闭无尿道刺痛，每日尿量少于正常，甚或无尿排出。而淋证则小便频数短涩，滴沥刺痛，欲出未尽，而每日排尿量正常。《医学心悟·小便不通》所言："癃闭与淋证不同，淋则便数而茎痛，癃闭则小便短涩而难通。"淋证日久不愈，可发展成癃闭；而癃闭易感外邪，常可并发淋证。

2. 关格

关格和癃闭都以小便量少或闭塞不通为主要特点。但关格常由水肿、淋证、癃闭等经久不愈发展而来，是小便不通与呕吐并见的病症，常伴有皮肤瘙痒、口中尿味、四肢搐搦，甚或昏迷等症状。癃闭不伴有呕吐，部分患者有水蓄膀胱之症候，可以此鉴别。癃闭进一步恶化，可转变为关格。癃闭病情轻于关格。

3. 水肿

癃闭与水肿临床都表现为小便不利，小便量少。水肿是体内水液潴留，泛溢于肌肤，引起头面、眼睑、四肢水肿，甚者伴有胸、腹腔积液，并无水蓄膀胱之症候。癃闭多不伴有水肿，部分患者还兼有小腹胀满膨隆，小便欲解不能，或点滴而出的水蓄膀胱之症，可资鉴别。

【西医相关疾病及特性症状】

1. 肾前性少尿或无尿

各种原因所致的休克，严重脱水或电解质紊乱，心力衰竭，肾动脉栓塞，血栓形成或肿瘤压迫等均可出现少尿或无尿。其特点是：轻度或中度尿量减少，一般不会出现无尿，当去除病因，血压及血容量恢复正常后，尿量迅速增多。临床上要仔细询问病史。肾前性少尿属功能性肾衰竭。

2. 肾源性少尿或无尿

由肾脏本身发生病变所引起，又称器质性肾衰竭。常见有以下病症。

（1）急性肾小球肾炎。急性肾炎由于滤过率降低，尿量减少，严重者可引起无尿。患者开始可伴有发热恶寒，进而出现水肿、蛋白尿，血压增高等。一般诊断较易。

（2）各种慢性肾病。包括慢性肾炎、慢性肾盂肾炎、肾病综合征、肾结核、肾结石、肾肿瘤等。有以上慢性病史，逐渐发展至肾衰竭，出现一系列尿毒症的表现，少尿甚至无尿，尿比重低。尿中可有不同程度的蛋白质、各种管型、红白细胞等。血中非蛋白氮、肌酐升高。伴恶心、呕吐、头痛、精神异常、昏迷等。

（3）急性肾衰竭。由于肾组织严重缺血或毒性物质对肾组织损伤，可出现少尿或无尿。常见病因有各种休克，严重创伤，严重水电解质紊乱，严重感染，急性血管内溶血、各种肾毒物质中毒，如汞、蛇毒、卡那霉素、艮他霉素、磺胺药、万古霉素等。

【辨证论治】

1. 膀胱湿热

◇临床表现：小便点滴不通，或量极少而短赤灼热，小腹胀满，口苦口黏，或口渴不欲饮或大便不畅；舌质红，苔黄腻，脉数或濡数。

◇治法：清利湿热，通利小便。

◇代表方：八正散。

◇歌诀：**八正木通与车前，萹蓄大黄栀滑研；**
　　　　草梢瞿麦灯芯草，湿热诸淋宜服煎。

本方的功效是清热泻火，利水通淋。其中：木通、车前子、萹蓄、瞿麦，通闭利小便；山栀子，清化三焦之湿热；滑石、甘草，清利下焦之湿热；大黄，通便泻火。舌苔厚黄腻者，可加苍术、黄柏，以加强其清化湿热的作用；兼见心烦、口舌生疮糜烂者，可合导赤散，以清心火，利湿热。

2. 肺热壅盛

◇临床表现：小便不畅，甚或点滴不通，咽干，烦渴欲饮，呼吸急促，或有咳嗽；舌红，苔薄黄，脉数。

◇治法：清泻肺热，通利水道。

◇代表方：清肺饮。

◇歌诀：**证治汇补清肺饮，黄芩栀子桑白群；**
　　　　苓麦木通车前子，功在上清下利因。

黄芩、桑白皮，清肺泻热；麦冬，滋养肺阴；车前子、木通、山栀子、茯苓，清热通利小便。

3. 肝郁气滞

◇临床表现：小便不通或通而不爽，情志抑郁，或多烦善怒，胁腹胀满；舌红，苔薄黄，脉弦。

◇治法：理气解郁，通利小便。

◇代表方：沉香散。

◇歌诀：**沉香散石韦滑石，归陈白芍冬葵子；**
王不留行甘草加，温补通淋功可知。

沉香、橘皮、柴胡、青皮、乌药，疏肝理气；当归、王不留行、郁金，行下焦气血；石韦、车前子、冬葵子、茯苓，通利小便。

4. 浊瘀阻塞

◇临床表现：小便点滴而下，时有排尿中断，或尿如细线，甚则阻塞不通，小腹胀满疼痛；舌紫暗，或有瘀点、瘀斑，脉涩。

◇治法：行瘀散结，通利水道。

◇代表方：代抵当丸。

◇歌诀：**代抵当丸大黄硝，生地肉桂甲归桃；**
证治准绳奇方出，通瘀散结利水道。

当归尾、穿山甲片、桃仁、莪术，活血化瘀；大黄、芒硝、郁金，通瘀散结；肉桂、桂枝，助膀胱气化。

5. 脾气不升

◇临床表现：时欲小便而不得出，或量少而不畅，伴小腹坠胀，神疲乏力，食欲不振，气短而语声低微；舌淡，苔薄，脉细弱。

◇治法：升清降浊，化气行水。

◇代表方：补中益气汤合春泽汤。

春泽汤=五苓散＋人参。

人参、党参、黄芪、白术，益气健脾；桂枝、肉桂，通阳以助膀胱气化；升麻、柴胡，升提中气；茯苓、猪苓、泽泻、车前子，利水渗湿。

6. 肾阳衰惫

◇临床表现：小便不通或点滴不爽，排尿无力，面白神萎，神气怯弱，畏寒肢冷，腰膝冷而酸软无力；舌淡胖，苔薄白，脉沉细或弱。

◇治法：温补肾阳，化气利水。

◇代表方：济生肾气丸。

◇歌诀：肾气丸主肾阳虚，干地山药及山萸，
　　　　少量桂附泽苓丹，水中生火在温煦，
　　　　济生加入车牛犀，温肾利水消肿需，
　　　　十补丸有鹿茸味，主治肾阳精血虚。

肉桂、附子、桂枝，温肾通阳；地黄、山药、山茱萸，补肾滋阴；车前子、茯苓、泽泻，利尿。

第四节　关格

【歌诀】

小便不通谓之关，呕吐不止称为格，
多由脾肾阳气衰，壅塞三焦是水浊，
脾肾阳虚湿浊蕴，温脾汤与吴萸合，
肝肾阴虚肝风动，羚角钩藤与杞黄，
肾衰邪气陷心包，涤痰参附与苏和。

小便不通称之为关；呕吐不止称之为格；小便不通与呕吐不止并见称之为关格。关格属于危重病症，多由脾肾阳气衰微，阳不化水，水浊内聚，壅塞三焦，升降失调而致的小便不通与呕吐并见的病症。多见于水肿、癃闭、淋证等病症的晚期。水肿、癃闭、淋证等病症，在反复感邪、饮食劳倦等因素作用下，或失治误治，使其反复发作，迁延不愈，

以致脾肾阴阳衰惫，气化不行，湿浊毒邪内蕴，气不化水，肾关不开，则小便不通；湿浊毒邪上逆犯胃，则呕吐，遂发为关格。《伤寒论·平脉法第二》云："关则不得小便，格则吐逆。"《证治汇补·关格》云："既关且格，必小便不通，旦夕之间，陡增呕恶。此因浊邪壅塞三焦，正气不得升降，所以关应下而小便闭，格应上而生呕吐，阴阳闭绝，一日即死，最为危候。"关格的另一含义为大便不通兼有呕吐，不属本篇讨论范围。

【病因病机】

脾肾阴阳衰惫是本，湿浊毒邪内蕴是标，故本病病理表现为本虚标实。在本病病变过程中，湿浊内阻中焦，脾胃升降失司，可致腹泻或便秘；湿浊毒邪外溢肌肤，可致皮肤瘙痒，或有霜样析出；湿浊毒邪上熏，可致口中臭秽，或有尿味，舌苔厚腻；湿浊上蒙清窍，可致昏睡或神志不清。随人体禀赋素质的差异，湿浊毒邪在体内又有寒化和热化的不同，寒化则表现为寒浊上犯的症候，热化则表现为湿热内蕴的症候。随着病情的发展，正虚不复，可由虚致损。由于阴阳互根，阳损可以及阴。又因五脏相关，肾病可以累及他脏。肾病及肝，肝肾阴虚，虚风内动，可致手足搐搦，甚至抽搐；肾病及心，邪陷心包，可致胸闷心悸，或心前区痛，甚则神志昏迷；肾病及肺，可致咳喘，胸闷，气短难续，不能平卧。

病机为本虚标实，寒热错杂，病位以肾为主，肾、脾、胃、心、肝、肺同病，其基本病机为脾肾阴阳衰惫，气化不利，湿浊毒邪上逆犯胃。由于标实与本虚之间可以互相影响，使病情不断恶化，因而最终可因正不胜邪，发生内闭外脱，阴竭阳亡的极危之候。

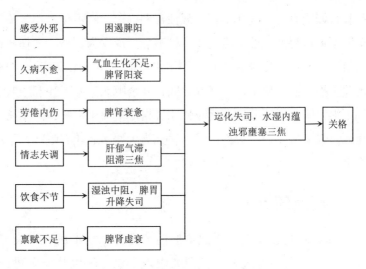

图 6-4　关格的病因病机演变图

【辨证要点与鉴别诊断】

（一）辨证要点

1.辨标本缓急

辨清本虚标实，孰急孰缓，分清主次。

2. 辨病性

首要辨清寒热。表现以寒湿症候为主者，多属肾阳衰惫，阳虚内寒，湿浊邪毒羁恋，证从寒化；表现以湿热为主者，多属肾阴衰惫，阴虚内热，湿浊邪毒久羁，证从热化。

3. 辨病位

临床表现为小便短少，甚或无尿者，其病位在肾；表现为恶心、呕吐者，病位在胃；表现为头晕目眩，位在肝；表现为心悸，神志昏蒙者病位在心。

（二）鉴别诊断

1. 关格与癃闭鉴别

关格以小便不通，并见呕吐为主证。癃闭以尿量减少，排尿困难，甚至小便不通为主证，一般无呕吐症状。

2. 关格与走哺鉴别

走哺是以呕吐伴有大小便不通利为主证的一类病症。往往先有大便不通，而后出现呕吐，呕吐物可以是胃内的饮食痰涎，也可带有胆汁和粪便，常伴有腹痛，最后出现小便不通，与关格之小便不通并见呕吐不同。

3.其他

呕吐、反胃、噎膈临床上都会出现呕吐症状，但都不并见小便不通之证。与关格显然不同。

【西医相关疾病及特性症状】

1. 急性肾功能衰竭

急性肾衰竭是指肾小球滤过率突然或持续下降，引起氮质废物体内潴留，水、电解质和酸碱平衡紊乱，导致各系统并发症的临床综合征。肾功能下降可发生在原来无肾脏病的患者，也可发生在原已稳定的慢性肾脏病患者，突然肾功能急剧恶化。

2. 慢性肾功能衰竭

慢性肾衰竭是指各种原因造成慢性进行性肾实质损伤，致使肾脏明显萎缩，不能维持基本功能，临床出现以代谢产物潴留，水、电解质和酸碱平衡失调，全身各系统受累为主要表现的临床综合征。

【辨证论治】

1. 脾肾阳虚，湿浊内蕴证

◇临床表现：小便短少，色清，甚则尿闭，面色晦滞，形寒肢冷，神疲乏力，水肿以腰下为主，纳差；舌淡体胖，边有齿印，苔白腻，脉沉细。

◇治法：温补脾肾，化湿降浊。

◇代表方：温脾汤合吴茱萸汤加减。

◇歌诀：**吴茱萸汤重用姜，人参大枣共煎尝；**
厥阴头痛胃寒呕，温中补虚降逆良。

附子、干姜、淫羊藿温补肾阳；人参、白术、茯苓益气健脾；姜半夏、陈皮、制大黄、六月雪化湿降浊；吴茱萸、生姜降逆止呕。水气凌心者，应加用己椒苈黄丸；尿少或小便不通者，可合用滋肾通关丸，以滋肾阴，助气化；皮肤瘙痒者，加用土茯苓、地肤子、白鲜皮燥湿止痒。

2. 肝肾阴虚，肝风内动证

◇临床表现：小便短少，呕恶频作，头晕头痛，面部烘热，腰膝酸软，手足抽搐；舌红，苔黄腻，脉弦细。

◇治法：滋补肝肾，平肝息风。

◇代表方：杞菊地黄丸合羚角钩藤汤加减。

◇歌诀：**俞氏羚角钩藤汤，桑菊茯神鲜地黄。**
贝草竹茹同芍药，肝风内动急煎尝。

杞菊地黄丸=六味地黄丸+枸杞+菊花

熟地黄、山药、山茱萸、枸杞子滋补肝肾；羚羊角、钩藤、石决明平肝息风；贝母、竹茹、胆南星、竹沥化痰止呕；制大黄、败酱草、六月雪降浊解毒。大便秘结，可加用生大黄以通腑降浊。若风阳内动，导致中风者，按中风论治。

3. 肾气衰微，邪陷心包证

◇临床表现：无尿或少尿，全身水肿，面白唇暗，四肢厥冷，口中尿臭，神识昏蒙，循衣摸床，舌卷缩、淡胖，苔白腻或灰黑，脉沉细欲绝。

◇治法：温阳固脱，豁痰开窍。

◇代表方：急用参附汤合苏合香丸，继用涤痰汤。

◇常用药：人参、附子回阳固脱；胆南星、石菖蒲、半夏、竹茹豁痰开窍；苏合香丸开窍醒神。若昏迷不醒，可静脉滴注醒脑静，开窍醒神；若狂躁痉厥，可服紫雪丹；若心阳欲脱，用参附龙牡汤。

第五节　遗精

【歌诀】

> 梦遗遗精滑精探，心肾失调最相关，
> 君相火旺连清心，更加三才封髓丹，
> 湿热草薢分清饮，劳伤心脾妙香散，
> 肾虚滑脱精不固，左归右归与金锁。

遗精是指以不因性活动而精液自行频繁泄出为主要特点的病症，常半有头昏、精神萎靡、腰腿酸软、失眠等。其中，因梦而遗精的称为"梦遗"；无梦而遗精，甚至清醒时无性刺激情况之下精液流出者称为"滑精"。西医学中的神经衰弱、神经症、前列腺炎、精囊炎等疾病如以遗精为主证者，属于本病范畴，可参照本病辨证论治。

【病因病机】

（一）病因

1. 劳心太过

凡情志失调，劳神太过，则心阳独亢，心阴被灼，心火不能下交肾水，肾水不能上济于心，心肾不交，水亏火旺，扰动精室而遗精。

2. 欲念不遂

少年气盛，情动于中，或心有恋慕，所欲不遂，或壮夫久旷，思慕色欲，皆令心动神摇，君相火旺，扰动精室而遗精。

3. 饮食不节

醇酒厚味，损伤脾胃，湿热酿生，蕴而生热，湿热扰动精室，或郁于肝胆，迫精下泄均可致遗精。

4. 恣情纵欲

青年早婚，房事过度，或少年无知，频繁手淫，或醉而入房，纵欲无度，日久肾虚精脱，或相火扰动精室，或肾不固精而成遗精。

（二）病机

遗精的病理变化总属肾失封藏，精关不固。其病位主要在肾，与心肝、脾三脏关系密切。病理因素为湿与火。病理性质有虚实之别，且多虚实夹杂。因君相火旺、湿热下注，扰动精室，精关不固而遗者多属实证；肾精亏损，封藏失职，精关不固而泄者多属虚证。在病理演变过程中往往出现阴虚火旺，阴虚湿热等虚实夹杂之证。

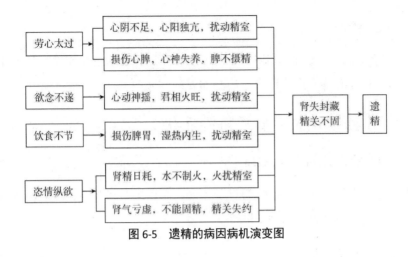

图 6-5　遗精的病因病机演变图

【辨证要点与鉴别诊断】

（一）辨证要点

（1）梦中遗精，每周超过 2 次；或清醒时，不因性生活而排泄精液。

（2）常伴有情绪不稳、精神不振、体倦乏力、腰腿酸软、头晕心悸、失眠多梦、记忆力减退等症。

（3）常有恣情纵欲、情志内伤、久嗜醇酒厚味等病史。

体检有无包茎、包皮过长、包皮垢刺激，并进行直肠指诊、前列腺液常规检查、前列腺和精囊 B 超等检查，有助于本病诊断。

（二）鉴别诊断

1. 早泄

早泄是性交时精液过早泄出，而影响性生活。诚如《沈氏尊生书》所描述："未交即泄，或乍交即泄。"这里明确指出了早泄的特征，以此可资与遗精鉴别。

2. 精浊

精浊常在大便时或排尿终了时发生，尿道口有米泔样或糊状分泌物溢出，并伴有茎中作痒作痛，痛甚如刀刻、火灼。

【西医相关疾病及特性症状】

1. 手淫或性行为过度

患者常有手淫病史或性交过于频繁，而逐渐引起遗精、滑精，并伴有头晕、四肢乏力、精神萎靡等。

2. 神经衰弱

遗精、早泄或阳痿，失眠、多梦、记忆力减退、头昏脑涨、注意力不集中、急躁易怒，以及耳鸣、眼花、精神萎靡等。可伴有自主神经或内脏器官功能紊乱症状，如心悸、面色潮红、手足发冷等。有的可出现气短、胸闷、腹泻或便秘等。临床各项检查均无阳性发现。

3. 前列腺炎

在前列腺炎急性期，患者可出现膀胱刺激症状，如尿频、尿急、尿末痛和排尿困难。慢性期排尿前后有白色液体流出，常有会阴部、阴囊部或腰骶部反射性胀痛不适感，当坐立过久后往往症状加重。由于病变对神经系统的影响，可伴有性功能紊乱和神经衰弱表现，如阳痿、早泄、遗精及头痛、失眠等。

4. 其他原因

包皮过长，包皮垢刺激，包皮或阴茎头发炎，肛门瘙痒等有时可引起遗精，临证应详细询问和检查。

【辨证论治】

1. 君相火旺

◇临床表现：遗精梦泄，性欲亢进，易举易泄，心烦寐差，潮热颧红，腰酸耳鸣，口干多饮，溲黄便结；舌红，苔少或薄黄，脉细数。

◇治法：清心泄肝。

◇代表方：黄连清心饮合三才封髓丹。

◇歌诀：**清心莲子石莲参，地骨柴胡亦茯苓；**
　　　　芪草麦冬车前子，躁烦消渴及崩淋。

◇歌诀：**三才封髓天地人，天冬熟地与人参；**
　　　　再加黄柏砂仁草，泻火固精保肾阴。

黄连、山栀子、灯芯草清心火；知母、黄柏、牡丹皮泄相火；生地黄、熟地黄、天冬滋水养阴；远志、酸枣仁、茯神养心安神。

2. 湿热下注

◇临床表现：遗精频作，小溲黄赤，热涩不畅，口苦而黏；舌质红，苔黄腻，脉濡数或滑数。

◇治法：清热利湿。

◇代表方：程氏萆薢分清饮。

◇歌诀：**程氏萆薢分清饮，黄柏茯苓术丹青；**
　　　　莲子菖蒲及车前，湿热淋浊功效真。

萆薢、黄柏、茯苓、车前子清热利湿；莲子心、石菖蒲、丹参清心安神；白术、薏苡仁健脾化湿。

3. 劳伤心脾

◇临床表现：遗精时作，劳则加重，失眠健忘；伴心悸气短，四肢倦怠，纳少腹胀，面色萎黄，大便溏薄；舌质淡胖、边有齿印，舌苔薄白，脉细弱。

◇治法：调补心脾，益气摄精。

◇代表方：妙香散。

◇歌诀：妙散山药与参芪，甘桔二茯远志随；
　　　　少佐辰砂木香麝，悸悸郁结梦中遗。

人参、黄芪、山药益气生精；茯神、远志清心调神；木香、桔梗、升麻理气升清。

4. 肾气不固

◇临床表现：遗精频作，多为无梦而遗，甚而滑精不禁；伴见头昏，腰膝酸软，形寒肢冷，面色㿠白，阳痿早泄，精液清冷，夜尿清长；舌质淡胖而嫩，苔白滑，脉沉细。

◇治法：补肾益精，固涩止遗。

◇代表方：金锁固精丸。

◇歌诀：金锁固精芡莲须，龙骨牡蛎沙苑需；
　　　　莲粉糊丸盐汤下，补肾涩精滑遗无。

沙苑子、杜仲、菟丝子、山药补肾益精；莲须、龙骨、牡蛎涩精止遗；金樱子、芡实、莲子、山茱萸补肾涩精。

第六节　阳痿

【歌诀】

阳痿劳伤情不和，饮食外邪宗筋弱，
柴胡疏肝解肝郁，龙胆泻肝清湿热，
命门火衰赞育丹，心脾亏虚归脾和，
若因惊恐肾气下，启阳娱心丹即可。

阳痿是指成年男子性交时阴茎痿软不举，或举而不坚，或坚而不久，无法进行正常性生活的病症。西医学中各种功能性及器质性疾病造成的男子阴茎勃起功能障碍等属于本病范畴，可参照本病辨证论治。

【病因病机】

（1）命门火衰：房劳太过，或少年误犯手淫，或早婚，以致精气亏虚，命门火衰，发为阳痿，正如《景岳全书·阳痿》所云："凡男子阳痿不起，多由命门火衰，精气虚冷。"

（2）心脾受损：胃为水谷之海，气血之源。忧愁思虑不解，饮食不调，损伤心脾，病及阳明冲脉，以致气血两虚，宗筋失养，而成阳痿。《景岳全书·阳痿》云："凡思虑焦劳忧郁太过者，多致阳痿。盖阴阳总宗筋之会……若以忧思太过，抑损心脾，则病及阳明冲脉……气血亏而阳道斯不振矣。"

（3）恐惧伤肾：大惊卒恐，惊则气乱，恐则伤肾，恐则气下，渐至阳道不振，举而不坚，导致阳痿。《景岳全书·阳痿》云："忽有惊恐，则阳道立痿，亦其验也。"

（4）肝郁不疏：肝主筋，阴器为宗筋之汇。若情志不遂，忧思郁怒，肝失疏泄条达，不能疏通血气而畅达前阴，则宗筋所聚无能，如《杂病源流犀烛·前阴后阴病源流》所云："又有失志之人，抑郁伤肝，肝木不能疏达，亦致阴痿不起。"

（5）湿热下注：过食肥甘，伤脾碍胃，生湿蕴热，湿热下注，热则宗筋弛纵，阳事不兴，可导致阳痿，经所谓壮火食气是也。《明医杂著·男子阴痿》按语中谓："阴茎属肝之经络。盖肝者木也，如木得湛露则森立，遇酷热则萎悴。"

阳痿的病因比较复杂，但以房劳太过，频犯手淫为多见。病位在肾，并与脾、胃、肝关系密切。病机主要有上述五种，并最终导致宗筋失养而弛纵，发为阳痿。五者中以命门火衰较为多见，而湿热下注较少，《景岳全书·阳痿》云："火衰者十居七八，而火盛者仅有之耳。"

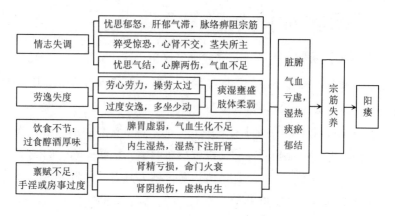

图 6-6　阳痿的病因病机演变图

【辨证要点与鉴别诊断】

（一）辨证要点

本病病位在宗筋，病变脏腑在肝、肾、心、脾。因本病有虚有实，亦有虚实夹杂者，故首先当辨虚实。标实者需区别气滞、湿热；本虚者应辨气血阴阳虚损之差别，病变脏器之不同；虚实夹杂者，先别虚损之脏器，后辨夹杂之病邪。

（二）鉴别诊断

阳痿是指欲性交时阴茎不能勃起，或举而不坚，或坚而不久，不能进行正常性生活的病症；早泄是同房时，阴茎能勃起，但因过早射精，射精后阴茎痿软的病症。二者在临床表现上有明显差别，但在病因病机上有相同之处，若早泄日久不愈，可进一步导致阳痿，故阳痿病情重于早泄。

【西医相关疾病及特性症状】

1. 神经衰弱

阳痿或遗精早泄，失眠多梦，记忆力减退，头昏目眩，注意力不集中，急躁易怒，耳鸣，精神萎靡等，可伴有自主神经或内脏器官功能紊乱症状，如心悸、面色潮红、手足发冷等。此类患者多思想负担过重，忧思不解，在用药治疗的同时，要注意做好思想工作，减轻思想负担。

2. 手淫或性行为过度

患者有手淫病史或性交过于频繁，在性交时偶遇特殊刺激，引起阳痿、遗精、滑精。伴头晕、乏力、精神不振等。

3. 其他慢性疾病

如前列腺炎、肝炎、结核病等，尤其一些慢性严重衰弱性疾病如尿毒症、再生障碍性贫血、肝硬化、白血病等，中医称之为虚劳病，常伴有阳痿。

【辨证论治】

1. 肝气郁结

◇临床表现：临房不举，睡中自举，或起而不坚，情怀抑郁，胸胁胀痛，嗳气，脘闷不适，食少便溏；舌质淡，苔薄白，脉弦或弦细。

◇治法：疏肝解郁，行气起痿。

◇代表方：柴胡疏肝散。

陈皮（醋炒）、柴胡、川芎、枳壳（麸炒）、芍药、甘草（炙）、香附。柴胡、香附疏肝理气；枳壳、陈皮化痰行气；可加牡丹皮、山栀子、龙胆以泄肝火；若气滞日久，兼有血瘀之证，可加川芎、丹参、赤芍以活血化瘀。

2. 湿热下注

◇临床表现：阳痿不举，阴茎弛长，睾丸坠胀作痛，阴囊瘙痒或潮湿多汗，泛恶口苦，胁胀腹闷，肢体困倦，尿黄赤涩灼痛，大便不爽，口黏口苦；舌质红，苔腻黄，脉滑数。

◇治法：清利湿热。

◇代表方：龙胆泻肝汤。

龙胆（酒炒）、黄芩（酒炒）、山栀子（酒炒）、泽泻、木通、车前子、当归（酒炒）、生地黄、柴胡、生甘草。龙胆、牡丹皮、山栀子、黄芩清肝泻火；木通、车前子、泽泻、土茯苓清利湿热；柴胡疏肝理气；当归、生地黄凉血坚阴。

3. 命门火衰

◇临床表现：阳痿不举，性欲减退，或举而不坚，精薄清冷，神疲倦怠，畏寒肢冷，面色㿠白，头晕耳鸣，腰膝酸软，夜尿清长，五更泄泻，阴器冷缩；舌淡胖，苔薄白，脉沉迟或细。

◇治法：温肾添精，壮阳起痿。

◇代表方：赞育丹。

◇歌诀：**赞育地归杞参术，山英茸床韭戟杜；**
桂附淫羊仙茅苁，肾阳火衰不育著。

熟地黄、白术（用冬术）、当归、枸杞子、仙茅（酒蒸一日）、杜仲（酒炒）、山茱萸、淫羊藿（羊脂拌炒）、巴戟天肉（甘草汤炒）、肉苁蓉（酒洗，去甲）、韭菜子（炒黄）、蛇床子（微炒）、附子（制）、肉桂。巴戟天、肉桂、淫羊藿、韭菜子壮命门之火；熟地黄、山茱萸、枸杞子、当归滋阴养血，从阴求阳。

4. 心脾亏虚

◇临床表现：阳痿不举，遇劳加重，心悸，失眠多梦，神疲乏力，面色萎黄，食少纳呆，腹胀便溏；舌淡、边有齿痕，苔薄白，脉细弱。

◇治法：健脾养心，益气起痿。

◇代表方：归脾汤。

白术、当归、白茯苓、黄芪（炒）、龙眼肉、远志、酸枣仁（炒）、人参、木香、甘草（炙）、党参。黄芪、白术、茯苓补气助运；当归、熟地黄、酸枣仁、远志养血安神；淫羊藿、补骨脂、九香虫、阳起石温补肾阳；木香、香附理气解郁。

5. 惊恐伤肾

◇临床表现：临房不举，时有自举，兼见胆怯多疑，言迟声低，心悸惊惕，夜寐多梦；舌质淡，苔白，脉弦细。

◇治法：益肾宁神壮胆。

◇代表方：启阳娱心丹。

◇**歌诀：四君茯神远志归，柴龙橘红药蒲随；**
　　　　　　砂枣二仁芍菟曲，启阳娱心恐伤肾。

人参、远志、茯神、菖蒲、甘草、橘红、砂仁、柴胡、菟丝子、白术、生酸枣仁、当归、白芍、山药、神曲。人参、菟丝子、当归、白芍益肾补肝壮胆；远志、茯神、龙齿、石菖蒲宁心安神；柴胡、香附、郁金理气疏郁。

第七节　早泄

【歌诀】

早泄多由情志伤，湿热侵袭纵欲狂，
久病体虚肾不固，虚多实少慎参详，
肝经湿热龙胆汤，阴虚火旺知柏黄，
心脾亏损归脾用，肾气不固金匮方。

早泄是指房事时过早射精而影响正常性交，是男子性功能障碍的常见病症，多与遗精、阳痿相伴出现。早泄多由情志内伤，湿热侵袭，纵欲过度，久病体虚所致。其基本病机为肾失封藏，精关不固。病位在肾，并与心脾相关。病理性质虚多实少，虚实夹杂症候亦在临床常见。辨证应分清虚实，辨别病位。治疗原则，虚证者宜补脾肾为主，或滋阴降火，或温肾添精，或补益心脾，佐以固涩。实证者宜清热利湿，清心降火。慎用补涩，忌苦寒太过，以防恋邪或伤及脾胃。

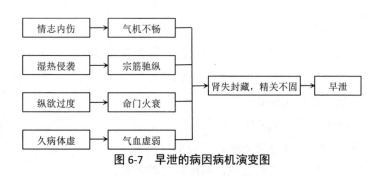

图 6-7　早泄的病因病机演变图

【辨证论治】

1. 肝经湿热证

◇临床表现：泄精过早，阴茎易举，阴囊潮湿，瘙痒坠胀，口苦咽干，胸胁胀痛，小便赤涩，舌红，苔黄腻，脉弦滑。

◇治法：清泻肝经湿热。

◇代表方：龙胆泻肝汤加减。

龙胆、山栀子、黄芩清泻肝火；泽泻、木通、黄柏、车前子清利湿热；柴胡、乌药疏肝理气；当归、生地黄柔肝坚阴。

2. 阴虚火旺证

◇临床表现：过早泄精，性欲亢进，头晕目眩，五心烦热，腰膝酸软，时有遗精，舌红，少苔，脉细数。

◇治法：滋阴降火。

◇代表方：知柏地黄丸加减。

知柏地黄丸=六味地黄丸+知母、黄柏

知母、黄柏、牡丹皮清降相火；生地黄、山茱萸、枸杞子、龟板滋水养阴；金樱子、芡实、龙骨益肾固精。

3. 心脾亏损证

◇临床表现：早泄，神疲乏力，形体消瘦，面色少华，心悸怔忡，食少便溏，舌淡，脉细。

◇治法：补益心脾。

◇代表方：归脾汤加减。

党参、黄芪、白术、炙甘草益气健脾；当归、生地黄、桂圆肉养血；酸枣仁、茯神、远志宁神；木香理气；山茱萸、龙骨、金樱子益肾固精。

4. 肾气不固证

◇临床表现：早泄遗精，性欲减退，面色㿠白，腰膝酸软，夜尿清长，舌淡苔薄，脉沉弱。

◇治法：益肾固精。

◇代表方：金匮肾气丸加减。

金匮肾气丸=六味地黄丸+附子、肉桂

熟地黄、山药、山茱萸补肾阴；附子、肉桂助阳；龙骨、金樱子、芡实涩精。

第七章 气血津液系疾病

第一节 郁病

【歌诀】

> 情志不舒郁病生，六郁总由气郁成，
> 肝郁柴胡疏肝散，气郁化火丹栀证，
> 半夏厚朴治梅核，甘麦大枣伤神灵，
> 心脾两虚用归脾，肾虚天王六味黄。

　　郁病是以心情抑郁、情绪不宁、胸部满闷、胁肋胀痛，或易怒易哭，或咽中如有异物梗阻等症为主要临床表现的一类病症。郁有广义和狭义之分。广义的郁，包括外邪、情志等因素所致之郁。狭义的郁，单指情志不舒之郁。本节所论之郁主要为狭义之郁。西医学中的抑郁症、焦虑症、癔症等均属于本病范畴，可参考本病辨证论治。

【病因病机】

　　郁病的病理因素有气、血、痰、火、湿、食。基本病机为：气机郁滞导致肝失疏泄，脾失健运，心失所养，脏腑阴阳气血失调。病位主要在肝，但可涉及心、脾、肾。病理性质初起属实，日久属虚或见虚实夹杂。郁证初起，病变以气滞为主，常兼血瘀、化火、痰结、食滞等，多属实证。病久则易由实转虚，随其影响的脏腑及损耗气血阴阳的不同，而形成气血阴阳的不同，而形成心、脾、肝、肾亏虚的不同病变。

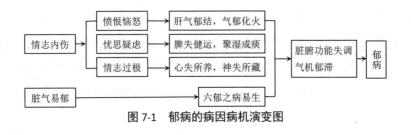

图 7-1 郁病的病因病机演变图

【辨证要点和鉴别诊断】

（一）辨证要点

1. 辨受病脏腑

郁病的发生主要为肝失疏泄，但病变影响的脏腑有所侧重，应依据临床症状，结合六郁，辨明受病脏腑。一般来说，气郁、血郁、火郁主要关系于肝；食郁、湿郁、痰郁主要关系于脾；而虚证则与心的关系最为密切。

2. 辨症候虚实

实证病程较短，表现为精神抑郁、胸胁胀痛、咽中梗塞、时欲太息、脉弦或滑。虚证则病已久延，症见精神不振、心神不宁、虚烦不寐、悲忧善哭。病程较长的患者，亦有虚实互见的情况。正气不足，或表现为气血不足，或表现为阴精亏虚，同时又伴有气滞、血瘀、痰结、火郁等病变，则成为虚实夹杂之证。初病胀闷窜痛，易受情志变动影响，多为实证，病在气分；病久由胀转痛，部位固定，伴见瘀血之象，则病在血分。

（二）鉴别诊断

1. 梅核气与虚火喉痹、噎膈

梅核气为自觉咽中有物梗塞，咽之不下，咯之不出，但无咽痛，进食无阻塞，不影响吞咽。咽中梗塞的感觉与情绪波动有关，当心情抑郁或注意力集中于咽部时，则梗塞感觉加重。虚火喉痹，咽部除有异物感外，尚觉咽干、灼热、咽痒。咽部症状与情绪无关，但过度辛劳或感受外邪则易加剧。噎膈以吞咽困难为主，吞咽困难的程度日渐加重，且梗塞的感觉主要在胸骨后而不在咽部。

2. 脏躁与癫证

脏躁多在精神因素刺激下呈间歇性发作，在不发作时可如常人，主要表现为情绪不稳定、烦躁不宁、易激惹、易怒易哭、时作欠伸，但有自知自控能力。而癫证则主要表现为表情淡漠、沉默痴呆、出言无序或喃喃自语、静而多喜、缺乏自知自控能力，病程迁延，心神失常的症状极少自行缓解。

【西医相关疾病及特征性症状】

1. 焦虑症

焦虑症是以焦虑为主要特征的神经症。表现为没有事实根据也无明确客观对象和具体观念内容的提心吊胆和恐惧不安的心情，还有自主神经症状和肌肉紧张，以及运动性不安。

2. 抑郁症

抑郁症又称抑郁障碍，以显著而持久的心境低落为主要临床特征，是心境障碍的主要类型。临床可见心境低落与其处境不相称，情绪的消沉可以从闷闷不乐到悲痛欲绝，自卑抑郁，甚至悲观厌世，可有自杀企图或行为。

3. 癔症

癔症又称分离性障碍。分离性障碍是一类由精神因素作用于易感个体引起的精神障碍。一部分患者表现为分离性症状，另一部分患者表现为各种形式的躯体症状，其症状和体征不符合神经系统生理解剖特点，缺乏相应的器质性损伤的病理基础。这些症状被认为是患者无法解决的内心冲突和愿望的象征性转换。

4. 更年期综合征

更年期综合征又称围绝经期综合征，指女性绝经前后出现性激素波动或减少所致的一系列以自主神经系统功能紊乱为主，伴有神经心理症状的一组症候群。最典型的症状是潮热、潮红。更年期综合征多发生于45~55 岁，90%的女性可出现轻重不等的症状，有人在绝经过渡期症状已开始出现，持续到绝经后 2~3 年，少数人可持续到绝经后 5~10 年症状才有所减轻或消失。

【辨证论治】

1. 肝气郁结

◇临床表现：精神抑郁，情绪不宁，善太息，胸部满闷，胁肋胀痛，痛无定处，脘闷嗳气，不思饮食，大便不调，女子月事不行；舌质淡红，苔薄腻，脉弦。

◇治法：疏肝解郁，理气和中。

◇代表方：柴胡疏肝散。

本方由柴胡、香附、川芎、陈皮、枳实、芍药、炙甘草组成。兼有食滞腹胀者，可加神曲、山楂、麦芽、鸡内金；脘闷不舒者，可加旋覆花、赭石、法半夏；腹胀、腹痛、腹泻者，可加苍术、厚朴、茯苓、乌药；兼有血瘀而见胸胁刺痛、舌质有瘀斑瘀点，可加当归、丹参、桃仁、红花、郁金。

2. 气郁化火

◇临床表现：急躁易怒，胸闷胁胀，口干苦，或头痛、目赤、耳鸣，戓嘈杂吞酸，大便秘结；舌质红，苔黄，脉弦数。

◇治法：疏肝解郁，清肝泻火。

◇代表方：加味逍遥散。

加味逍遥散=逍遥散+牡丹皮、栀子

本方由牡丹皮、栀子、柴胡、白芍、当归、茯苓、白术、薄荷、甘草、生姜组成。口苦便秘者，可加龙胆、大黄；胁肋疼痛、嘈杂吞酸、嗳气、呕吐者，可加黄连、吴茱萸；头痛、目赤、耳鸣者，可加菊花、钩藤。

3. 痰气郁结

◇临床表现：精神抑郁，胸部满闷，胁肋胀满，咽中如有异物梗塞，吞之不下，咯之不出；苔白腻，脉弦滑。

◇治法：行气开郁，化痰散结。

◇代表方：半夏厚朴汤。

◇歌诀：**半夏厚朴与紫苏，茯苓生姜共煎服；**
痰凝气聚成梅核，降逆开郁气自舒。

本方由半夏、厚朴、生姜、紫苏叶、茯苓组成。痰郁化热而见烦躁、口苦、呕恶、舌红苔黄腻者，可去生姜，加竹茹、瓜蒌仁、黄连；湿郁气滞而兼胸脘痞闷、嗳气、苔腻者，可加香附、佛手、苍术；兼有瘀血，而见胸胁刺痛、舌质紫暗或有瘀斑瘀点、脉涩者，可加丹参、郁金、降香、片姜黄。

4. 心神失养

◇临床表现：精神恍惚，心神不宁，多疑易惊，悲忧善哭，喜怒无常，时时欠伸，或手舞足蹈，喊叫骂詈；舌质淡，脉弦。

◇治法：甘润缓急，养心安神。

◇代表方：甘麦大枣汤。

◇歌诀：**甘草小麦大枣汤，妇人脏躁性反常；**
精神恍惚悲欲哭，和肝滋脾自然康。

本方由小麦、甘草、大枣组成。躁扰失眠者，可加酸枣仁、柏子仁茯神、远志；血虚生风，而见手足蠕动或者抽搐者，可加当归、生地黄、珍珠母、钩藤。

5. 心脾两虚

◇临床表现：多思善虑，心悸胆怯，失眠健忘，头晕神疲，面色无华，纳差；舌质淡，苔薄白，脉细弱。

◇治法：健脾养心，益气补血。

◇代表方：归脾汤。

本方由人参、龙眼肉、黄芪、白术、当归、酸枣仁、茯神、远志、木香、甘草、生姜、大枣组成。心胸郁闷、情志不舒者，可加郁金、香附、佛手；头晕头痛者，可加川芎、白芷、天麻。

6. 心肾阴虚

◇临床表现：虚烦少寐，惊悸，健忘，多梦，头晕耳鸣，五心烦热，腰膝酸软，盗汗，口干咽燥，男子遗精，女子月经不调；舌红少苔或无苔，脉细数。

◇治法：滋养心肾。

◇代表方：天王补心丹合六味地黄丸。

天王补心丹由生地黄、麦冬、天冬、玄参、五味子、酸枣仁、柏子仁、远志、茯苓、朱砂、当归、人参、丹参、桔梗组成；六味地黄丸由熟地黄、山药、山茱萸、泽泻、茯苓、牡丹皮组成。心肾不交而见心烦失眠、多梦遗精者，可加交泰丸；烦渴者，可加天花粉、知母；遗尿较频者，可加芡实、莲须、金樱子。

第二节　血证

【歌诀】

总括

血出各部病因多，　外因常见风燥热，
内伤酒热食辛肥，　抑郁忧思病久弱。

1.鼻衄

鼻衄热迫肺胃肝，　龙胆桑菊玉女煎，
归脾汤补气血亏，　局部用药效更添。

2.齿衄

齿衄胃火循经冲，　清胃泻心合方攻，
肝肾阴亏相火旺，　六味地黄茜根终。

3.咯血

咯血总由肺系出，　燥邪伤肺桑杏服，
肝火泻白合黛蛤，　阴虚肺热百合固。

4.吐血

吐血总由胃中出，　泻心十灰胃热著，
肝火犯胃龙胆泻，　气虚血溢归脾主。

5.便血

便血肠道湿热致，　地榆散合槐角施，
胃灼泻心十灰散，　黄土汤治脾虚寒。
气虚不摄脾虚证，　临证化裁归脾珍。

6.尿血

> 尿血实热小蓟饮，虚火知柏地黄明，
> 无比山药能固肾，脾不统血归脾成。

7.紫斑

> 紫斑有热或气虚，热盛迫血用清营，
> 阴虚火旺茜根散，气不摄血归脾灵。

凡血液不循常道，或上溢于口鼻诸窍，或下泄于前后二阴，或渗出于肌肤所形成的一类出血性疾病，统称为血证。在古代医籍中，亦称为血病或失血。血证的范围相当广泛，凡以出血为主要临床表现的内科病症，均属本证的范围。本节讨论内科常见的鼻衄、齿衄、咯血、吐血、便血、尿血、紫斑等血证。西医学中多种急慢性疾病所引起的出血，包括多系统疾病有出血症状者，以及造血系统病变所引起的出血性疾病，均可参照本节辨证论治。

【病因病机】

1. 感受外邪

外邪侵袭、损伤脉络而引起出血，其中以感受热邪及湿热所致者为多。如风、热、燥邪损伤上部脉络，则引起衄血、咯血、吐血；热邪或湿热损伤下部脉络，则引起尿血、便血。

2. 情志过极

忧思恼怒过度，肝气郁结化火，肝火上逆犯肺则引起衄血、咯血；肝火横逆犯胃则引起吐血。

3. 饮食不节

饮酒过多以及过食辛辣厚味，或滋生湿热，热伤脉络，引起衄血、吐血、便血；或损伤脾胃，脾胃虚衰，血失统摄，而引起吐血、便血。

4. 劳倦体虚

心主神明，神劳伤心；脾主肌肉，体劳伤脾；肾主藏精，房劳伤肾。劳倦过度会导致心、脾、肾气阴的损伤。若损伤于气，则气虚不能摄血，以致血液外溢而形成衄血、吐血、便血、紫斑；若损伤于阴，则阴盛火旺，迫血妄行而致衄血、尿血、紫斑。

5. 久病或热病

久病或热病导致血证的机制主要有三：①久病或热病使阴精伤耗，以致阴虚火旺，迫血妄行而致出血；②久病或热病使正气亏损，气虚不摄，血溢脉外而致出血；③久病入络，使血脉瘀阻，血行不畅，血不循经而致出血。

当各种原因导致脉络损伤或血液妄行形成血证时，其共同的病机可以归结为火热熏灼、迫血妄行及气虚不摄、血溢脉外两类。由火热亢盛所致者，属于实证；由阴虚火旺及气虚不摄所致者，属于虚证。实证和虚证虽各有其不同的病因病机，但在疾病发展变化的过程中，又常发生实证向虚证的转化。

此外，出血之后，已离经脉而未排出体外的血液，留积体内，蓄结为瘀血，瘀血又会妨碍新血的生长及气血的正常运行。

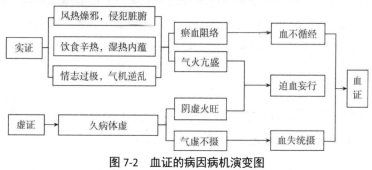

图 7-2　血证的病因病机演变图

【辨证要点和鉴别诊断】

（一）辨证要点

1. 辨病症的不同

血证具有明确而突出的临床表现——出血，一般不易混淆。但由于引起出血的原因以及出血部位的不同，应注意辨清不同的病症。如从口中吐出的血液，有吐血与咯血之分；小便出血有尿血与血淋之别；大便下血则有便血、痔疮、痢疾之异。应根据临床表现、病史等加以鉴别。

2. 辨脏腑病变之异

同一血证，可以由不同的脏腑病变而引起。例如，同属鼻衄，但病变脏腑有在肺、在胃、在肝的不同；吐血有病在胃、在肝之别；齿衄有病在胃、在肾之分；尿血则有病在膀胱、在肾或在脾的不同。

3. 辨症候之虚实

一般初病多实，久病多虚；由火热迫血所致者属实，由阴虚火旺、气虚不摄，甚至阳气虚衰所致者属虚。实热证，病势急，病程短，血色鲜紫深红，质浓稠，血涌量多，体质多壮实，兼见实热症状。阴虚证，病势缓，病程长，血色鲜红或淡红，时作时止，血量一般不多，形体偏瘦，兼见阴虚内热症状。气（阳）虚证，病多久延不愈，血色暗淡，质稀，出血量少，亦可暴急量多，体质虚弱，伴阳气亏虚症状。

（二）鉴别诊断

1. 鼻衄与经行衄血

经行衄血又名倒经、逆经，其发生与月经周期有密切关系，多于经行前期或经期出现，与内科所论鼻衄机制不同。

2. 齿衄与舌衄

齿衄为血自齿缝、牙龈溢出；舌衄为血出自舌面，舌面上常有如针眼样出血点，与齿衄不难鉴别。

3. 咯血与吐血、口腔出血

血液均从口而出，但咯血之血由肺而来，咯血之前多有咳嗽胸闷、喉痒等症状，血色多鲜红，经气道随咳嗽而出，常混有痰液；大量咯血后，可见痰中带血数天；少量咯血或没有将较多咯到口腔的血吞咽入胃则粪便不呈黑色。吐血之血自胃而来，吐血之前多有胃脘不适或胃痛、恶心等症，血经呕吐而出，常夹有食物残渣，色鲜红或紫暗，粪便多呈黑色，吐血之后无痰中带血。口腔出血是鼻咽部、齿龈及口腔其他部位的出血，常为纯血或随唾液而出，血量少，并有口腔、鼻咽部病变的相应症状可寻，无伴咳嗽，可与咯血相区别。

4. 吐血与鼻腔、口腔及咽喉出血

吐血经呕吐而出，血色紫暗，夹杂食物残渣，常有胃病史。鼻腔、口腔及咽喉出血，血色鲜红，不夹食物残渣，五官科做相关检查即可明确具体部位。

5. 便血与痢疾、痔

痢疾便血为脓血相兼，且有腹痛、里急后重、肛门灼热等症，初起有发热、恶寒等。便血无腹痛、里急后重、脓血相兼，与痢疾不同。痔属外科疾病，其大便下血的特点为便时或便后出血，常伴有肛门异物感或疼痛，做肛门直肠检查时，可发现内或外痔。

6. 远血与近血

便血之远近是指出血部位距肛门的远近而言。除便色、便与血的混合状况外，清代吴谦《医宗金鉴》云："先便后血，此远血也，谓血在胃也，即古之所谓结阴，今之所谓便血也；先血后便，此近血也，谓血在肠也，即古之所谓肠澼为痔下血，今之所谓脏毒肠风下血也。"

7. 肠风与脏毒

两者均属近血，但肠风血色鲜泽清稀，其下如溅，属风热为患。脏毒血色暗浊黏稠，点滴不畅，因湿热（毒）所致。明代戴原礼《秘传证治要诀及类方》明示："血清而色鲜者为肠风，浊而暗者为脏毒。"

8. 尿血与血淋、石淋

三者均有血随尿出，但尿血与血淋以小便时痛与不痛为其鉴别要点，不痛者为尿血，痛（滴沥刺痛）者为血淋。石淋则为尿中时有砂石夹杂，小便涩滞不畅，时有小便中断，或伴腰腹绞痛等症，可与二者鉴别。

9. 紫斑与出疹

紫斑与出疹均有局部肤色的改变，紫斑呈点状者需与出疹的疹点区别。紫斑隐于皮内，压之不褪色，触之不碍手；疹高出于皮肤，压之褪色，摸之碍手，且两者成因病位均有不同。

10. 紫斑与温病发斑、丹毒

前两者皮肤斑块的表现类似，但病情、病势、预后迥然有别。温病发斑发病急骤，常伴有高热烦躁、头痛如劈、昏狂谵语、四肢抽搐、鼻衄、齿衄、便血、尿血、舌质红绛等，病情险恶多变。杂病发斑（紫斑）一般不如温病发斑急骤，常有反复发作史，也有突然发生者，虽时有热毒亢盛表现，但一般舌不红绛，不具有温病传变急速的特点。丹毒属外科皮肤病，以皮肤色红如红丹而得名，轻者压之褪色，重者压之不褪色，但其局部皮肤灼热肿痛，与紫斑皮肤无灼热肿痛有别。

【西医相关疾病及特征性症状】

1. 鼻中隔偏曲

鼻中隔向一侧或两侧弯曲，或鼻中隔一侧或两侧局部突起，引起鼻腔、鼻窦生理功能障碍并产生症状。临床症状表现为鼻塞、头痛、嗅觉减退、鼻出血。

2. 支气管扩张

支气管扩张是指由于支气管及其周围肺组织慢性化脓性炎症和纤维化，使支气管壁的肌肉和弹性组织破坏，导致支气管变形及持久扩张。典型的症状有慢性咳嗽、咳大量脓痰和反复咯血。

3. 肝硬化食管胃底静脉曲张破裂

多见于肝硬化患者，呕血多为鲜红色，量较大，有时可呈喷射状。伴随疲倦、乏力、食欲减退、消瘦，10%~20%的患者有腹泻。可见皮肤晦暗乃至黧黑或轻度黄疸、皮下或黏膜出血点、蜘蛛痣、肝掌、脾大及内分泌紊乱等表现，内分泌紊乱包括性功能低下、月经不调（闭经或过多等）和男性乳房发育等。

4. 直肠息肉

直肠息肉泛指直肠黏膜表面向肠腔突出的隆起性病变。表现为间歇性、鲜红色、量少、不与粪便相混的便血及腹胀、腹泻、便秘等。

5. 过敏性紫癜

过敏性紫癜又称自限性急性出血症，是一种侵犯皮肤和其他器官细小动脉和毛细血管的过敏性血管炎，发病原因可能是病原体感染、某些药物作用、过敏等致使体内形成 IgA 或 IgG 类循环免疫复合物，沉积于真皮上层毛细血管引起血管炎。主要表现为发热、乏力、全身酸痛等，分布于四肢的大小不等、对称性分布的紫癜，腹痛，关节痛和肾损伤，但血小板不减少。有认为过敏性紫癜与变应性皮肤血管炎属于同一个谱系疾病。本病是儿童时期最常见的一种血管炎，多发于学龄期儿童，常见发病年龄为 7~14 岁，1 周岁以内婴儿少见。

6. 急性肾小球肾炎

急性肾小球肾炎是以急性肾炎综合征为主要临床表现的一组原发性肾小球肾炎。其特点为急性起病，血尿、蛋白尿、水肿和高血压，可伴一过性氮质血症，具有自愈倾向，常见于链球菌感染后。

【辨证论治】

（一）鼻衄

鼻衄即为鼻腔出血，多由火热迫血妄行所致，其中以肺热、胃热、肝火为常见，但也可因血失统摄或阴虚火旺引起。对于鼻衄的辨证论治，应着重辨明火热之有无、证候之虚实、脏腑之不同，在此基础上采用清热泻火、凉血止血、益气摄血、滋阴降火等治法。鼻衄可因鼻腔局部疾病及全身疾病而引起。内科范围的鼻衄主要见于某些传染病、发热性疾病、血液病、风湿热、高血压、维生素缺乏症、化学药品及药物中毒等引起的鼻出血。至于鼻腔局部病变而引起者，属于五官科范畴。

1. 热邪犯肺

◇临床表现：鼻燥衄血，口干咽燥，或兼有身热，恶风，头痛，咳嗽，痰少；舌质红，苔薄，脉数。
◇治法：清泄肺热，凉血止血。
◇代表方：桑菊饮。
◇歌诀：**桑菊饮中桔杏翘，芦根甘草薄荷饶；**

清疏肺卫轻宣剂，风温咳嗽服之消。

本方由桑叶、菊花、薄荷、连翘、桔梗、杏仁、芦根、甘草组成。肺热盛而无表证者，去薄荷、桔梗，加黄芩、栀子；阴伤较甚，口、鼻、咽干燥显著者，加玄参、麦冬、生地黄。

2. 胃热炽盛

◇临床表现：鼻干衄血，或兼齿衄，血色鲜红，口渴欲饮，口干臭秽，烦躁，便秘；舌红，苔黄，脉数。

◇治法：清胃泻火，凉血止血。

◇代表方：玉女煎。

◇歌诀：**玉女石膏熟地黄，知母麦冬牛膝襄；**
肾虚胃火相为病，牙痛齿衄宜煎尝。

本方由石膏、知母、熟地黄、麦冬、牛膝组成。热势甚者，加山栀、牡丹皮、黄芩；大便秘结，加生大黄；阴伤较甚，口渴，舌红少苔，脉细数者，加天花粉、石斛、玉竹。

3. 肝火上炎

◇临床表现：鼻衄，口苦，烦躁易怒，两目红赤，耳鸣目眩；舌红，苔黄，脉弦数。

◇治法：清肝泻火，凉血止血。

◇代表方：龙胆泻肝汤。

本方由龙胆、柴胡、栀子、黄芩、木通、泽泻、车前子、地黄、当归、生甘草组成。若阴液亏耗，口鼻干燥，舌红少津，脉细数者，可去车前子、泽泻、当归，酌加玄参、麦冬、女贞子、墨旱莲；若阴虚内热手足心热，加玄参、龟甲、地骨皮、知母。

4. 气血亏虚

◇临床表现：鼻血淡红，或兼齿衄、肌衄，伴神疲乏力，面色㿠白头晕心悸，夜寐不宁；舌淡，脉细无力。

◇治法：补气摄血。

◇代表方：归脾汤。

本方由黄芪、人参、白术、茯神、当归、酸枣仁、远志、龙眼肉、木香、甘草、生姜、大枣组成。

对鼻衄除辨证内服汤药治疗外，出血时应结合局部用药治疗，以期及时止血。可选用局部喷洒云南白药或用棉花蘸青黛粉塞入鼻腔止血等。

（二）齿衄

齿龈出血即为齿衄，又称为牙衄、牙宣。胃热、肾虚是其最主要的病机，尤以胃热所致者多见。齿衄的辨证应着重辨明病变所累及的脏腑和证候的虚实。阳明热盛属实，发病多急，伴牙龈红肿疼痛；肾虚火旺属虚，起病较缓，病程较长，常伴齿摇不坚。实证宜清胃泻火，虚证宜滋阴降火，但均宜伍用凉血止血之品。齿衄可由齿龈局部病变或全身疾病所引起。内科范围的齿衄，多由血液病、维生素缺乏症及肝硬化等疾病所引起。至于齿龈局部病变引起者，属于口腔科范围。

1. 胃火炽盛

◇临床表现：齿龈出血，血色鲜红，伴齿龈红肿疼痛，口渴口臭；舌红，苔黄，脉洪数。

◇治法：清胃泻火，凉血止血。

◇代表方：加味清胃散合泻心汤。

◇歌诀：清胃散中当归连，生地丹皮升麻全；

或加石膏泻胃火，能消牙痛与牙宣。

◇歌诀：泻心汤方即三黄，阳明里热常用方，

芩连除烦大黄泻，心气不定易惊狂。

加味清胃散由升麻、黄连、生地黄、牡丹皮、当归、犀角（水牛角代）、连翘、甘草组成；泻心汤由大黄、黄连、黄芩组成。前方清胃凉血；后方泻火解毒。烦热、口渴者，加石膏、知母。

2. 阴虚火旺

◇临床表现：齿龈出血，血色淡红，起病较缓，常因受热及烦劳而诱发，伴齿摇不坚；舌红，苔少，脉细数。

◇治法：滋阴降火，凉血止血。

◇代表方：六味地黄丸合茜根散。

◇歌诀：景岳全书茜根散，凉血止血滋阴擅；
茜根黄芩侧柏叶，生地阿胶甘草全。

六味地黄丸由熟地黄、山药、山茱萸、茯苓、牡丹皮、泽泻组成；茜根散由茜根、黄芩、阿胶、侧柏叶、生地黄、炙甘草组成。前方滋阴补肾；后方养阴清热，凉血止血。虚火较甚而见低热、手足心热者，加地骨皮、白薇、知母。

（三）咯血

血由肺及气管外溢，经口咳出，表现为痰中带血，或痰血相兼，或纯血鲜红，兼夹泡沫均称为咯血，亦称为嗽血或咳血。咯血总由肺络受损所致，感受热邪，热伤肺络，是咯血最常见的原因。其次为情志郁结，郁久化火，肝火犯肺，以及肺肾阴虚，虚火内炽，损伤肺络而致。治则为清热润肺，凉血止血，但应据其分属外感、内伤、实火、虚火的不同，采用不同的方药。此外咯血大多伴有咳嗽，因而不同程度兼夹肺失清肃宣降失调的病变，治疗时应予兼顾。

咯血见于多种疾病，许多杂病及温热病都会引起咯血。内科范围的咯血，主要见于呼吸系统疾病，如支气管扩张症、急性气管-支气管炎、慢性支气管炎、肺炎、肺结核、肺癌等。其中由肺结核、肺癌所致者，尚需参阅本书的肺痨及肺痿两节。温热病中的风温、暑温导致的咯血，详见《温病学》的有关内容。

1. 燥热伤肺

◇临床表现：喉痒咳嗽，痰中带血，口干鼻燥，或有身热；舌质红，苔薄黄少津，脉数。

◇治法：清热润肺，宁络止血。

◇代表方：桑杏汤。

◇歌诀：**桑杏汤中浙贝宜，沙参栀豉与梨皮；**
干咳鼻涸又身热，清宣凉润温燥医。

本方由桑叶、栀子、淡豆豉、沙参、梨皮、贝母、杏仁组成。风热犯肺兼见发热、头痛、咳嗽、咽痛等症，加金银花、连翘、牛蒡子；津伤较甚而见干咳无痰，或痰黏不易咯出、苔少、舌红乏津者，加麦冬、玄参、天冬、天花粉等；痰热蕴肺，肺络受损，症见发热面赤、咳嗽咯血、咳痰黄稠、舌红苔黄、脉数者，可加桑白皮、黄芩、知母、栀子、大蓟、小蓟、茜草等；热势较甚，咯血较多者，加连翘、黄芩、白茅根、芦根、三七粉（冲服）。

2. 肝火犯肺

◇临床表现：咳嗽阵作，痰中带血或纯血鲜红，胸胁胀痛，烦躁易怒，口苦；舌质红，苔薄黄，脉弦数。

◇治法：清肝泻肺，凉血止血。

◇代表方：泻白散合黛蛤散。

◇歌诀：**泻白桑皮地骨皮，粳米甘草扶肺气；**
清泻肺热平和剂，热伏肺中喘咳医。

黛蛤散=青黛+海蛤壳

泻白散由桑白皮、地骨皮、粳米、甘草组成；黛蛤散由青黛、海蛤壳组成。前方清泻肺热；后方泻肝化痰。可适当加凉血止血药。肝火较甚，头晕目眩、心烦易怒者，加牡丹皮、栀子；咯血量较多、纯血鲜红，可用犀角地黄汤加三七粉（冲服）。

3. 阴虚肺热

◇临床表现：咳嗽痰少，痰中带血，或反复咯血，血色鲜红，伴口干咽燥，颧红，潮热盗汗；舌红苔少，脉细数。

◇治法：滋阴润肺，宁络止血。

◇代表方：百合固金汤。

本方由百合、玄参、贝母、桔梗、麦冬、生地黄、熟地黄、当归身、白芍、甘草组成。咯血量多可合用十灰散。反复或者咯血量多者，加阿胶、三七；潮热、颧红者，加青蒿、鳖甲、地骨皮、白薇；盗汗，加糯稻根、浮小麦、五味子、牡蛎等。

（四）吐血

血由胃来，经呕吐而出，血色红或紫暗，常夹有食物残渣，称为吐血，亦称为呕血。清代何梦瑶《医碥·吐血》云："吐血即呕血。旧分无声曰吐，有声曰呕，不必。"其发病概由胃络受损所致，因胃腑本身或他脏疾病的影响，导致胃络损伤，血溢胃内，以致胃气上逆，血随气逆，经口吐出。其中以暴饮暴食、饥饱失常、过食辛辣厚味，致使胃中积热，胃络受损；或肝气郁结，脉络阻滞，郁久化火，逆乘于胃，胃络损伤；以及劳倦过度，中气亏虚，气不摄血，血溢胃内等三种情况所致的吐血为多见。吐血治疗当辨证候之缓急、病性之虚实、火热之有无。吐血初起以热盛所致者为多，故当清火降逆，但应注意治胃、治肝之别；吐血量多时容易导致气随血脱，当急用益气固脱之法；气虚不摄者，则当大进益气固摄之品，以复统摄之权；吐血之后或日久不止者，则需补养心脾，益气生血。吐血主要见于上消化道出血，其中以消化性溃疡出血及肝硬化所致的食管、胃底静脉曲张破裂最为多见，其次见于食管炎、急慢性胃炎、胃黏膜脱垂症以及某些全身性疾病（如血液病、尿毒症、应激性溃疡）引起的出血。

1. 胃热壅盛

◇临床表现：吐血色红或紫暗，常夹有食物残渣，伴脘腹胀闷，嘈杂不适，甚则作痛，口臭便秘，大便色黑；舌质红，苔黄腻，脉滑数。

◇治法：清胃泻火，化瘀止血。

◇代表方：泻心汤合十灰散。

◇歌诀：**十灰散用十般灰，柏茅茜荷丹栀煨；**
二蓟栀黄各炒黑，上部出血势能摧。

泻心汤由大黄、黄连、黄芩组成；十灰散由大蓟、小蓟、侧柏叶、荷叶、茜根、栀子、白茅根、大黄、牡丹皮、棕榈皮组成。前方清胃泻火；后方清热凉血，收涩止血，为治疗血证的常用方剂，有止血而不留瘀的优点。胃气上逆而见恶心呕吐者，加赭石、竹茹、旋覆花；热伤胃阴而表现为口渴、舌红而干、脉象细数者，加麦冬、石斛、天花粉。

2. 肝火犯胃

◇临床表现：吐血色红或紫暗，伴口苦胁痛，心烦易怒，寐少梦多；舌质红，脉弦数。

◇治法：泻肝清胃，凉血止血。

◇代表方：龙胆泻肝汤。

本方由龙胆、柴胡、栀子、黄芩、木通、泽泻、车前子、地黄、当归、甘草组成。若胁痛甚者，加郁金、制香附；血热妄行，吐血量多，加水牛角、赤芍。

3. 气虚血溢

◇临床表现：吐血缠绵不止，时轻时重，血色暗淡，伴神疲乏力，心悸气短，面色苍白；舌质淡，脉细弱。

◇治法：健脾益气摄血。

◇代表方：归脾汤。

本方由黄芪、人参、白术、茯神、当归、酸枣仁、远志、龙眼肉、木香、甘草、生姜、大枣组成。气损伤阳，脾胃虚寒，症见肤冷、畏寒、便溏者，可加侧柏叶炭、干姜。

（五）便血

便血系胃肠脉络受损，血不循经，溢入胃肠，随大便而下，或大便色黑呈柏油样为主要临床表现的病症。若病位在胃，因其远离肛门，血色变黑，又称远血；若病位在肠，出血色多鲜红，则称近血。便血的原因多样，但以热灼血络和脾虚不摄两类所致者为多。故清热凉血、健脾温中为便血的主要治法。

内科杂病的便血主要见于胃肠道的炎症、溃疡、肿瘤、息肉、憩室炎等。

1. 肠道湿热

◇临床表现：血色红、黏稠，伴大便不畅或稀溏，或有腹痛，口苦；舌质红，苔黄腻，脉濡数。

◇治法：清化湿热，凉血止血。

◇代表方：地榆散合槐角丸。

◇歌诀：**地榆散用地榆芩，黄连茜根山栀仁；**
湿热伤络大便血，清肠化湿止血灵。

◇歌诀：**槐角丸有地榆防，当归黄芩枳壳匡；**
血热得凉自可止，擅治肠风及脱肛。

地榆散由地榆、黄连、犀角屑（水牛角代）、茜根、黄芩、栀子仁组成；槐角丸由黄芩、槐角、地榆、当归、防风、枳壳组成。前方清化湿热之力较强；后方则兼能理气活血。可根据临床需要酌情选用或合用。

2. 热灼胃络

◇临床表现：便色如柏油，或稀或稠，常有饮食伤胃史，伴胃脘疼痛，口干；舌淡红，苔薄黄，脉弦细。

◇治法：清胃止血。

◇代表方：泻心汤合十灰散。

泻心汤由大黄、黄连、黄芩组成；十灰散由大蓟、小蓟、侧柏叶、荷叶、茜草根、栀子、白茅根、大黄、牡丹皮、棕榈皮组成。前方清胃泻火；后方清热凉血，收涩止血。也可以选用生大黄粉调蜂蜜口服。若出血较多，增加大蓟小蓟的用量，酌加仙鹤草、白及、地榆炭、紫草等。

3. 气虚不摄

◇临床表现：便血淡红或紫暗不稠，伴倦怠食少，面色萎黄，心悸少寐；舌淡，脉细。

◇治法：益气摄血。

◇代表方：归脾汤。

本方由黄芪、党参、白术、茯苓、当归、酸枣仁、远志、龙眼肉、木香、甘草组成。若中气下陷，神疲气短、肛坠，加柴胡、升麻、黄芪。

4. 脾胃虚寒

◇临床表现：便血紫暗，甚则色黑，伴脘腹隐痛，素喜热饮，面色不华，神倦懒言，便溏；舌淡，脉细。

◇治法：健脾温中，养血止血。

◇代表方：黄土汤。

◇歌诀：**黄土汤中芩地黄，术附阿胶甘草尝；**

温阳健脾能摄血，便血崩漏服之康。

本方由灶心黄土、白术、炮附子、干地黄、阿胶、黄芩、甘草组成。阳虚较甚，畏寒肢冷者，去黄芩、地黄，加鹿角霜、炮姜、艾叶。

（六）尿血

小便中混有血液，甚或伴有血块的病症，称为尿血。因出血量及病位不同，而使小便呈淡红色、鲜红色或茶褐色。尿血的病位在肾及膀胱，其主要病机是热伤脉络或脾肾不固，血入水道而成尿血。治疗当辨症候之缓急、病性之虚实、火热之旺盛。实热多由感受热邪所致，治应清热泻火；虚热则多由烦劳过度，耗伤阴精；或热邪耗阴，正虚邪恋所致，治应滋阴降火。脾肾不固则主要由饮食不节、劳伤过度、年老体衰及久病迁延等原因引起。脾虚则中气不足，统血无权，血随气陷，治当补脾摄血；肾虚则下元空虚，封藏失职，血随尿出，治当补肾固摄。尿血是一种比较常见的病症。以往所谓尿血，一般指肉眼血尿而言。现在随着检测手段的发展，出血量微少、用肉眼不易观察到而仅在显微镜下才能发现红细胞的"镜下血尿"，也包括在尿血之中。西医学所称的尿路感染、肾结核、肾小球肾炎、泌尿系肿瘤，以及全身性疾病（如血液病、结缔组织病等）出现的血尿，均可参照本病辨证论治。

1. 下焦湿热

◇临床表现：小便黄赤灼热，尿血鲜红，伴心烦口渴，面赤口疮，夜寐不安；舌质红，脉数。

◇治法：清热利湿，凉血止血。

◇代表方：小蓟饮子。

本方由小蓟、地黄、滑石、木通、蒲黄、藕节、淡竹叶、当归、栀子、甘草组成。热盛而心烦口渴者，加黄芩、天花粉；尿血较甚者，加槐花、白茅根；尿中夹有血块者，加桃仁、红花、牛膝；大便秘结者，酌加大黄。

2. 肾虚火旺

◇临床表现：小便短赤带血，伴头晕耳鸣，颧红潮热，腰膝酸软；舌红，苔少，脉细数。

◇治法：滋阴降火，凉血止血。

◇代表方：知柏地黄丸。

本方由知母、黄柏、地黄、怀山药、山茱萸、茯苓、泽泻、牡丹皮组成。颧红潮热者，加地骨皮、白薇。

3. 脾不统血

◇临床表现：久病尿血，量多色淡，甚或兼见齿衄、肌衄，伴食少便溏，体倦乏力，气短声低，面色不华；舌质淡，脉细弱。

◇治法：补中健脾，益气摄血。

◇代表方：归脾汤。

本方由黄芪、人参、白术、茯神、当归、酸枣仁、远志、龙眼肉、木香、甘草、生姜、大枣组成。气虚下陷而少腹坠胀者，酌加升麻、柴胡。

4. 肾气不固

◇临床表现：久病尿血，血色淡红，伴头晕耳鸣，精神困惫，腰脊酸痛；舌质淡，脉沉弱。

◇治法：补益肾气，固摄止血。

◇代表方：无比山药丸。

本方由熟地黄、山药、山茱萸、牛膝、肉苁蓉、菟丝子、杜仲、巴戟天、茯神、泽泻、五味子、赤石脂组成。尿血较重者，加牡蛎、金樱子、补骨脂；腰脊酸痛、畏寒神怯者，加鹿角片、狗脊。

（七）紫斑

血液溢出于肌肤之间，皮肤表现青紫斑点或斑块的病症，称为紫斑，亦称肌衄；而外感温毒所致者称葡萄疫。紫斑多发生在四肢，尤以下肢多见。皮肤呈点状或片状青紫斑块，大小不等，形状不一，用手指按压紫斑处，其色不褪，部分患者可伴有发热、头痛、纳差、腹痛、肢体关节疼痛等症。儿童及成人均会患本病，以女性居多。紫斑的治疗，应根据紫斑的数量、颜色及有无其他部位出血等情况，辨识病情的轻重。紫斑面积小，数量少，斑色红赤者，病情较轻；面积大，数量多，斑色紫黑者，病情较重。紫斑还常伴有齿衄、鼻衄，少数甚至可见尿血或便血。紫斑治则是清热解毒、滋阴降火、益气摄血及宁络止血。本病由火热熏灼，血溢脉外所致者为多，其中属实火者，当着重清热解毒；属虚火者，着重养阴清热。而凉血止血、化瘀消斑的药物均可配伍使用。反复发作，久病不愈，或气血亏虚，气不摄血者，又当益气摄血，并适当配伍养血止血、化瘀消斑的药物。多种外感及内伤的原因都会引起紫斑。外感温热病，热入营血所出现的发斑，可参阅《温病学》的有关内容。本篇主要讨论内科杂病范围的紫斑，常见于西医学的原发性血小板减少性紫癜及过敏性紫癜。此外，药物、化学和物理因素等引起的继发性血小板减少性紫癜，亦可参考本病辨证论治。

1. 血热妄行

◇临床表现：皮肤出现青紫斑点或斑块，甚则鼻衄、齿衄、便血、尿血，伴有发热，口渴，便秘；舌质红，苔黄，脉弦数。

◇治法：清热解毒，凉血止血。

◇代表方：十灰散。

本方由大蓟、小蓟、侧柏叶、荷叶、茜根、栀子、白茅根、大黄、牡丹皮、棕榈皮组成。热毒炽盛，发热、出血广泛者，加生石膏、龙胆、紫草、紫雪丹（冲服）；热壅胃肠，气血郁滞，症见腹痛、便血者，加白芍、甘草、地榆、槐花；邪热阻滞经络，兼见关节肿痛者，酌加秦艽、木瓜、桑枝。

2. 阴虚火旺

◇临床表现：皮肤出现青紫斑点或斑块，时发时止，常伴鼻衄、齿衄或月经过多，颧红，口渴心烦，手足心热，或有潮热盗汗；舌红，苔少，脉细数。

◇治法：滋阴降火，宁络止血。

◇代表方：茜根散。

本方由茜根、黄芩、阿胶、侧柏叶、生地黄、炙甘草组成。阴虚较甚者，加玄参、龟甲、女贞子、墨旱莲草；若潮热，可加地骨皮、白薇、秦艽；肾阴亏虚而火热不甚，症见腰膝酸软、头晕无力、手足心热、舌红少苔、脉细数者，可改用六味地黄丸，酌加茜草根、大蓟、槐花、紫草。

3. 气不摄血

◇临床表现：皮肤青紫斑点或斑块反复发生，久病不愈，伴神疲乏力，头晕目眩，面色苍白或萎黄，食欲不振；舌质淡，脉细弱。

◇治法：补气摄血。

◇代表方：归脾汤。

本方由黄芪、人参、白术、茯神、当归、酸枣仁、远志、龙眼肉、木香、甘草、生姜、大枣组成。兼肾气不足而见腰膝酸软者，可加山茱萸、菟丝子、续断。

第三节　痰饮

【歌诀】

总括

痰饮确缘水内停，医圣金匮论最精，

痰悬溢支宜温化，阴盛阳虚标本明，

狭义痰饮留胃肠，饮留胁下悬饮称，

水流四肢成溢饮，水撑胸肺支饮名。

1.痰饮（狭义）

饮留胃肠名痰饮，苓桂术甘半夏斟，

甘遂半夏或己椒，虚实主次应细分。

2.悬饮

> 邪犯胸肺柴枳长，胸胁椒葶十枣良，
> 络气不和香附使，阴虚沙麦泻白尝。

3.溢饮

> 淫溢肢体溢饮名，发表化饮症能平，
> 小青龙汤加减用，肺脾水气定可清。

4.支饮

> 支饮触发为邪实，寒邪伏肺青龙施，
> 苓桂术甘合肾气，缓解脾肾阳虚时。

痰饮是指体内水液输布、运化失常，停积于某些部位的一类病症，有广义和狭义之分。广义痰饮包括痰饮、悬饮、溢饮、支饮四类，是诸饮的总称。饮停胃肠则为狭义的痰饮；饮流胁下则为悬饮；饮溢肢体则为溢饮；饮撑胸肺则为支饮。本节讨论以《金匮要略》痰饮病内容为主，其临床表现多端，大致与西医学中的慢性支气管炎、支气管哮喘、渗出性胸膜炎、慢性胃炎、心力衰竭、肾炎水肿等疾病有较密切的联系。

【病因病机】

痰多由外感六淫、饮食所伤及内伤七情等，引起肺、脾、肾各脏气化功能失常所致。肺主治节，若肺失宣肃，津液不化，则可凝聚成痰；脾主运化，脾胃受伤，运化无权，水湿内停，则可凝聚成痰；肾司开合肾阳不足，开合不利，水湿上泛，亦可聚而为痰。由于痰的生成原因不同，所以有寒痰、热痰、湿痰、风痰、郁痰、顽痰之异。痰热互结，则为热痰；寒痰互凝，则为寒痰；痰兼湿象，则为湿痰；痰兼燥象，则为燥痰。

饮的形成，多由脾肾阳气素虚，复加外感寒湿、饮食劳欲之伤，以致脏腑功能失调，水液在体内不得输化，停聚或流注于某一部位所致。饮停胃肠者为痰饮，水流胁下者为悬饮，淫溢肢体者为溢饮，侵犯胸肺者为支饮。其病机性质总属阳虚阴盛。溢饮与水肿、支饮与哮喘有关联。

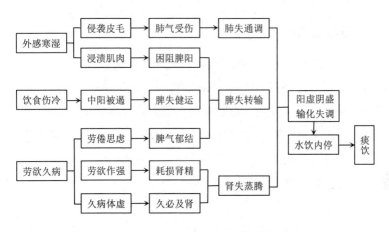

图 7-3　痰饮的病因病机演变图

【辨证要点和鉴别诊断】

（一）辨证要点

1. 辨清部位

辨明饮邪停聚的部位，即可区分不同的症候。留于肠胃者为痰饮；流于胁下者为悬饮；溢于肢体者为溢饮；聚于胸肺者为支饮。

2. 标本虚实

掌握阳虚阴盛、本虚标实的特点。本虚为阳气不足；标实指水饮留聚。无论病之新久，都要根据症状辨别两者主次。

3. 区分兼夹

痰饮虽为阴邪，寒证居多，但亦有郁久化热者。初起若有寒热见症，为夹表邪；饮积不化，气机升降受阻，常兼气滞。

4. 预后转归

痰饮之病，主要为肺、脾、肾三脏气化功能失常所致，若施治得法，一般预后尚佳。若饮邪内伏或久留体内，其病势多缠绵难愈，且易因感外邪或饮食不当而诱发。《金匮要略》根据脉诊推断痰饮病的预后，认为久病正虚而脉弱，是脉证相符，可治；如脉反实大而数，是正衰邪盛，病为重危之候；脉弦而数，亦为难治之证，因饮为阴邪，脉当弦或沉，如脉数乃脉证相反之征。

（二）鉴别诊断

1. 悬饮与胸痹

两者均有胸痛。但胸痹为胸膺部或心前区闷痛，且可引及左侧肩背或左臂内侧，常于劳累、饱餐、受寒、情绪激动后突然发作，历时较短，休息或用药后得以缓解；而悬饮为胸胁胀痛，持续不解，多伴咳唾、转侧、呼吸时疼痛加重，肋间饱满，并有咳嗽、咳痰等肺系症候。

2. 溢饮与风水证

风水证即水肿之风水相搏证，可分为表实、表虚两个类型。表实者水肿而无汗，身体痛重，与水泛肌表之溢饮基本相同。如见肢体水肿而汗出恶风，则属表虚，与溢饮有异。

3. 支饮、伏饮与肺胀、喘证、哮病

上述病症均有咳逆上气、喘满、咳痰等表现。但肺胀是肺系多种慢性疾病日久渐积而成；喘证是多种急慢性疾病的重要主证；哮病是呈反

复发作的一个独立疾病；支饮是痰饮的一个类型，因饮邪支撑胸肺而致；伏饮是指伏而时发的饮证。其发生、发展、转归均有不同，但其间亦有一定联系。如肺胀在急性发病阶段，可以表现支饮症候；喘证的肺寒、痰饮两证，又常具支饮特点；哮证也属于伏饮范围。

【西医相关疾病及特征性症状】

1. 支气管哮喘

见哮证。

2. 心力衰竭

心力衰竭简称心衰，是指由于心脏的收缩功能和（或）舒张功能发生障碍，不能将静脉回心血量充分排出心脏，导致静脉系统血液淤积，动脉系统血液灌注不足，从而引起心脏循环障碍的综合征。临床症状表现为：呼吸困难，伴有咳嗽、咳痰、咯血，严重时出现大咯血，伴有乏力、疲倦、头晕、少尿、水肿症状。

3. 慢性支气管炎

见肺胀。

4. 慢性胃炎

见痞满。

【辨证论治】

（一）痰饮

多由素体脾虚，运化不健，复加饮食不当，或为外湿所伤，而致脾虚弱，饮留胃肠引起。

1. 脾阳虚弱

◇临床表现：胸胁支满，心下痞闷，胃中有水声，伴脘腹喜温畏冷，泛吐清水痰涎，饮入易吐，口渴不欲饮水，头晕目眩，心悸气短，食少，大便或溏，形体逐渐消瘦；舌苔白滑，脉弦细而滑。

◇治法：温脾化饮。

◇代表方：苓桂术甘汤合小半夏加茯苓汤。

苓桂术甘汤由茯苓、桂枝、白术、甘草组成；小半夏加茯苓汤由半夏、生姜、茯苓组成。前方温脾阳，利水饮，用于胸胁支满、目眩、气短；后方和胃降逆，用于水停心下、脘痞、呕吐、眩悸。水饮内阻，清气不升而见眩冒、小便不利者，加泽泻、猪苓；脘部冷痛、吐涎沫者，加干姜、吴茱萸、川椒目、肉桂；心下胀满者，加枳实。

2. 饮留胃肠

◇临床表现：心下坚满或痛，自利，利后反快；或虽利，但心下续坚满；或水走肠间，沥沥有声，腹满，排便不畅；舌苔腻，色白或黄，脉沉弦或伏。

◇治法：攻下逐饮。

◇代表方：甘遂半夏汤或己椒苈黄丸。

◇歌诀：**甘遂半夏金匮方，遂夏芍蜜甘草襄；**
饮留胃肠此方施，遂草相反义深广。

◇歌诀：**己椒苈黄蜜为丸，攻逐水饮效力专；**
肠间水气腹胀满，二便不利急服煎。

甘遂半夏汤由甘遂、半夏、芍药、甘草组成；己椒苈黄丸由防己、椒目、葶苈子、大黄组成。前方攻守兼施，因势利导，用于水饮在胃；后方苦辛宣泄，前后分消，用于水饮在肠，饮郁化热之证。饮邪上逆，胸胁满者，加枳实、厚朴，但不能图快一时，攻逐太过，损伤正气。

临证痰饮之脾阳虚弱与痰饮之饮留胃肠，当须鉴别：脾阳虚弱之
饮，其病因为脾虚，或外湿致脾阳虚弱，饮留于胃引起；而引流胃肠

痰饮是水停肠间。两者的主证亦不同，脾阳虚弱，症见心下痞闷，胃中有振水音，脘腹喜温恶冷，背寒，呕吐，舌苔白滑，脉弦细而滑；饮留胃肠，症见心下坚满，或痛，自利，利后反快，虽利，心下续坚满，舌苔腻、色白或黄，脉沉弦或伏。脾阳虚衰，治法为温脾化饮，治以苓桂术甘汤；饮留胃肠，治法为攻下逐饮，方用甘遂半夏汤或己椒苈黄丸。

（二）悬饮

多因素体不强，或原有其他慢性疾病，肺虚卫弱，时邪外袭，肺失宣通，饮停胸胁，络气不和。如若饮阻气郁，久则可以化火伤阴或耗损肺气。在病程发生发展中，可见如下证型。

1. 邪犯胸肺

◇临床表现：胸痛气急，伴寒热往来，身热起伏，汗少，或发热不恶寒，有汗而热不解，咳嗽，痰少，呼吸、转侧则疼痛加重，心下痞硬；舌苔薄白或黄，脉弦数。

◇治法：和解宣利。

◇代表方：柴枳半夏汤。

◇歌诀：**柴枳半夏用柴胡，枳壳半夏芩蒌辅；**
桔梗杏仁青皮草，和解清热饮邪除。

本方由柴胡、枳壳、半夏、黄芩、瓜蒌仁、桔梗、杏仁、青皮、甘草组成。痰饮内结，肺气失肃，见咳逆气急，加白芥子、桑白皮；胁痛甚者，加郁金、桃仁、延胡索；心下痞硬，口苦，干呕，加黄连；身热甚，汗出、咳嗽气粗，去柴胡，加麻黄、石膏。

2. 饮停胸胁

◇临床表现：胸胁疼痛，咳唾引痛，痛势较前减轻，而呼吸困难加重，伴咳逆气喘，息促不能平卧，或仅能偏卧于停饮一侧，病侧肋间胀满，甚则可见偏侧胸廓隆起；舌苔白，脉沉弦或弦滑。

◇治法：泻肺祛饮。

◇代表方：椒目瓜蒌汤合十枣汤。

◇歌诀：**椒目瓜蒌汤生姜，葶苈橘红茯苓桑；**
苏子半夏蒺藜子，饮停胸胁效昭彰。

◇歌诀：**十枣非君非汤剂，芫花甘遂合大戟；**
攻逐水饮力峻猛，悬饮水肿实证宜。

椒目瓜蒌汤方由川椒目、瓜蒌仁、桑白皮、葶苈子、橘红、半夏、茯苓、紫苏子、蒺藜、生姜组成；十枣汤由芫花、大戟、甘遂、大枣组成。前方主泻肺降气化痰；后方峻下逐水，用于形体壮实、积饮量多者，应从小量递增，一般连服3~5天，必要时停两三天再服。必须注意顾护胃气，中病即止，如药后出现呕吐、腹痛、腹泻过剧，应减量或停服。若痰浊偏盛，胸部满闷，舌苔浊腻者，加薤白、杏仁；水饮久停难去，胸胁支满，体弱，食少者，加桂枝、白术、甘草，不宜再予峻攻；若见络气不和之候，可同时配合理气和络之剂，以冀气行水行。

3. 络气不和

◇临床表现：胸胁疼痛，如灼如刺，胸闷不舒，呼吸不畅，或有闷咳，甚则迁延，经久不已，阴雨天更甚，可见病侧胸廓变形；舌苔暗，质暗，脉弦。

◇治法：理气和络。

◇代表方：香附旋覆花汤。

◇歌诀：**香附旋复苏子陈，重用夏苡伴茯苓；**
胁痛潮热或如疟，理气和络化痰饮。

本方由生香附、旋覆花、紫苏子霜、半夏、薏苡仁、茯苓、橘皮组成。痰气郁阻，胸闷，苔腻者，加瓜蒌、枳壳；久痛入络，痛势如刺者，加桃仁、红花、乳香、没药；饮留不净，胁痛迁延，经久不已者，可加通草、路路通、冬瓜皮等。

4. 阴虚内热

◇临床表现：咳呛时作，胸胁闷痛，咳吐少量黏痰，伴口干咽燥，或午后潮热，颧红，心烦，手足心热，盗汗，或伴胸胁闷痛，病久不复，形体消瘦；舌质偏红，少苔，脉小数。

◇治法：滋阴清热。

◇代表方：沙参麦冬汤合泻白散。

沙参麦冬汤由北沙参、玉竹、麦冬、天花粉、生扁豆、桑叶、甘草组成；泻白散由桑白皮、地骨皮、甘草、粳米组成。前方清肺润燥，养阴生津，用于干咳、痰少、口干、舌质红；后方清肺降火，用于咳呛气逆、肌肤蒸热。若阴虚内热，潮热显著，可加鳖甲、功劳叶；咳嗽者，可加百部、川贝母；胸胁闷痛者，可酌加瓜蒌皮、枳壳、广郁金、丝瓜络；日久积液未尽，可加牡蛎、泽泻；兼有神疲、气短、易汗、面色㿠白者，酌加太子参、黄芪、五味子。

（三）溢饮

多因外感风寒，玄府闭塞，以致肺脾输布失职，水饮流溢四肢肌肉，寒水相杂为患；或宿有痰饮，复加外寒客表而致。因此，多属表里俱寒，为表寒里饮证。

◇临床表现：身体沉重而疼痛，甚则肢体水肿，伴恶寒无汗，或有咳喘，痰多白沫，胸闷，口不渴；苔白，脉弦紧。

◇治法：发表化饮。

◇代表方：小青龙汤。

本方由麻黄、芍药、细辛、炙甘草、干姜、桂枝、五味子、半夏组成。若表寒外束，内有郁热，伴有发热、烦躁、苔白兼黄，加石膏；若表寒之象已不著，改用大青龙汤；水饮内聚而见肢体水肿明显、尿少者，可配茯苓、猪苓、泽泻；饮邪犯肺，喘息痰鸣不得卧者，加杏仁、射干、葶苈子。

（四）支饮

多由受寒饮冷，饮邪留伏；或因久咳致喘，迁延反复伤肺，肺气不能布津，阳虚不运，饮邪留伏，支撑胸膈，上逆迫肺所致。此证多反复发作，在感寒触发之时，以邪实为主；缓解期以正虚为主。

1. 寒饮伏肺

◇临床表现：咳逆喘满不得卧，痰吐白沫量多，经久不愈，天冷受寒加重，甚至引起面浮跗肿，或平素伏而不作，遇寒即发，发则寒热，背痛，腰痛，目泣自出，身体振振瞤动；舌苔白滑或白腻，脉弦紧。

◇治法：宣肺化饮。

◇代表方：小青龙汤。

本方由麻黄、芍药、细辛、炙甘草、干姜、桂枝、五味子、半夏组成。若无寒热、身痛等表证，见动则喘甚、易汗，为肺气已虚，可改用苓甘五味姜辛汤，不宜再用麻黄、桂枝表散；若饮多寒少，外无表证，喘咳痰稀或不得息，胸满气逆，可用葶苈大枣泻肺汤加白芥子、莱菔子；饮邪壅实，咳逆喘急，胸痛烦闷，加甘遂、大戟；邪实正虚，饮郁化热，喘满胸闷，心下痞坚，烦渴，面色黧黑，苔黄而腻，脉沉紧，或经吐下而不愈者，用木防己汤；水邪结实者，去石膏，加茯苓、芒硝；若痰饮久郁化为痰热，伤及阴津，咳喘，咳痰稠厚，口干咽燥，舌红少津，脉细滑数，用麦冬汤加瓜蒌、川贝母、木防己、海蛤粉。

2. 脾肾阳虚

临床表现：喘促动则为甚，心悸气短，或咳而气怯，痰多胸闷，伴怯寒肢冷，神疲，少腹拘急不仁，脐下动悸，小便不利，足跗水肿，或吐涎沫而头目昏眩；舌体胖大，质淡，苔白润或腻，脉沉细而滑。

◇治法：温脾补肾，以化水饮。

◇代表方：金匮肾气丸合苓桂术甘汤。

金匮肾气丸由干地黄、山药、山茱萸、茯苓、牡丹皮、泽泻、桂枝、制附子组成；苓桂术甘汤由茯苓、桂枝、白术、甘草组成。前方补肾行水；后方温脾利水。二方主治各异，合用则温补脾肾，以化水饮。若痰涎壅盛，食少痰多，可加半夏、陈皮；水湿偏盛，足肿，小便不利，四肢沉重疼痛，可加茯苓、泽泻；脐下悸动，吐涎沫，头目昏眩，是饮邪上逆，虚中夹实之候，可用五苓散。

第四节　消渴

【歌诀】

消渴三多体羸常，病在水金燥土伤，
食乖情志劳欲过，阴虚为本燥标彰，
上消肺热消渴方，中消胃热玉女煎，
气阴两虚七味术，下消阴虚用六味，
阴阳两虚肾气丸，酌加补益收涩剂。

消渴是由先天禀赋不足、饮食不节、情志失调、劳倦内伤等导致阴虚内热，以多饮、多尿、乏力、消瘦或尿有甜味为主要症状的病症。西医学的糖尿病属于本病范畴，可参照本病辨证论治；其他具有多尿、烦渴的临床特点，与消渴病有某些相似之处的疾病或症状，如尿崩症等，亦可参考本病辨证论治。

【病因病机】

禀赋不足，饮食失节，恣食肥甘，情志过极，房事不节，热病之后，劳欲过度等原因均可导致消渴症。其基本病机为阴津亏损，燥热偏盛，而以阴虚为本，燥热为标，两者互为因果，阴愈虚则燥热愈盛，燥热愈盛则阴愈虚。消渴病变的脏腑主要在肺、胃、肾，三脏之中，虽可有所偏重，但往往又互相影响。其中，尤以肾最为重要。

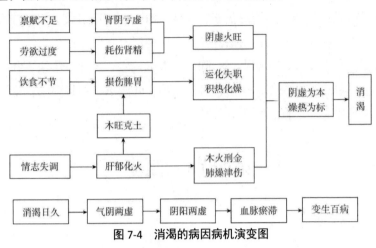

图 7-4　消渴的病因病机演变图

【辨证要点和鉴别诊断】

（一）辨证要点

1. 辨病位

消渴病的"三多"症状，往往同时存在，但根据其程度的轻重不同，而有上、中、下三消之分，以及肺燥、胃热、肾虚之别。通常以肺燥为主，多饮症状较突出者，称为上消；以胃热为主，多食症状较为突出者，称为中消；以肾虚为主，多尿症状较为突出者，称为下消。

2. 辨标本

本病以阴虚为主，燥热为标，两者互为因果。常因病程长短及病情轻重的不同，而阴虚和燥热之表现各有侧重。一般初病多以燥热为主，病程较长者则阴虚与燥热互见，日久则以阴虚为主，进而由于阴损及阳导致阴阳俱虚。

3. 辨本症与并发症

多饮、多食、多尿和乏力、消瘦为消渴病本症的基本临床表现，其显著程度有较大的个体差异，临证当注意细心分析辨别。本病的另一特点是易发生诸多并发症。一般以本症为主，并发症为次。多数患者，先见本症，随病情的发展而出现并发症。但亦有少数患者与此相反，如少数中老年患者，"三多一少"的本症不明显，常因痈疽、眼疾、心脑病症等为线索，最后确诊为本病。瘀血为患是消渴并发症的发病基础，如消渴眼疾、消渴肾劳、消渴脉痹、中风等。

（二）鉴别诊断

1. 口渴症

口渴症是指口渴饮水的一个临床症状，可出现于多种疾病过程中，尤以外感热病为多见。但这类口渴各随其所患病症的不同而出现相应的临床症状，不伴多食、多尿、尿甜、瘦削等消渴的特点。

1. 瘿病

瘿病之气郁化火、阴虚火旺证，以情绪激动、多食易饥、形体日渐消瘦、心悸、眼突、颈部一侧或两侧肿大为特征。其中多食易饥、消瘦，类似消渴病的中消，但眼球突出、颈前瘿肿有形则与消渴有别，且无消渴病的多饮、多尿、尿甜等症。

【西医相关疾病及特征性症状】

1. 糖尿病

糖尿病是一组以高血糖为特征的代谢性疾病。高血糖则是由胰岛素分泌缺陷或其生物作用受损，或两者兼有引起。主要表现为多饮、多食、多尿、消瘦，尿糖阳性，血糖升高。

2. 尿崩症

尿崩症是由于下丘脑-神经垂体功能低下、抗利尿激素分泌和释放不足，或者肾脏对精氨酸血管加压素反应缺陷而引起的一组临床综合征，主要表现为起病急、多饮、烦渴、多尿、喜饮冷水，24 小时尿量可多达 5~10L，尿清如水，尿比重在 1.01 以下，尿糖阴性。病变在下丘脑-神经垂体者，称为中枢性尿崩症或垂体性尿崩症；病变在肾脏者，称为肾性尿崩症。

2. 甲状腺功能亢进症

简称"甲亢"，是由于甲状腺合成释放过多的甲状腺激素，造成机体代谢亢进和交感神经兴奋，引起心悸、出汗、进食和便次增多和体重减少的病症。多数患者还常常同时有突眼、眼睑水肿、视力减退等症状。

【辨证论治】

（一）上消

肺热津伤

◇临床表现：口渴多饮，口舌干燥，尿频量多，烦热多汗；舌边尖红，苔薄黄，脉洪数。

◇治法：清热润肺，生津止渴。

◇代表方：消渴方。

◇歌诀：**消渴方中花粉连，藕汁地汁牛乳研；**
或加姜蜜为膏服，泻火生津益血痊。

本方由黄连末、天花粉末、人乳汁、藕汁、姜汁、生地黄汁、蜂蜜组成。若烦渴不止、小便频数，加麦冬、葛根；若兼多食易饥、大便干结、舌苔黄燥，可用白虎加人参汤；若热伤肺阴，脉细苔少，方用玉泉丸或二冬汤。

（二）中消

1. 胃热炽盛

◇临床表现：多食易饥，口渴，尿多，形体消瘦，大便干燥；苔黄，脉滑实有力。

◇治法：清胃泻火，养阴增液。

◇代表方：玉女煎。

本方由生石膏、知母、熟地黄、麦冬、牛膝组成。若口苦，大便秘结不行，可重用石膏，加黄连、栀子；若口渴难耐，舌苔少津，加乌梅；若火旺伤阴，舌红而干，脉细数，方用竹叶石膏汤。

2. 气阴亏虚

◇临床表现：口渴引饮，能食与便溏并见，或饮食减少，精神不振，四肢乏力，体瘦；舌质淡红，苔白而干，脉弱。

◇治法：益气健脾，生津止渴。

◇代表方：七味白术散。

◇歌诀：**七味白术小儿良，四君葛根木藿香；**
口渴腹泻脾气降，钱氏此散宜煎尝。

本方由人参、茯苓、白术、甘草、木香、葛根、藿香组成。兼肺中燥热者，加地骨皮、知母、黄芩；口渴明显者，加天花粉、生地黄、乌梅；气短、汗多者，合生脉散；食少腹胀者，加砂仁、鸡内金。

（三）下消

1. 肾阴亏虚

◇临床表现：尿频量多，混浊如脂膏，或尿甜，腰膝酸软，乏力，头晕耳鸣，口干唇燥，皮肤干燥，瘙痒；舌红苔少，脉细数。

◇治法：滋阴固肾。

◇代表方：六味地黄丸。

本方由熟地黄、山茱萸、山药、茯苓、牡丹皮、泽泻组成。五心烦热，盗汗，失眠者，加知母、黄柏；尿量多而浑浊者，加益智仁、桑螵蛸；气阴两虚而伴困倦、气短乏力、舌质淡红者，加党参、黄芪、黄精；水竭火烈，阴伤阳浮者，用生脉散加天冬、鳖甲、龟甲；若见神昏、肢厥、脉微细等阴竭阳亡危象者，合参附龙牡汤。

2. 阴阳两虚

◇临床表现：小便频数，浑浊如膏，甚至饮一溲一，面容憔悴，耳轮干枯，腰膝酸软，四肢欠温，畏寒肢冷，阳痿或月经不调；舌苔淡白而干，脉沉细无力。

◇治法：滋阴温阳，补肾固涩。

◇代表方：金匮肾气丸。

本方由附子、桂枝、干地黄、山茱萸、山药、茯苓、牡丹皮、泽泻组成。尿量多而浑浊者，加益智仁、桑螵蛸、覆盆子、金樱子；身体困倦、气短乏力者，可加党参、黄芪、黄精；兼阳痿，加巴戟天、淫羊藿、肉苁蓉；畏寒甚者，加鹿茸粉。

第五节　汗证

【歌诀】

> 古云盗汗多阴虚，自汗阳羸卫外疏，
> 邪热郁蒸龙胆泻，心血不足归脾主，
> 当归六黄阴虚火，肺卫不固玉屏风。

汗证是以汗液外泄失常为主证的一类病症。不因外界环境因素的影响，白昼时时汗出，动辄益甚者称为自汗；寐中汗出，醒来即止者称为盗汗。西医学中的甲状腺功能亢进、自主神经功能紊乱、风湿热、低血糖、虚脱、休克及结核病、肝病、黄疸等所致的以自汗、盗汗为主要表现者，均属本病范畴，可参照本节辨证论治。

【病因病机】

汗为心之液，由精气所化，不可过泄。除了伴见于其他疾病过程中的出汗过多外，引起自汗、盗汗的病因病机主要有以下五个方面。

1. 肺气不足

素体薄弱，病后体虚，或久患咳喘，耗伤肺气，肺与皮毛相表里，肺气不足之人，肌表疏松，表虚不固，腠理开泄而致自汗。

2. 营卫不和

由于体内阴阳的偏盛偏衰，或表虚之人微受风邪，导致营卫不和，卫外失司，而致汗出。

3. 心血不足

思虑太过，损伤心脾，或血证之后，血虚失养，均可导致心血不足。因汗为心之液，血不养心，汗液外泄太过，引起自汗或盗汗。

4. 阴虚火旺

烦劳过度，亡血失精，或邪热耗阴，以致阴精亏虚，虚火内生，阴津被扰，不能自藏而外泄，导致盗汗或自汗。

5. 邪热郁蒸

由于情志不舒，肝气郁结，肝火偏旺，或嗜食辛辣厚味，或素体湿热偏盛，以致肝火或湿热内盛，邪热郁蒸，津液外泄而致汗出增多。

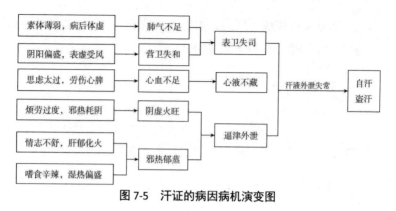

图 7-5 汗证的病因病机演变图

【辨证要点和鉴别诊断】

（一）辨证要点

1. 辨自汗、盗汗

不因外界环境因素的影响，而白昼时时汗出，动辄益甚者为自汗；寐中汗出，醒来自止者为盗汗。

2. 辨伴随症状

动辄汗出、气短、平时易患感冒，多属肺卫气虚。汗出伴有恶风、周身酸楚、时寒时热，多属营卫不和。盗汗伴有五心烦热、潮热、颧红、口干，多属阴虚火旺。自汗或者盗汗伴有心悸失眠、头晕乏力、面色不华多属心血不足；伴有脘腹胀闷、大便燥结或口苦、烦躁，多属湿热肝火。

3. 辨汗出部位

头面汗出，食后尤甚，手足汗出，多为湿热蕴蒸；腋下、阴部汗出，多属肝经有热；半身或局部汗出，为营卫不和；心胸部汗出，多为心脾两虚、心血不足；遍身汗出，鼻尖尤甚，多为肺气不足。

（二）鉴别诊断

1. 脱汗

脱汗发生于病情危重之时，正气欲脱，阳不敛阴，以致汗液大泄，表现为大汗淋漓或汗出如珠，常同时伴有声低息短、精神疲惫、四肢厥冷、脉微欲绝或散大无力等症状，为病势危急的征象，又称"绝汗"。其汗出的情况及病情的程度均较汗证为重。

2. 战汗

战汗则发生于急性热病过程中，症见发热烦渴，突然全身恶寒战栗，继而汗出，热势渐退，多为正气拒邪；若正胜邪退，乃属病趋好转之象；与阴阳失调、营卫不和之汗证迥然有别。

3. 黄汗

黄汗则以汗出色黄如柏汁、染衣着色为特点，多因湿热内蕴所致。可以为汗证中的邪热郁蒸型，但汗出色黄的程度较重。

【西医相关疾病及特征性症状】

1. 甲状腺功能亢进症

见消渴。

2. 糖尿病

见消渴。

3. 风湿热

见内伤发热。

4. 结核病

结核病是由结核杆菌感染引起的慢性传染病。结核病是青年人容易发生的一种慢性和缓发的传染病。潜伏期 4~8 周。其中 80% 发生在肺部。主要临床症状表现为午后低热、乏力、咳嗽、咯血、盗汗、消瘦等。

【辨证论治】

1. 肺卫不固

◇临床表现：汗出恶风，稍劳尤甚，易于感冒，体倦乏力，面色少华；脉细弱，苔薄白。

◇治法：益气固表。

◇代表方：玉屏风散。

本方由防风、黄芪、白术组成。气虚甚者，加党参、黄精；兼有阴虚，而见舌红、脉细数者，加麦冬、五味子。

2. 阴虚火旺

◇临床表现：夜寐盗汗，或有自汗，五心烦热，或兼午后潮热，两颧色红，口渴；舌红少苔，脉细数。

◇治法：滋阴降火。

◇代表方：当归六黄汤。

◇歌诀：**火炎汗出六黄汤，归柏芩连二地黄；**
倍用黄芪为固表，滋阴清热敛汗强。

本方由当归、生地黄、熟地黄、黄芩、黄柏、黄连、黄芪组成。潮热甚者，加秦艽、银柴胡、白薇；若阴虚及气，气阴两伤，去黄连、黄芩、黄柏，加太子参、玄参；虚烦不眠，加阿胶、莲子心、肉桂。

3. 心血不足

◇临床表现：睡则汗出，醒则自止，心悸怔忡，失眠多梦，神疲气短，面色少华；舌质淡，苔白脉细。

◇治法：补养心血。

◇代表方：归脾汤。

本方由党参、黄芪、白术、茯神、酸枣仁、龙眼、木香、甘草、当归、远志、生姜、大枣组成。心悸甚者，加龙骨、琥珀粉、朱砂；不寐者，加柏子仁、合欢皮；气虚者，加生黄芪、浮小麦。

4. 邪热郁蒸

◇临床表现：蒸蒸汗出，汗黏，易使衣服黄染，面赤烘热，烦躁，口苦，小便色黄；舌苔薄黄，脉象弦数。

◇治法：清肝泄热，化湿和营。

◇代表方：龙胆泻肝汤。

本方由龙胆、黄芩、栀子、泽泻、木通、车前子、当归、生地黄、柴胡、生甘草组成。湿热内蕴而热势不盛者，可改用四妙丸；胃火上攻，头部蒸蒸汗出者，可用竹叶石膏汤。

第六节　内伤发热

【歌诀】

内伤发热病缠绵，气血阴阳脏腑偏，
气虚补中血归脾，阴虚发热清骨散，
阳虚金匮肾气补，加味逍遥气郁肝，
血府逐瘀血瘀证，湿郁连温中和擅。

内伤发热是指以发热为主要临床表现的病症。一般起病较缓，病程较长，热势轻重不一但以低热为多，或自觉发热而体温并不升高。西医学中的功能性低热、肿瘤、血液病、结缔组织病、内分泌疾病、部分慢性感染性疾病和某些原因不明的发热，均属本病范畴，可参照本节辨证论治。

【病因病机】

（一）病因

1. 久病体虚

由于久病或原本体虚，失于调理，以致机体的气血阴阳亏虚，阴阳失衡而引起发热。

2. 饮食劳倦

由于饮食失调，劳倦过度，使脾胃受损，水谷精微不充，以致中气不足，阴火内生，或脾虚不能化生阴血，而引起发热，若脾胃受损，运化失职，以致痰湿内生，郁而化热，进而引起湿郁发热。

3. 情志失调

情志抑郁，肝气不能条达，气郁化火，或恼怒过度，肝火内盛，导致气郁发热。情志失调亦是导致瘀血发热的原因之一，每在气机郁滞的基础上，日久不愈，则使血行瘀滞而导致血瘀发热。

4. 外伤发热

外伤以及出血等原因导致发热主要有两个方面：一是外伤以及出血使血行不畅，瘀血阻滞经络，气血壅遏不通，因而引起瘀血发热；二是外伤以及血证时出血过多，或长期慢性失血，以致阴血不足，无以敛阳而引起血虚发热。

（二）病机

上述病因引起内伤发热的病机，大体可归纳为虚实两类。由气郁化火、瘀血阻滞及痰湿停聚所致者属实，其基本病机为气血湿等郁结，壅遏化热而引起发热。由中气不足、血虚失养、阴精亏虚及阳气虚衰所致者属虚。其基本病机是气血阴阳亏虚，或因阴血不足，阴不配阳，水不济火，阳气亢盛而发热，或因阳气虚衰，阴火内生，阳气外浮而发热。总属脏腑功能失调，阴阳失衡所致。

本病病机比较复杂，可由一种也可由多种病因同时引起发热。如气郁血瘀、气阴两虚、气血两虚等。久病往往由实转虚，其中以瘀血病久损及气、血、阴、阳，分别兼见气虚、血虚、阴虚或阳虚，而成为虚实兼夹之证的情况较为多见。其他如气郁发热日久，热伤阴津，则转化为气郁阴虚；气虚发热日久，病损及阳，阳气虚衰，发展为阳虚发热。

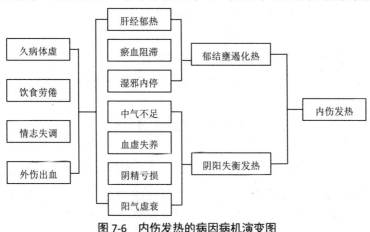

图 7-6　内伤发热的病因病机演变图

【辨证要点和鉴别诊断】

（一）辨证要点

1. 辨症候虚实

应依据病史、症状、脉象等辨明症候的虚实，这对治疗原则的确定具有重要意义。由气郁、血瘀、痰湿所致的内伤发热属实；由气虚、血虚、阴虚、阳虚所致的内伤发热属虚。若邪实伤正或因虚致实，表现虚实夹杂症候者，应分辨其主次。

2. 辨病情轻重

病程长久，热势亢盛，持续发热，或反复发作，经治不愈，胃气衰败，正气虚甚，兼夹证多，均为病情较重的表现，反之则病情较轻。若内脏无实质性病变，仅属一般体虚所致者，病情亦轻。

（二）鉴别诊断

外感发热因感受外邪而起，起病较急，病程较短，发热初期大多伴有恶寒，其恶寒得衣被而不减。发热的程度（体温）大多较高，发热的类型随病种的不同而有所差异。初起常兼有头身疼痛、鼻塞、流涕、咳嗽、脉浮等表证。外感发热由感受外邪，正邪相争所致，属实证者居多。

【西医相关疾病及特征性症状】

1. 风湿热

风湿热多表现为低热，乏力，心率增快，食欲不振，多发性及游走性关节酸痛，尤其大关节局部红肿，心率常在 100 次/分以上，与体温增高不成比例，心尖区可出现收缩期杂音。心电图检查：轻症时正常，重症时可有异常变化如心率失常、S-T 段抬高或压低等。少数患者皮肤可出现环形红斑或多形红斑或皮下结节。实验室检查：血沉增快，抗"O"增高。

2. 类风湿关节炎

类风湿关节炎多表现为低热，乏力，全身不适，小关节疼痛明显，早期呈梭形肿胀，后期伴畸形改变。类风湿因子阳性，血清免疫球蛋白 IgG、IgA、IgM 的增高，对本病诊断有一定帮助。

3. 系统性红斑狼疮

系统性红斑狼疮多表现为低热，乏力，消瘦，两颊蝶形皮损，关节肌肉酸痛，患者多是育龄期女性，化验检查红细胞沉降率增快，白细胞减少，抗核抗体阳性，血液中可查到狼疮细胞。

【辨证论治】

1. 阴虚发热

◇临床表现：午后潮热，或夜间发热，不欲近衣，手足心热，烦躁，少寐多梦，盗汗，口干咽燥；舌质红，或有裂纹，苔少甚至无苔，脉细数。

◇治法：滋阴清热。

◇代表方：清骨散。

◇歌诀：**清骨散用银柴胡，胡连秦艽鳖甲扶，**
地骨青蒿知母草，骨蒸劳热保无虞。

本方由银柴胡、知母、胡黄连、地骨皮、青蒿、秦艽、鳖甲、甘草组成。盗汗较甚者，可去青蒿，加牡蛎、浮小麦、糯稻根；阴虚较甚者，加玄参、生地黄、制何首乌；失眠者，加酸枣仁、柏子仁、首乌藤；兼有气虚而见头晕气短、体倦乏力者，加太子参、麦冬、五味子。

2. 血虚发热

◇临床表现：发热，热势多为低热，头晕眼花，身倦乏力，心悸不宁，面白少华，唇甲色淡；舌质淡，脉细弱。

◇治法：益气养血。

◇代表方：归脾汤。

本方由黄芪、人参、白术、甘草、当归、龙眼肉、酸枣仁、茯神、远志、木香、生姜、大枣组成。血虚较甚者，加熟地黄、枸杞子、制何首乌；发热较甚者，可加银柴胡、白薇；由慢性失血所致的血虚，若仍有少许出血者，可酌加三七粉、仙鹤草、茜草、棕榈炭；脾虚失健，纳差腹胀者，去黄芪、龙眼肉，加陈皮、神曲、谷芽、麦芽。

3. 气虚发热

◇临床表现：发热，热势或低或高，常在劳累后发作或加剧，倦怠乏力，气短懒言，自汗，易于感冒，食少便溏；舌质，苔白腻，脉细。

◇治法：益气健脾，甘温除热。

◇代表方：补中益气汤。

本方由黄芪、人参、白术、炙甘草、陈皮、当归、升麻、柴胡组成。自汗较多者，加牡蛎、浮小麦、糯稻根；时冷时热、汗出恶风者，加桂枝、芍药；脾虚夹湿，而见胸闷脘痞、舌苔白腻者，加苍术、厚朴、藿香。

4. 阳虚发热

◇临床表现：发热而欲近衣，形寒怯冷，四肢不温，少气懒言，头晕嗜卧，腰膝酸软，纳少便溏，面色㿠白；舌质淡胖，或有齿痕，苔白润，脉沉细无力。

◇治法：温补阳气，引火归元。

◇代表方：金匮肾气丸。

本方由附子、桂枝、山茱萸、干地黄、山药、茯苓、牡丹皮、泽泻组成。短气甚者，加人参；阳虚较甚者，加仙茅、淫羊藿；便溏者，加白术、干姜。

5. 气郁发热

◇临床表现：发热多为低热或潮热，热势常随情绪波动而起伏，精神抑郁，胁肋胀满，烦躁易怒，口干而苦，纳食减少；舌红，苔黄，脉弦数。

◇治法：疏肝理气，解郁泄热。

◇代表方：加味逍遥散。

本方由柴胡、当归、白芍、薄荷、白术、茯苓、牡丹皮、栀子、生姜、甘草组成。若气郁较甚，可加郁金、香附、青皮；热象较甚，舌红口干、便秘者，可去白术，加龙胆、黄芩；女性若兼月经不调，可加泽兰、益母草。

6. 痰湿郁热

◇临床表现：发热，午后热甚，心内烦热，胸闷脘痞，不思饮食，渴不欲饮，呕恶，大便稀薄或黏滞不爽；舌苔白腻或黄腻，脉濡数。

◇治法：燥湿化痰，清热和中。

◇代表方：黄连温胆汤合中和汤。

◇**歌诀：中和汤用药四味，芩夏苍术香附成。**

黄连温胆汤由黄连、半夏、陈皮、茯苓、甘草、竹茹、枳实、大枣、生姜组成；中和汤由苍术、半夏、黄芩、香附组成。前方理气化痰，燥湿清热；后方清热燥湿，理气化痰。若呕恶，加竹茹、藿香、白豆蔻；胸闷、苔腻，加郁金、佩兰；湿热阻滞少阳，枢机不利，症见寒热如疟、寒轻热重、口苦呕逆者，加青蒿、黄芩。

7. 血瘀发热

◇临床表现：午后或夜晚发热，或自觉身体某些部位发热，口燥咽干，但不多饮，肢体或躯干有固定痛处或肿块，面色萎黄或晦暗；舌质青紫或有瘀点、瘀斑，脉弦或涩。

◇治法：活血化瘀。

◇代表方：血府逐瘀汤。

本方由当归、川芎、赤芍、地黄、桃仁、红花、牛膝、柴胡、枳壳、桔梗、甘草组成。发热较甚者，可加秦艽、白薇、牡丹皮；肢体肿痛者，可加丹参、郁金、延胡索。

第七节　厥证

【歌诀】

> 厥证昏仆四肢冷，升降乖戾气逆乱，
> 醒辨气血与痰厥，阴阳虚实不一般，
> 导痰汤治痰厥证，血实羚钩通瘀煎，
> 气实五磨与通关，四味回阳虚证痊，
> 血厥虚用独参汤，继服人参养荣安。

　　厥证是以突然昏倒、不省人事、四肢逆冷为主要临床表现的一种病症。病情轻者，一般在短时间内会逐渐苏醒，清醒后无偏瘫、失语、口眼㖞斜等后遗症。病情重者，则昏厥时间较长，严重者甚至一厥不复而导致死亡。鉴于厥的含义较多，本节厥证所讨论的范围是以突然发生的一时性昏倒不省人事为主证，伴有四肢逆冷的病症。至于外感病中以手足逆冷为主，不一定伴有神志改变的发厥，不属于本节之讨论范围。暑厥系由感受暑热之邪而发病，本节亦不作讨论。西医学中多种原因所致之晕厥，如癔症、高血压脑病、脑血管痉挛、低血糖、出血性或心源性休克等，均可参考本节辨证论治。

【病因病机】

（一）病因

1. 情志内伤

　　七情刺激，气逆为患，以恼怒致厥为多，若所愿不遂，肝气郁结，郁久化火，肝火上炎，或因大怒而气血并走于上等，以致阴阳不相顺接而发为厥证。

2. 体虚劳倦

元气素虚，复加空腹劳累，以致中气不足，脑海失养，或睡眠长期不足，阴阳气血亏耗，亦会成为厥证的发病原因。

3. 亡血失津

如因大汗吐下，气随液耗，或创伤出血，或血证失血过多，以致气随血脱，阳随阴消，神明失主而致厥。

4. 饮食不节

嗜食酒酪肥甘，脾胃受伤，运化失常，以致聚湿生痰，痰浊阻滞，气机不畅，日积月累，痰愈多则气愈阻，气郁滞痰更盛，如痰浊一时上壅，清阳被阻，则发为厥证。

（二）病机

厥证的病机主要是气机突然逆乱，升降乖戾，气血阴阳不相顺接。情志变动最易影响气机运行，轻则气郁，重则气逆，逆而不顺则气厥。气盛有余之人，骤遇恼怒惊骇，气机上冲逆乱，清窍壅塞而发为气厥实证；素来元气虚弱之人，陡遇恐吓，清阳不升，神明失养，而发为气厥虚证。气与血阴阳相随，互为资生，互为依存，气血的病变也是互相影响的。素有肝阳偏亢，遇暴怒伤肝，肝阳上亢，肝气上逆，血随气升，气血逆乱于上，发为血厥实证；大量失血，血脱则气无以附，气血不能上达清窍，神明失养，昏不知人，则发为血厥虚证。由于情志过极、饮食不节以致气机升降失调运行逆乱，或痰随气升，阻滞神明，则发为痰厥。

由于体质和病机转化的不同，病理性质有虚实之别。大凡气盛有余，气逆上冲，血随气逆，或夹痰浊壅滞于上，以致清窍闭塞，不知人事，为厥之实证；气虚不足，清阳不升，气陷于下，或大量出血，气随血脱，血不上达，气血一时不相顺接，以致神明失养，不知人事，为厥之虚证。

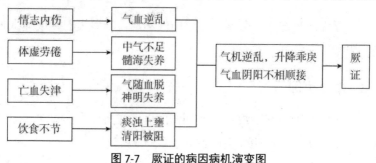

图 7-7　厥证的病因病机演变图

【辨证要点和鉴别诊断】

（一）辨证要点

1. 辨病因

厥证的发生常有明显的病因可寻。如气厥虚证，多发生于平素体质虚弱者，厥前常有过度疲劳、睡眠不足、饥饿受寒、突受惊恐等诱因；血厥虚证，则与失血有关，常继发于大出血之后；气厥实证及血厥实证，多发生于形壮体实者，而发作多与急躁恼怒、情志过极密切相关；痰厥好发于恣食肥甘、体丰湿盛之人，而恼怒及剧烈咳嗽常为其诱因。

2. 辨虚实

厥证见症虽多，但概括而言，不外虚实二证，这是厥证辨证之关键所在。实证者表现为突然昏仆、面红气粗、声高息促、口噤握拳，或夹痰涎壅盛、舌红苔黄腻、脉洪大有力。虚证者表现为眩晕昏厥、面色苍白、声低息微、口开手撒，或汗出肢冷、舌胖或淡，脉细弱无力。

3. 分气血

厥证以气厥、血厥为多见，应注意分辨。其中尤以气厥实证及血厥实证两者易于混淆，应注意区别。气厥实者，乃肝气升发太过所致。体质壮实之人，肝气上逆，由惊恐而发，表现为突然昏仆、呼吸气粗、口噤握拳、头晕头痛、舌红苔黄、脉沉而弦。血厥实者，乃肝阳上亢，阳气暴张，血随气升，气血并走于上，表现为突然昏仆、牙关紧闭、四肢厥冷、面赤唇紫，或鼻衄、舌质暗红、脉弦有力。

（二）鉴别诊断

1. 眩晕

眩晕有头晕目眩、视物旋转不定，甚则不能站立、耳鸣，但无神志异常的表现，与厥证之突然昏倒、不省人事迥然有别。

2. 中风

中风以中老年人为多见，常有素体肝阳亢盛。其中脏腑者，突然昏仆，并伴有口眼㖞斜、偏瘫等症；若神昏时间较长，苏醒后有偏瘫、口眼㖞斜及失语等后遗症。厥证可发生于任何年龄，昏倒时间较短，醒后无后遗症，但血厥之实证重者可发展为中风。

3. 痫证

痫证常有先天因素，以青少年为多见。病情重者，虽亦为突然昏仆、不省人事，但发作时间短暂，且发作时常伴有号叫、抽搐、口吐涎沫、两目上视、小便失禁等。痫证常反复发作，每次症状均相类似，苏醒缓解后可如常人。厥证之昏倒，仅表现为四肢厥冷，无叫吼、吐沫、抽搐等症。可做脑电图检查，以资鉴别。

4. 昏迷

昏迷为多种疾病发展到一定阶段所出现的危重症候。一般来说，发生较为缓慢，有一个昏迷前的临床过程，先轻后重，由烦躁、嗜睡、谵语渐次发展；一旦昏迷后，持续时间一般较长，恢复较难，苏醒后原发病仍然存在。厥证常为突然发生，昏倒时间较短，常因情志刺激、饮食不节、劳倦过度、亡血失津等诱发。

【西医相关疾病及特征性症状】

1. 休克

休克是机体遭受强烈的致病因素侵袭后，由于有效循环血量锐减，组织血流灌注广泛、持续、显著减少，致全身微循环功能不良，生命重要器官严重障碍的综合征。临床症状主要表现为表情淡漠、皮肤湿冷、烦躁不安、血压下降。

2. 低血糖昏迷

低血糖昏迷是指低血糖症导致的神经精神障碍，而低血糖症是一组由多种病因引起的血中葡萄糖浓度过低（通常 < 2.8mmol/L），临床以交感神经兴奋和（或）脑细胞缺糖为主要特点的综合征。表现为出汗、饥饿感、心慌、颤抖、面色苍白等，严重时出现精神行为异常、抽搐、意识障碍、昏迷。

3. 高血压脑病

高血压脑病是指当血压突然升高超过脑血流自动调节的阈值（中心动脉压大于 140mmHg）时，脑血流出现高灌注，毛细血管压力过高，渗透性增强，导致脑水肿和颅内压增高，甚至脑疝的形成，引起的一系列暂时性脑循环功能障碍的临床表现。起病急，进展快，及时治疗其症状可完全消失，若治疗不及时或治疗不当，则可导致不可逆脑损伤及其他严重并发症，甚至可导致死亡。主要表现为血压升高，抽搐与头痛和意识障碍三者同时出现。

4. 排尿性晕厥

排尿性晕厥又称小便猝倒，俗称"尿晕症"。主要表现为人们在夜间或清晨起床排尿时因意识短暂丧失而突然晕倒；总会产生短暂的意识障碍，而这种障碍易诱发排尿性晕厥。主要是由于血管舒张和收缩障碍造成低血压，引起大脑一时性供血不足所致，晕厥发生后 2 分钟左右患者可自行苏醒，不会留下后遗症。排尿性晕厥多见于中老年男性，一般好发在夜间，常常突然发生，之前多无先兆。

【辨证论治】

（一）气厥

1. 实证

◇临床表现：由情志异常、精神刺激而发作，突然昏倒，不省人事，或四肢厥冷，呼吸气粗，口噤握拳；舌苔薄白，脉伏或沉弦。

◇治法：开窍，顺气，解郁。

◇代表方：通关散合五磨饮子。

◇歌诀：**通关散用细辛皂，吹鼻得嚏保生还；**
若加半夏为搐鼻，厥证昏仆急救先。

通关散为中成药，由猪牙皂、鹅不食草、细辛组成，用时取少许粉剂吹鼻取嚏，以促其苏醒，仅适用于气厥实证；五磨饮子由沉香、槟榔、木香、乌药、枳实组成。必要时可先化饲苏合香丸。肝阳偏亢，头晕而痛面赤躁扰者，可加钩藤、石决明、磁石；兼有痰热，症见喉中痰鸣、痰壅气塞者，可加胆南星、贝母、橘红、竹沥；醒后哭笑无常、睡眠不宁者，可加茯神、远志、酸枣仁。

2. 虚证

◇临床表现：发病前有明显的情绪紧张、恐惧、疼痛或站立过久等秀发因素，发作时眩晕昏仆，面色苍白，呼吸微弱，汗出肢冷；舌淡，永沉细微。

◇治法：补气，回阳，醒神。

◇代表方：四味回阳饮。

◇歌诀：**四味回阳饮炮姜，人参制附炙草详；**
元阳虚脱危顷刻，益气回阳固脱良。

本方由人参、制附子、炮姜、炙甘草组成。汗出多者，加黄芪、白术、煅龙骨、煅牡蛎；心悸不宁者，加远志、柏子仁、酸枣仁；纳谷不香、食欲不振者，加白术、茯苓、陈皮；若急救，可先用生脉注射液、参附注射液静脉推注或滴注，苏醒后继用四味回阳饮。

（二）血厥

1. 实证

◇临床表现：多因急躁恼怒而发，突然昏倒，不省人事，牙关紧闭，面赤唇紫；舌暗红，脉弦有力。

◇治法：平肝潜阳，理气通瘀。

◇代表方：羚角钩藤汤或通瘀煎。

◇歌诀：**俞氏羚角钩藤汤，桑叶菊花鲜地黄；**
芍草茯苓川贝茹，凉肝增液定风方。

◇歌诀：**景岳全书通瘀煎，活血顺气功效专；**
归尾红花山楂泽，乌青木附香字含。

羚角钩藤汤由羚羊角片（代）、双钩藤、霜桑叶、滁菊花、川贝母、鲜生地黄、茯神木、生白芍、淡竹茹、生甘草组成；通瘀煎由当归尾、山楂、香附、红花、乌药、青皮、木香、泽泻组成。前方以平肝潜阳息风为主；后方活血顺气。若急躁易怒，肝热甚，加菊花、牡丹皮、龙胆；若兼见阴虚不足，眩晕头痛，加生地黄、枸杞子、珍珠母。

2. 虚证

◇临床表现：常因失血过多，突然昏厥，面色苍白，口唇无华，四肢震颤，自汗肢冷，目陷口张，呼吸微弱；舌质淡，脉芤或细数无力。

◇治法：补养气血。

◇代表方：急用独参汤灌服，继服人参养荣汤。

独参汤即由一味人参组成；人参养荣汤由人参、当归、黄芪、白术、茯苓、肉桂、熟地黄、五味子、远志、陈皮、白芍、炙甘草、生姜、大枣组成。前方益气固脱；后方补益气血。自汗肤冷、呼吸微弱者，加附子、干姜；口干少津者，加麦冬、玉竹、沙参；心悸少寐者，加龙眼肉、酸枣仁。也可用人参注射液、生脉注射液静脉推注或滴注。对于急性失血过多者，应及时止血，并采取输血措施，缓解后继用人参养荣汤。

（三）痰厥

◇临床表现：素有咳喘宿痰，多湿多痰，恼怒或剧烈咳嗽后突然昏厥，喉有痰声，或呕吐涎沫，呼吸气粗；舌苔白腻，脉沉滑。

◇治法：行气豁痰。

◇代表方：导痰汤。

◇歌诀：**导痰汤半姜陈苓，炙草枳壳制南星；**
　　　　胸膈痞塞因痰盛，眩晕呕吐咳嗽宁。

本方由天南星、枳实、半夏、橘红、赤茯苓、甘草、生姜组成。痰湿化热，口干便秘，舌苔黄腻，脉滑数者，加黄芩、栀子、竹茹、瓜蒌仁。

第八节　虚劳

【歌诀】

总括

五脏虚候立为目，气血阴阳大纲辨，
虚劳病势多缠绵，内因外因先后天。

1. 气虚

气虚在肺补肺汤，心气亏虚七福良，
加味四君脾气补，大补元煎肾虚匡。

2. 血虚

血虚重在补心肝，心血不足养心选，
四物变化补肝血，气充血足理效验。

3. 阴虚

阴虚在肺沙麦擅，心亏天王补心丹，
脾胃阴虚益胃进，肝肾补肝左归丸。

4. 阳虚

阳虚里寒为征象，保元汤方益心阳，
附子理中温脾土，肾阳衰微右归尝。

虚劳又称虚损，是以脏腑亏损，气血阴阳虚衰，久虚不复成劳为主要病机，以五脏虚证为主要临床表现的多种慢性虚弱症候的总称。西医学中各系统、各器官发生的多种慢性消耗性和功能衰退性疾病，如出现类似虚劳的临床表现时，均可参照本病辨治。

【病因病机】

多种原因均可导致虚劳。《理虚元鉴·虚症有六因》所云的"有先天之因，有后天之因，有痘疹及病后之因，有外感之因，有境遇之因，有医药之因"，对引起虚劳的原因作了比较全面的归纳。多种病因作用于人体，引起脏腑气血阴阳的亏虚，日久不复而成为虚劳。结合临床所见，引起虚劳的病因病机主要有以下五个方面：禀赋不足、久病积损、饮食不节、烦劳过度、误治失治。

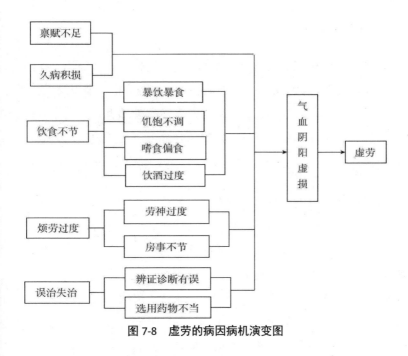

图 7-8　虚劳的病因病机演变图

【辨证要点和鉴别诊断】

（一）辨证要点

1. 辨五脏气血阴阳亏虚的不同

虚劳的症候虽多，但总不离五脏，而五脏之辨，又不外乎气、血、阴、阳。故对虚劳的辨证应以气、血、阴、阳为纲，五脏虚候为目，掌握五脏相关、气血同源、阴阳互根的规律，判断病位及脏腑虚损的性质。根据脏腑生理病理特点，一般来说，气虚以肺、脾为主，但病重者每可影响心、肾；血虚以心、肝为主，并与脾之化源不足有关；阴虚以肺、肝、肾为主，涉及心、胃；阳虚以脾、肾为主，重者每易影响到心。辨证时须悉心应对。

2. 辨症候的标本主次

虚劳之病，阳损及阴者，阳虚为本，阴虚为标；气虚及血者，气病为本，血病为标；血虚及气者，血病为本，气病为标；虚损及于脾肾者，脾肾之损为本，他脏之损为标；虚劳复有新感外邪者，虚损为本，新感为标；虚损不甚而又兼有积聚、痰瘀等宿病者，宿病为本，虚损为标。

3. 辨有无兼夹病症

虚劳多有较长的病程，可存在兼夹病症，辨治时应注意几种情况：其一，对因病致虚、久虚不复者，应辨明原有疾病是否还继续存在，如因热病、寒病或瘀结致虚者，原发疾病是否已经治愈。其二，有无因虚致实的表现，如因气虚运血无力，形成瘀血；或阳虚水气不化，以致水饮停滞，发为水肿；或脾气虚不能运化水湿，以致水湿内停等。其三，是否兼夹外邪，因虚劳之人卫外不固，易感外邪为患，且感邪之后不易恢复，治疗用药也与常人感邪有所不同。

4. 辨病势顺逆及轻重

虚劳病顺证：形气未脱，元气不败，饮食尚佳，无大热；或虽有热治之能解，无喘息不续，能经受补益治疗。逆证：肉脱骨痿，元气衰败食欲不振，泄泻不止，发热不休，难以解退，气喘不续，声低息微，慢性失血，精神委顿，郁烦不宁，悲观沮丧，神思恍惚淡漠，或内有实邪不任攻伐，诸虚并集，虚不受补，舌质淡胖无华或光红如镜，或有裂纹脉来急促细弦或浮大无根。虚劳顺证病情较轻，元气未衰，尤其脾肾功能尚无严重损害，只要诊治、调护得当，可扭转病势，预后良好。虚劳逆证若病情严重，元气衰败，脾肾衰惫，预后不良。

（二）鉴别诊断

1. 肺痨

肺痨系正气不足，结核杆菌侵袭所致；病位主要在肺；具有传染性阴虚火旺为其病机特点；临床主要表现为咳嗽、咯血、潮热、盗汗、消瘦等症状。肺痨亦可由肺病波及他脏，发生气阴亏耗，或阴损及阳、阴阳两虚的病变。虚劳由外感、内伤等诸多病因引起；涉及多个脏腑，以脾肾为主；无传染性；脏腑气血阴阳亏损，久虚不复为其基本病机；临床表现为脏腑气血阴阳亏虚的多种症候。

2. 内科其他疾病虚证

内科其他病症中出现的虚证属"证"的范畴，为症候诊断，有其固定的主证，以脏腑气血阴阳某一部分的损害为主，病变脏腑单一，以该病的主要症状为突出表现。如泄泻病的脾胃虚弱证，虽有脾胃亏虚的症状，但以泄泻为最突出、最基本的表现，治疗相对容易，预后亦良好。虚劳属"病"的范畴，为病名诊断，无固定的主证，为脏腑气血阴阳多方位、多层次的损害，以出现一系列精气亏虚的症状为特征，往往呈慢性演变性发展，治疗难取速效，甚或难以取效。虚劳病的辨治以虚证为基础，虚证是组成虚劳病的基本单位，证与证之间的多种组合方式呈现虚劳病的本质。

【西医相关疾病及特征性症状】

1. 慢性肾上腺皮质功能减退症

两侧肾上腺绝大部分被破坏，出现种种皮质激素不足的表现。可分原发性及继发性，原发性慢性肾上腺皮质功能减退症又称阿狄森氏病，比较少见；继发性可见下丘脑-垂体功能低下患者，由于慢性肾衰竭或足肾上腺皮质激素的分泌不足，以致肾上腺皮质萎缩。临床主要表现为低血压、色素异常、毛发异常、眩晕、食欲异常、腹泻、恶心与呕吐、腹痛、高钾血症、消瘦、疲乏无力。

恶性营养不良：恶性营养不良是一种因蛋白质严重缺乏而能量供应却尚可维持最低水平的极度营养不良症，多见于断乳期的婴幼儿。主要表现为全身消瘦、皮肤干燥、凹陷性水肿、毛发干枯、指甲脆薄、食欲差。

2. 再生障碍性贫血

再生障碍性贫血简称再障，是一组由多种病因所致的骨髓造血功能衰竭性综合征，以骨髓造血细胞增生减低和外周血全血细胞减少为特征，临床以贫血、出血和感染为主要表现。

3. 终末期肾病

终末期肾病指各种慢性肾脏疾病的终末阶段，在终末期肾脏病的早期可无明显不适，但随着肾功能的进行性下降，毒素在体内进一步蓄积，可引起尿毒症的各种症状，如乏力、恶心、呕吐、胃纳差、皮肤瘙痒、口中有氨臭味、水肿等，并可出现贫血等一系列并发症。

4. 甲状腺功能减退

甲状腺功能减退简称甲减，是由于甲状腺激素合成及分泌减少，或其生理效应不足所致机体代谢降低的一种疾病。临床典型症状为苍白虚肿、表情淡漠、皮肤干燥增厚等。

【辨证论治】

（一）气虚

气虚是气血阴阳亏虚中最常见的一类，其中尤以肺、脾气虚为多，而心、肾气虚亦不少见。主要症候有气短懒言、语声低微、面色㿠白或萎黄、头昏神疲、肢体无力、舌淡、脉细弱。

1. 肺气虚

◇临床表现：短气自汗，声音低怯，咳嗽无力，痰液清稀，时寒时热，平素易于感冒，面白；舌质淡，脉弱。
◇治法：补益肺气。

◇代表方：补肺汤。

本方由人参、黄芪、熟地黄、五味子、紫菀、桑白皮组成。若气短、息促，加冬虫夏草，重用人参、黄芪；肺卫不固，易于感冒者，加防风、白术；自汗较多者，加牡蛎、麻黄根；气阴两虚而兼见潮热、盗汗者，加鳖甲、地骨皮、秦艽。

2. 心气虚

◇临床表现：心悸，气短，劳则尤甚，神疲体倦，自汗；舌质淡，脉弱。

◇治法：益气养心。

◇代表方：七福饮。

本方由人参、白术、炙甘草、熟地黄、当归、酸枣仁、远志组成。气虚卫表不固，自汗较多者，加黄芪、五味子；食少便溏者，加砂仁、山药；舌暗或有瘀斑瘀点、舌下脉络瘀紫者，加丹参、川芎、三七。

3. 脾气虚

◇临床表现：饮食减少，食后胃脘不舒，倦怠乏力，大便溏薄，面色萎黄；舌淡，苔薄，脉弱。

◇治法：健脾益气。

◇代表方：加味四君子汤。

本方由人参、黄芪、白术、炙甘草、茯苓、扁豆组成。胃脘满闷、恶心呕吐、嗳气者，加半夏、陈皮；食少纳呆、脘腹饱胀、食积不化者，加神曲、麦芽、山楂、鸡内金；腹痛即泻、手足欠温者，加肉桂、炮姜；有胃下垂、脱肛、腹部坠胀者，可改用补中益气汤；若伴各种出血，可用归脾汤。

4. 肾气虚

◇临床表现：神疲乏力，腰膝酸软，小便频数而清，白带清稀；舌质淡，脉弱。

◇治法：益气补肾。

◇代表方：大补元煎。

本方由人参、山药、炙甘草、杜仲、山茱萸、熟地黄、枸杞子、当归组成。神疲乏力甚者，加黄芪；尿频较甚及小便失禁者，加菟丝子、五味子、益智仁；脾失健运而兼见大便溏薄者，去熟地黄、当归，加肉豆蔻、补骨脂。

（二）血虚

以心、肝血虚为多，脾血虚常与心血虚并见。主要症候有面色淡黄或淡白无华，唇、舌、指甲色淡，头晕目花，肌肤枯糙；舌质淡红，苔少，脉细。

1. 心血虚

◇临床表现：心悸怔忡，健忘，失眠，多梦，面色不华；舌质淡，脉细或结代。

◇治法：养血宁心。

◇代表方：养心汤。

本方由人参、黄芪、茯苓、五味子、炙甘草、当归、川芎、柏子仁、酸枣仁、茯神、远志、半夏曲、肉桂组成。失眠、多梦较甚者，加合欢花、首乌藤；心悸不安者，加磁石、龙骨。由于心血虚往往与脾血虚并存，称为心脾血虚，临证时可选用归脾汤加减治疗。

2. 肝血虚

◇临床表现：头晕，目眩，胁痛，肢体麻木，筋脉拘急，或肌肉动，女性月经不调甚则闭经，面色不华；舌质淡，脉弦细或细涩。

◇治法：补血养肝。

◇代表方：四物汤。

本方由熟地黄、当归、白芍、川芎组成。若血虚甚，可加制何首乌、枸杞子、阿胶；若胁痛，加柴胡、郁金、香附、丝瓜络；若目失所养，视物模糊，加楮实子、枸杞子、决明子；若干血瘀结，新血不生，羸瘦，腹部癥块，肌肤甲错，经闭，舌紫暗有瘀点瘀斑，或舌下瘀脉，可同服大黄䗪虫丸。

（三）阴虚

五脏均见阴虚，但以肺、肝、肾为主。主要症候有面颧红赤，唇红，低热潮热，手足心热，虚烦不安，盗汗，口干，舌质光红少津，脉细数无力。

1. 肺阴虚

◇临床表现：干咳，咽燥，甚或失音，咯血，潮热，盗汗，面色潮红；舌红少津，脉细数。

◇治法：养阴润肺。

◇代表方：沙参麦冬汤。

本方由沙参、麦冬、玉竹、天花粉、桑叶、生扁豆、甘草组成。咳嗽甚者，加百部、款冬花；若咯血，加白及、仙鹤草、小蓟；潮热，加地骨皮、秦艽、鳖甲；盗汗者，加牡蛎、浮小麦；若肺阴虚日久，出现肺肾阴虚，用麦味地黄丸。

2. 心阴虚

◇临床表现：心悸，失眠，烦躁，潮热，盗汗，或口舌生疮，面色潮红；舌红少津，脉细数。

◇治法：滋阴养心。

◇代表方：天王补心丹。

本方由生地黄、天冬、麦冬、玄参、五味子、酸枣仁、柏子仁、远志、茯苓、朱砂、当归、人参、丹参、桔梗组成。口舌生疮、烦躁不安甚者，去当归、远志，加黄连、淡竹叶、莲子心；潮热，加银柴胡、地骨皮、秦艽；盗汗，加浮小麦、牡蛎。

3. 脾胃阴虚

◇临床表现：口渴，唇舌干燥，不思饮食，甚则干呕，呃逆，大便燥结，面色潮红；舌红少苔，脉细数。

◇治法：养阴和胃。

◇代表方：益胃汤。

本方由生地黄、麦冬、沙参、玉竹、冰糖组成。口干唇燥津亏甚者，加石斛、天花粉；不思饮食甚者，加麦芽、扁豆、山药；呃逆，加刀豆、柿蒂；大便干结甚者，原方之冰糖改为蜂蜜。

4. 肝阴虚

◇临床表现：头痛，眩晕，耳鸣，目干畏光，视物不明，急躁易怒，或肢体麻木，筋惕肉瞤，面潮红；舌干红，脉弦细数。

◇治法：滋养肝阴。

◇代表方：补肝汤。

◇**歌诀：补肝汤中熟地黄，当归川芎芍药襄；**
**　　　麦冬木瓜草枣配，滋阴养肝此方尝。**

本方由当归、川芎、熟地黄、白芍、木瓜、酸枣仁、炙甘草组成。风阳内盛，见头痛、眩晕、耳鸣，或筋惕肉瞤较甚者，加石决明、菊花、钩藤、刺蒺藜；若肝火亢盛，见急躁易怒，尿赤便秘，加夏枯草、牡丹皮、栀子；两目干涩畏光，或视物不明者，加枸杞子、女贞子、决明子；若肝络失养，胁痛隐隐、口燥咽干、烦热、舌红少苔，可选用一贯煎加减。

5. 肾阴虚

◇临床表现：腰酸，遗精，两足痿弱，眩晕，耳鸣，甚则耳聋，口干，咽痛，颧红；舌红少津，脉沉细。

◇治法：滋补肾阴。

◇代表方：左归丸。

◇歌诀：**左归丸内山药地，萸肉枸杞与牛膝；**
菟丝龟鹿二胶合，壮水之主方第一。

本方由熟地黄、山茱萸、山药、枸杞子、龟甲胶、鹿角胶、牛膝、菟丝子组成。潮热、口干、咽痛等虚火甚者，去鹿角胶、山茱萸，加知母、黄柏、地骨皮；腰酸、遗精甚者，加牡蛎、金樱子、芡实、莲须。

（四）阳虚

阳虚常由气虚进一步发展而成，以心、脾、肾的阳虚为多见。主要症候有面色苍白或晦暗，怕冷，手足不温，出冷汗，精神疲倦，气息微弱，或有水肿，下肢为甚；舌质胖嫩，边有齿印，苔淡白而润，脉细微、沉迟或虚大。

1. 心阳虚

◇临床表现：心悸，自汗，神倦嗜卧，心胸憋闷疼痛，形寒肢冷，面色苍白；舌淡或紫暗，脉细弱或沉迟。

◇治法：益气温阳。

◇代表方：保元汤。

◇歌诀：**保元补益总偏温，桂草参芪四味存。**

本方由人参、黄芪、肉桂、甘草、生姜组成。心脉瘀阻而心胸疼痛者，酌加郁金、川芎、丹参、三七；阳虚较甚，形寒肢冷者，加附子、巴戟天、仙茅、淫羊藿、鹿茸。

2. 脾阳虚

◇临床表现：面色萎黄，食少，形寒，神倦乏力，少气懒言，大便溏薄，肠鸣腹痛，每因受寒或饮食不慎而加剧；舌淡，苔白，脉弱。

◇治法：温中健脾。

◇代表方：附子理中汤。

本方由人参、白术、炙甘草、炮附子、干姜组成。寒凝气滞，腹中冷痛较甚者，加高良姜、香附或丁香、吴茱萸；食后腹胀及呕逆者，加砂仁、半夏、陈皮；若阳虚腹泻较甚，加肉豆蔻、补骨脂。

3. 肾阳虚

◇临床表现：腰背酸痛，遗精，阳痿，多尿或不禁，面色苍白，畏寒肢冷，下利清谷或五更泄泻；舌淡，舌边有齿痕，脉沉迟。

◇治法：温补肾阳。

◇代表方：右归丸。

本方由附子、肉桂、鹿角胶、熟地黄、山药、枸杞子、山茱萸、杜仲、菟丝子、当归组成。若遗精，加金樱子、桑螵蛸、莲须，或合金锁固精丸；下利清谷者，去熟地黄、当归，加党参、白术、薏苡仁；五更泄泻者，合用四神丸；阳虚水泛以致水肿、尿少者，加茯苓、泽泻、白术、车前子；肾不纳气而见喘促、短气、动则更甚者，酌加补骨脂、五味子、蛤蚧。

第九节　肥胖

【歌诀】

> 肥胖总由膏脂多，阳气虚衰痰瘀热，
> 胃热白虎小承气，痰湿导痰四苓合，
> 气滞血瘀用血府，参术己黄脾虚多，
> 脾肾阳虚水肿显，苓桂术甘真武合。

肥胖是由于过食、缺乏体力活动等多种原因导致体内膏脂堆积过多，使体重超过一定范围，且伴有头晕乏力、神疲懒言、少动气短等症状的一种疾病，是多种其他疾病发生的基础。西医学中的单纯性（体质性）肥胖、代谢综合征等属于本病范畴。其他具有明确病因的继发性肥胖，应以治疗原发病为主。无症状的 2 型糖尿病肥胖者，可参考本节辨证论治。

【病因病机】

肥胖多因年老体弱、过食肥甘、缺乏运动、情志所伤、先天禀赋等导致湿浊痰瘀内聚，留着不行而形成。

1. 年老体弱

肥胖的发生与年龄有关。中年以后，人体的生理功能由盛转衰，脾的运化功能减退，又过食肥甘，运化不及，聚湿生痰，痰湿壅结；或肾阳虚衰，不能化气行水，酿生水湿痰浊，故而肥胖。

2. 饮食不节

暴饮暴食之人，常胃热偏盛，腐化水谷功能亢旺。大量摄入肥甘厚味，久则致脾之运化功能受损。进一步发展，则导致超量水谷不能化为精微，遂变生膏脂，随郁气之流窜而停于筋膜腔隙，形成肥胖。

3. 劳逸失调

《素问·宣明五气》有"久卧伤气，久坐伤肉"之说。伤气则气虚，伤肉则脾虚，脾气虚弱，运化失司，水谷精微不能输布，水湿内停，形成肥胖。

4. 先天禀赋

阳热体质，胃热偏盛，食欲亢进，食量过大，脾运不及，可致膏脂痰湿堆积，形成肥胖。

5. 情志所伤

七情内伤，脏腑气机失调，水谷运化失司，水湿内停，痰湿聚积，亦成肥胖。

肥胖的基本病机是胃强脾弱，酿生痰湿，导致气郁、血瘀、内热壅塞。阳明阳盛，胃强者易于化热，胃热消灼，使水谷腐熟过旺。脾为太阴之土，喜燥恶润，易受湿阻，乃生痰之源。胃纳太过，壅滞脾土，一则酿生湿热，进而化生痰湿；二则损伤脾阳，脾失运化而生痰湿。痰湿阻碍气机而致气郁。痰湿、气郁均可壅郁生热。痰阻、气郁、内热可形成瘀血。病位主要在脾与肌肉，与肾虚关系密切，亦与心肺的功能失调及肝失疏泄有关。本病为本虚标实之候。本虚多为脾肾气虚，或兼心肺气虚；标实为胃热、痰湿，痰湿常与气郁、瘀血、水湿相兼为病，故痰瘀互结、痰气交阻、痰饮水肿者常见。

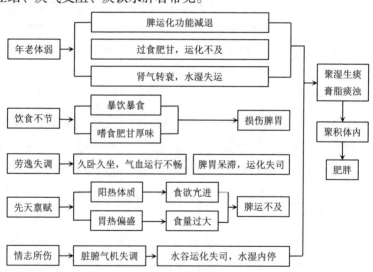

图 7-9　肥胖的病因病机演变图

【辨证要点和鉴别诊断】

（一）辨证要点

1. 辨虚实

本病辨证虽有虚实之不同，但由于实邪停滞是导致体重增加的根本，故总体上是实多而虚少，早期以虚为主，病久可由虚致实，证见虚实夹杂。实主要在于胃热、痰湿、气郁、血瘀。虚主要是脾气亏虚，进而出现脾肾阳气不足。虚实相兼者，当同时有虚实两类症候，又当细辨其虚与实孰多孰少之不同。

2. 辨标本

本病之标主要是膏脂堆积，可同时兼有水湿、痰湿壅郁。而导致膏脂堆积的根本，多在于胃热消灼、脾虚失运、脾肾阳气不足等；痰湿、气郁、瘀血久留，也是导致膏脂堆积不化的原因。临床辨证须抓住标本关键，若以脾胃等脏腑功能失调为主，痰湿、瘀血症状不重时，视其标缓可先治其本，后治其标；若痰浊、气滞、血瘀作祟，阻滞气机变生急证，视其标急则先治其标，后治其本；标本并重者，可标本同治。

3. 辨脏腑病位

以脾、胃为主，涉及五脏。肥胖而多食，或伴口干、大便偏干，病多在胃。肥胖伴乏力、少气懒言、疲倦少动，或伴大便溏薄、四肢欠温，病多在脾；或伴腰酸背痛、腿膝酸软、尿频清长、畏寒足冷，病多在肾；或伴心悸气短、少气懒言、神疲自汗等，则常病及心肺；或伴胸胁胀闷、烦躁眩晕、口干口苦、大便秘结、脉弦等，则常病及肝胆。

（二）鉴别诊断

1. 水肿

两者均形体肥胖，甚则臃肿。肥胖多因饮食不节、缺乏运动、先天禀赋等原因引起，经治疗体重可减轻，但较慢。水肿多因风邪袭表、疮毒内犯、外感水湿、久病劳倦等导致，以颜面、四肢水肿为主，严重者可见腹部胀满、全身皆肿。经治疗体重可迅速减轻并降至正常。

2. 黄胖

两者均有面部肥胖。肥胖多由于年老体弱、饮食不节、缺乏运动、情志所伤、先天禀赋等原因引起。黄胖则由肠道寄生虫与食积所致，以面部黄胖、肿大为特征。

【西医相关疾病及特征性症状】

1. 单纯性肥胖

一种由多种因素引起的慢性代谢性疾病，以体内脂肪细胞的体积和细胞数增加致体脂占体重的百分比异常增高并在某些局部过多沉积脂肪为特点。脂肪呈全身性均匀分布，女性可有闭经、不育；男性可有阳痿

2. 绝经后肥胖

肥胖以腰、腹、臀部为主，有时伴有不同程度水肿（见郁病）。

3. 多囊卵巢综合征

多囊卵巢综合征是生育年龄女性常见的一种复杂的内分泌及代谢异常所致的疾病，以慢性无排卵（排卵功能紊乱或丧失）和高雄激素血症（女性体内雄性激素产生过剩）为特征，主要临床表现为月经周期不规律、肥胖、多毛、月经异常、双侧卵巢增大。

【辨证论治】

1. 胃热火郁

◇临床表现：肥胖多食，消谷善饥，可有大便不爽，甚或干结，尿黄，或有口干口苦，喜饮水；舌质红，苔黄，脉数。

◇治法：清胃泻火，佐以消导。

◇代表方：白虎汤合小承气汤。

◇歌诀：**白虎汤用石膏偎，知母甘草粳米陪；**
亦有加入人参者，躁烦热渴舌生苔。

白虎汤由生石膏、知母、炙甘草、粳米组成；小承气汤由大黄、枳实、厚朴组成。前方清泄阳明胃腑郁热；后方通腑泄热，行气散结。若消谷善饥较重、口苦、嘈杂，加黄连；若口干多饮较重，加天花粉、葛根；若热盛耗气，症见疲乏、少力，加太子参，甚者可用西洋参。

2. 痰湿内盛

◇临床表现：形体肥胖，身体沉重，肢体困倦，脘痞胸满，可伴头晕，口干而不欲饮，大便黏滞不爽，嗜食肥甘醇酒，喜卧懒动；舌质淡胖或大，苔白腻或白滑，脉滑。

◇治法：化痰利湿，理气消脂。

◇代表方：导痰汤合四苓散。

导痰汤由半夏、天南星、橘红、枳实、茯苓、炙甘草、生姜组成；四苓散由白术、茯苓、猪苓、泽泻组成。前方燥湿化痰和胃，理气开郁消痞；后方利水渗湿。若湿邪偏盛，加苍术、薏苡仁、赤小豆、防己、车前子；痰湿化热，症见心烦少寐、纳少便秘、舌红苔黄、脉滑数，可加竹茹、浙贝母、黄芩、黄连、瓜蒌仁等；痰湿郁久，壅阻气机，以致痰瘀交阻，伴见舌暗或有瘀斑者，可酌加当归、赤芍、川芎、桃仁、红花、丹参、泽兰等。

3. 气郁血瘀

◇临床表现：肥胖懒动，喜太息，胸闷胁满，面晦唇暗，肢端色泽不鲜，甚或青紫，可伴便干，失眠，男子性欲下降甚至阳痿，女性月经不调、量少甚或闭经，经血色暗或有血块；舌质暗或有瘀斑瘀点，舌苔薄，脉弦或涩。

◇治法：理气解郁，活血化瘀。

◇代表方：血府逐瘀汤。

本方由枳壳、柴胡、桃仁、当归、红花、川芎、牛膝、赤芍、生地黄、桔梗、甘草组成。本证易于化热，若舌苔偏黄，可加栀子、知母；兼见便干难排者，加三棱、莪术、大黄；若兼失眠，加首乌藤、合欢皮；阳痿者，加水蛭、淫羊藿；月经稀少，加月季花、泽兰、益母草。

4. 脾虚不运

◇临床表现：肥胖臃肿，神疲乏力，身体困重，脘腹痞闷，或有四肢轻度水肿，晨轻暮重，劳累后更为明显，饮食如常或偏少，既往多有暴饮暴食史，小便不利，大便溏或便秘；舌质淡胖，边有齿印，苔薄白或白腻，脉濡细。

◇治法：健脾益气，渗利水湿。

◇代表方：参苓白术散合防己黄芪汤。

◇歌诀：参苓白术扁豆陈，山药甘莲砂薏仁；
  　　　桔梗上浮兼保肺，枣汤调服益脾神。

◇歌诀：防己黄芪金匮方，白术甘草枣生姜；
  　　　汗出恶风兼身重，表虚湿盛服之康。

参苓白术散由人参、白术、山药、茯苓、莲子、扁豆、薏苡仁、砂仁、桔梗、甘草、大枣组成；防己黄芪汤由防己、黄芪、白术、甘草、生姜、大枣组成。前方健脾益气渗湿；后方益气健脾利水。若身体困重明显，加佩兰、广藿香；若水肿明显，加泽泻、猪苓；若兼脘腹痞闷，加半夏，或合用平胃散。

5. 脾肾阳虚

◇临床表现：形体肥胖，易于疲劳，可见四肢不温，甚或四肢厥冷，喜食热饮，小便清长；舌淡胖，舌苔薄白，脉沉细。

◇治法：补益脾肾，温阳化气。

◇代表方：真武汤合苓桂术甘汤。

真武汤由炮附子、桂枝、白术、茯苓、生姜、白芍组成；苓桂术甘汤由茯苓、桂枝、白术、甘草组成。前方温阳利水；后方健脾利湿，温阳化饮。嗜热食而恶冷饮者，加炮姜；气虚明显，乏力困倦者，加太子参、黄芪；兼肢厥者，加干姜。

第十节　癌病

【歌诀】

癌病总括

癌病气滞痰瘀结，越鞠理气合化积，
热毒犀角犀黄丸，湿热龙胆五味齐，
瘀毒内阻逐瘀汤，气阴两虚脉地黄，
气血双亏十全补，病期虚实再阴阳。

1.脑瘤

脑瘤痛吐视力阻，痰瘀通窍虚定风，
风毒上扰重抽搐，黄连解毒合天麻。

2.肺癌

肺癌血府瘀阻肺，痰湿二陈栝蒌半，
沙麦五味阴虚毒，生脉百合气阴虚。

3.肝癌

肝癌肝郁用柴胡，复元活血气血瘀，
湿热聚毒茵陈蒿，一贯煎主肝阴亏。

4.大肠癌

肠毒湿热槐角施，膈下逐瘀瘀毒阻，
脾肾双亏大补元，肝肾阴虚柏地黄。

5.肾癌、膀胱癌

肾癌湿热蕴毒证，龙胆泻肝或八正，
桃红四物瘀血阻，大补元煎脾肾虚，
阴虚内热五心烦，知柏地黄方用良。

癌病是由于脏腑组织发生异常增生，以肿块逐渐增大、表面高低不平、质地坚硬、时有疼痛为主证，常伴发热、乏力、纳差、消瘦并进行性加重的疾病。现代医学中的各种恶性肿瘤可参照本病辨证论治，也可与积聚、噎膈、瘿病等互参。

【病因病机】

（一）病因

癌病的病因尚未完全明了，但据癌病的起病经过及临床表现，其发生与外在的六淫邪，内在的七情怫郁，饮食失调，宿有旧疾和久病伤正年老体衰等有密切关系。

1. 六淫邪毒

外感六淫之邪，或工业废气、石棉、煤焦烟雾、放射性物质等邪之气入侵，若正气不能抗邪，则致客邪久留，脏腑气血阴阳失调，而致气滞、血瘀、痰浊、热毒等病变，久则可形成结块。

2. 七情怫郁

情志不遂，气机郁结，久则导致气滞血瘀，或气不布津，久则津凝为痰，血瘀、痰浊互结，渐而成块。正如《类证治裁·郁证》云："七情内起之郁，始而伤气，继必及血。"

3. 饮食失调

嗜好烟酒辛辣腌炸烧烤，损伤脾胃，脾失健运，正气亏虚，气虚血瘀。或正气亏虚，易感外邪或易致客邪久留。另一方面，脾失健运，不能升清降浊，敷布运化水湿，则痰湿内生。

4. 宿有旧疾

机体脏腑阴阳的偏盛偏衰，气血功能紊乱，如治不得法或失于调养，病邪久羁，损伤正气，或正气本虚，驱邪无力，加重或诱发气、痰、食、湿、水、血等凝结阻滞体内，邪气壅结成块。

5. 久病伤正、年老体衰

正气内虚，脏腑阴阳气血失调，是罹患癌症的主要病理基础。久病体衰，正气亏虚，气虚血瘀；或生活失于调摄，劳累过度，气阴耗伤，外邪每易乘虚而入，客邪留滞不去，气机不畅，终致血行瘀滞，结而成块。

（二）病机

癌病的形成虽有上述多种因素，但其基本病理变化为正气内虚，气滞、血瘀、痰结、湿聚、热毒等相互纠结，日久积滞而成有形之肿块。病理属性总属本虚标实。多是因虚而得病，因虚而致实，是一种全身属虚、局部属实的疾病。初期邪盛而正虚不显，故以气滞、血瘀、痰结、湿聚、热毒等实证为主。中晚期由于癌瘤耗伤人体气血津液，故多出现气血亏虚、阴阳两虚等病机转变，由于邪愈盛而正愈虚，本虚标实，病变错综复杂，病势日益深重。

不同的癌病，病机上又各有特点。脑瘤的本虚以肝肾亏虚、气血两亏多见，标实以痰浊、瘀血、风毒多见；肺癌之本虚以阴虚、气阴两虚多见，标实以气阻、瘀血、痰浊多见；大肠癌的本虚则以脾肾双亏、肝肾阴虚为多见，标实以湿热、瘀毒多见；肾癌及膀胱癌的本虚以脾肾两虚、肝肾阴虚多见，标实以湿热蕴结、瘀血内阻多见。不同的癌病，其病变部位不同，脑瘤病位在脑，肺癌病位在肺，大肠癌病位在肠，肾癌及膀胱癌病位在肾与膀胱。但由于肝主疏泄，条达气机，脾为气血生化之源，肾主髓，藏元阴元阳，故上述癌病的发生发展，与肝、脾、肾的关系也较为密切。

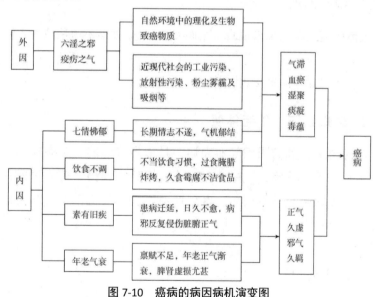

图 7-10　癌病的病因病机演变图

【辨证要点和鉴别诊断】

（一）辨证要点

（1）癌病中晚期可出现相关特异性症候表现。由于肿瘤部位不同而主证各异，如脑瘤患者常以头痛、呕吐、视力障碍为主；肺癌患者以顽固性干咳或痰中带血，以及胸痛、气急、发热多见；肝癌患者可见右胁疼痛、乏力、纳差、黄疸等；大肠癌患者可有大便习惯改变，如腹泻或便秘等；肾癌患者可有腰部不适、尿血等。

（2）病变局部可有坚硬、表面不平的肿块，肿块进行性增大，伴乏力、纳差、疼痛，或不明原因发热及消瘦，并进行性加重，多为癌病诊断的主要参照依据。实验室酶学检查、免疫学检查，或进行胸片、B超、CT、MRI、胃镜、肠镜、纤维支气管镜等检查，以及手术或病灶穿刺活检，进行病理组织学检查，可明确诊断。

（二）鉴别诊断

癌病的有关鉴别诊断复杂，不同癌病需要与之鉴别的病症不同，具体鉴别要点参见本书其他相关章节内容。

【西医相关疾病及特征性症状】

1. 肺癌

在早期并没有什么特殊症状，仅为一般呼吸系统疾病所共有的症状，如咳嗽、咳痰、痰中带血、低热、胸痛、气闷等，肺癌晚期可有面、颈部水肿，声嘶，气促，血性胸腔积液、吞咽困难等表现。

2. 肝癌

可分为原发性和继发性两大类。原发性肝脏恶性肿瘤起源于肝脏的上皮或间叶组织，前者称为原发性肝癌，是我国高发的、危害极大的恶性肿瘤；后者称为肉瘤，与原发性肝癌相比较为少见。继发性或称转移性肝癌系指全身多个器官起源的恶性肿瘤侵犯至肝脏。一般多见于胃、胆管、胰腺、结直肠、卵巢、子宫、肺、乳腺等器官恶性肿瘤的肝转移。主要表现为：肝区疼痛、腹胀、纳差、乏力、消瘦，进行性肝大或上腹部包块等；部分患者有低热、黄疸、腹泻、上消化道出血；肝癌破裂后出现急腹症表现等。

3. 大肠癌

大肠癌早期无症状，或症状不明显，仅感不适、消化不良、大便潜血等。随着癌肿发展，症状逐渐出现，表现为大便习惯改变、腹痛、便血、腹部包块、肠梗阻等，伴或不伴贫血、发热和消瘦等全身症状。

4. 膀胱癌

膀胱癌是指发生在膀胱黏膜上的恶性肿瘤。有 90%以上的膀胱癌患者最初的临床表现是血尿，通常表现为无痛性、间歇性、肉眼全程血尿，有时也可为镜下血尿。血尿可能仅出现 1 次或持续 1 天至数天，可自行减轻或停止，有些患者可能在相隔若干时间后再次出现血尿。血尿的染色由浅红色至深褐色不等，常为暗红色，有患者将其描述为洗肉水样、茶水样。出血量与血尿持续时间的长短，与肿瘤的恶性程度、大小、范围和数目并不一定成正比。有时发生肉眼血尿时，肿瘤已经很大或已属晚期；有时很小的肿瘤却出现大量血尿。

【辨证论治】

1. 气郁痰瘀

◇临床表现：胸膈痞闷，脘腹胀满，或胀痛不适，或隐痛或刺痛，善太息，神疲乏力，纳呆食少，便溏或呕血、黑便，或咳嗽咳痰，痰质稠黏，痰白或黄白相兼；舌苔薄腻，质暗隐紫，脉弦或细涩。

◇治法：行气解郁，化痰祛瘀。

◇代表方：越鞠丸合化积丸。

◇**歌诀：化积棱莪海浮石，阿魏香附瓦楞子；**
雄槟苏木并五灵，气血痰瘀癥积施。

越鞠丸由香附、苍术、川芎、栀子、神曲组成；化积丸由三棱、莪术、阿魏、浮海石、香附、槟榔、苏木、瓦楞子、五灵脂、雄黄组成。前方行气解郁，化痰散结；后方活血化瘀，软坚消积。以气郁为主者，加柴胡、白芍、郁金、枳壳、八月札；痰湿重者，合用六君子汤加石菖蒲、白芥子、紫苏子、竹茹、全瓜蒌；疼痛较明显者，加郁金、延胡索、五灵脂、石见穿；肿块明显者，加鳖甲、炮山甲、海藻、浙贝母、土鳖虫。

2. 热毒炽盛

◇临床表现：局部肿块灼热疼痛，发热，口咽干燥，心烦寐差，或热势壮盛，久稽不退，咳嗽无痰或少痰，或痰中带血，甚则咯血不止，胸痛或腰酸背痛，小便短赤，大便秘结或便溏泄泻；舌质红，舌苔黄腻或薄黄少津，脉细数或弦细数。

◇治法：清热凉血，解毒散结。

◇代表方：犀角地黄汤合犀黄丸。

◇**歌诀：犀黄丸内用麝香，没药乳香加雄黄；**
米饭和丸酒送服，痈毒消散保安康。

犀角地黄汤由犀角（用水牛角代）、牡丹皮、生地黄、赤芍组成；犀黄丸由牛黄、麝香、没药、乳香、黄米饭组成。前方清热解毒，凉血散瘀；后方清热解毒，活血止痛。临床可加半枝莲、白花蛇舌草、山慈菇、龙葵等。口咽干燥、干咳者，加南北沙参、天花粉、玄参、芦根、知母；咯血、呕血或尿血，加小蓟、蒲黄、三七粉、白及、白茅根、仙鹤草、茜草根；腑气不通，加生大黄、桃仁、瓜蒌、芒硝。

3. 湿热郁毒

◇临床表现：时有发热，恶心，胸闷，口干口苦，心烦易怒，胁痛或腹部阵痛，身黄，目黄，尿黄，便中带血或黏液脓血便，里急后重，或大便干稀不调，肛门灼热；舌质红，苔黄腻，脉弦滑或滑数。

◇治法：清热利湿，解毒散结。

◇代表方：龙胆泻肝汤合五味消毒饮。

◇歌诀：**五味消毒治诸疔，银花野菊蒲公英；**
紫花地丁天葵子，煎加酒服效非轻。

龙胆泻肝汤由龙胆、黄芩、栀子、泽泻、木通、车前子、当归、地黄、柴胡、生甘草组成；五味消毒饮由金银花、野菊花、蒲公英、紫花地丁、紫背天葵组成。前方泻肝胆实火，清下焦湿热；后方清热解毒，消散疔毒。腹痛较著者，加香附、郁金、延胡索；大便脓血黏液、泻下臭秽者，加白头翁、败酱草、苦参、马齿苋；身目发黄、口干口苦、尿黄、便秘者，合用茵陈蒿汤加金钱草、田基黄、白花蛇舌草。

4. 瘀毒内阻

◇临床表现：面色晦暗，或肌肤甲错，胸痛或腰腹疼痛，痛有定处，如锥如刺，痰中带血或尿血，血色暗红，口唇紫暗；舌质暗或有瘀点、瘀斑，苔薄或薄白，脉涩或细弦或细涩。

◇治法：活血化瘀，理气散结。

◇代表方：血府逐瘀汤。

本方由当归、生地黄、桃仁、红花、枳壳、赤芍、柴胡、甘草、桔梗、川芎、牛膝组成。伴发热者，加牡丹皮、丹参、白薇；胸痛明显者，加延胡索、郁金；口干舌燥者，加沙参、天花粉、玄参、知母；纳少、乏力、气短者，加黄芪、党参、白术。

5. 气阴两虚

◇临床表现：神疲乏力，口咽干燥，盗汗，头晕耳鸣，视物昏花，五心烦热，腰膝酸软，纳差，大便秘结或溏烂；舌质淡红，少苔，脉细或细数。

◇治法：益气养阴，扶正抗癌。

◇代表方：生脉地黄汤。

生脉地黄汤=生脉饮+六味地黄丸

本方由人参、麦冬、五味子、地黄、山茱萸、山药、茯苓、牡丹皮、泽泻组成。阴虚明显者，加北沙参、天冬、石斛、炙鳖甲；气虚明显者，加生黄芪、太子参、白术、仙鹤草；口渴明显者，加芦根、天花粉、知母；咳痰不利，痰少而黏者，加贝母、百部、杏仁；五心烦热，潮热盗汗者，加知母、黄柏、地骨皮、煅龙骨、煅牡蛎；下利清谷，腰酸膝冷，用四神丸。

6. 气血双亏

◇临床表现：形体消瘦，面色无华，唇甲色淡，气短乏力，动辄尤甚，伴头昏心悸，目眩眼花，动则多汗，口干舌燥，纳呆食少；舌质红或淡，脉细或细弱。

◇治法：益气养血，扶正抗癌。

◇代表方：十全大补丸。

◇歌诀：**十全大补最有灵，四物地芍当归芎，**
　　　　人参白术苓炙草，温补气血芪桂行。

本方由人参、白术、茯苓、甘草、当归、熟地黄、白芍、川芎、黄芪、肉桂、生姜、大枣组成。血虚明显者，加阿胶、鸡血藤；纳呆食少者，加砂仁、薏苡仁、山楂、神曲、炒谷麦芽；下利清谷，腰酸膝冷者，加补骨脂、肉豆蔻、吴茱萸、五味子。

第八章　肢体经络系疾病

第一节　痹证

【歌诀】

> 痹病风寒湿热乘，气血经络痹阻名，
> 风盛游走防风取，寒则痛剧乌头通，
> 着痹薏苡汤加减，寒热错杂桂芍行，
> 风湿热痹多红肿，白虎加桂宣痹羸，
> 痰瘀痹阻为尪痹，药用双合能治愈，
> 久痹肝肾多亏虚，独活寄生最常用。

痹证是以肢体筋骨、关节、肌肉等处发生疼痛、酸楚、重着、麻木或关节屈伸不利、僵硬、肿大、变形及活动障碍为主要表现的病症。因其发病多与风、寒、湿、热之邪相关，故病情呈反复性，病程有黏滞性渐进性等特点。

【病因病机】

本病与外感风寒湿热之邪和人体正气不足有关。风寒湿等邪气，在人体卫气虚弱时容易侵入人体而致病。汗出当风、坐卧湿地、涉水冒雨等，均可使风寒湿等邪气侵入机体经络，留于关节，导致经脉气血闭阻不通，不通则痛，正如《素问·痹论》所云："风寒湿三气杂至，合而为痹。"根据感受邪气的相对轻重，常分为行痹（风痹）、痛痹（寒痹）、着痹（湿痹）。若素体阳盛或阴虚火旺，复感风寒湿邪，邪从热化或感受热邪，留注关节，则为热痹。总之，风寒湿热之邪侵入机体，痹阻关节肌肉筋络，导致气血闭阻不通，筋脉关节失于濡养产生本病。

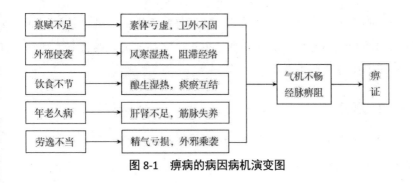

图 8-1　痹病的病因病机演变图

【辨证要点和鉴别诊断】

（一）辨证要点

1. 辨邪气偏盛

风、寒、湿、热为病各有偏盛，可根据临床主证辨别，如疼痛游走不定者为行痹，属风邪盛；疼痛剧烈，痛有定处，遇寒加重，得热则减者为痛痹，属寒邪盛；痛处重着、酸楚、麻木不仁者为着痹，属湿邪盛；病变处焮红灼热、疼痛剧烈者为热痹，属热邪盛。

2. 辨别虚实

根据发病特点及全身症状辨别虚实。一般痹证新发，风、寒、湿、热之邪明显者多为实证；经久不愈，耗伤气血，损及脏腑，肝肾不足者多为虚证；病程缠绵，痰瘀互结，肝肾亏虚者为虚实夹杂证。

（二）鉴别诊断

1. 痿证

痿证以邪热伤阴，五脏精血亏损，经脉肌肉失养为患。痹证以关节疼痛为主，而痿证则为肢体痿弱不用，一般无疼痛症状；其次在于肢体活动障碍与否，痿证是无力运动，痹证是痛而影响活动；其三，部分痿证病初即有肌肉萎缩，而痹证则是由于疼痛甚或关节僵直不能活动，日久废而不用导致肌肉萎缩。

2. 厥证

由于阴阳失调，气机逆乱，以突然昏倒、不省人事、四肢逆冷等为主要表现。四肢逆冷，无项背强硬、四肢抽搐等症状是其鉴别要点。

3. 偏枯

偏枯亦称半身不遂，是中风症状，病见一侧上下肢偏废不用，常伴有语言謇涩，口舌㖞斜，久则患肢肌肉枯瘦。二者临床不难鉴别。

【西医相关疾病及特征性症状】

1. 风湿性关节炎

主要侵犯大关节，发病前有咽炎、扁桃体炎等，伴有心肌炎、环形红斑、皮下结节等。

2. 类风湿关节炎

主要累及四肢小关节，晨僵、疼痛，关节肿胀，皮肤温度升高，触痛，活动受限，关节脱位与畸形等。

3. 骨性关节炎

主要受累关节有手、膝、髋、足、脊柱、肘等，疼痛多在活动后发生，休息后可缓解，晚期出现关节畸形症状，功能丧失。

4. 痛风

主要累及跖趾关节，踝部呈红、肿、热、痛伴发热。相关检查：抗溶血性链球菌"O"、红细胞沉降率、C反应蛋白、类风湿因子、血清抗核抗体等检查常有助于本病的诊断；X 线和 CT 等影像学检查有助于了解骨关节疾病的病变部位与损伤程度；心电图、心脏彩超、肺功能等检查有助于诊断本病是否累及脏腑。

【辨证论治】

1. 风寒湿痹

（1）行痹。

◇临床表现：肢体关节、肌肉疼痛，屈伸不利，可累及多个关节，疼痛呈游走性，初起可见恶风、发热等表证；舌质淡，苔薄白或薄腻，脉浮或浮缓。

◇治法：祛风通络，散寒除湿。

◇代表方：防风汤。

◇歌诀：**防风汤用甘草归，杏仁桂枝与赤苓；**
秦芩葛根麻黄配，风湿痹痛此方施。

◇常用药：防风、麻黄、桂枝、葛根祛风散寒，解肌通络止痛；当归养血活血通络；茯苓、生姜、大枣、甘草健脾渗湿，调和营卫。

（2）痛痹。

◇临床表现：肢体关节疼痛，痛势较剧，痛有定处，关节屈伸不利，局部皮肤或有寒冷感，遇寒痛甚，得热痛减；口淡不渴，恶风寒；舌质淡，苔薄白，脉弦紧。

◇治法：温经散寒，祛风除湿。

◇代表方：乌头汤。

◇歌诀：**寒湿痹证乌头汤，黄芪草芍配麻黄；**
益气蠲痹通关节，专除少气寒湿僵。

◇常用药：制川乌、麻黄温经散寒，通络镇痛；芍药、甘草、蜂蜜急止痛；黄芪益气固表，利血通痹。

（3）着痹。

◇临床表现：肢体关节和肌肉酸楚、重着、疼痛，关节活动不利，肌肤麻木不仁，或有肿胀，手足困重；舌质淡，苔白腻，脉濡缓。

◇治法：除湿通络，祛风散寒。

◇代表方：薏苡仁汤加减。本方能温经散寒除湿，祛风通络，用于风寒湿痹，关节肌肉疼痛、沉重、畏寒者。

◇歌诀：**薏苡仁汤用当归，独活羌活与桂枝；**
　　　　川芎防风白术配，川乌草乌麻黄姜。

◇常用药：薏苡仁、苍术、甘草益气健脾除湿；羌活、独活、防风祛风除湿；麻黄、桂枝、制川乌温经散寒，祛湿止痛；当归、川芎养血活血通脉。

2. 风湿热痹

◇临床表现：肢体关节疼痛，活动不利，局部灼热红肿，得冷则舒，可有皮下结节或红斑，多兼有发热、恶风、汗出、口渴、烦闷不安，尿黄、便干；舌质红，苔黄腻或黄燥，脉滑数或浮数。

◇治法：清热利湿，宣痹通络。

◇代表方：白虎加桂枝汤、宣痹汤加减。

◇歌诀：**金匮白虎桂枝汤，膏桂知母粳草帮；**
　　　　清热通络又止痛，温疟热痹服之康。

◇歌诀：**宣痹汤治湿热痹，滑杏苡仁夏防己；**
　　　　蚕沙栀子加连翘，利湿清热有豆皮。

◇常用药：生石膏、知母、黄柏、连翘清热坚阴；桂枝疏风解肌通络；防己、杏仁、薏苡仁、滑石、赤小豆、蚕沙清利湿热，通络宣痹。若风热偏盛，关节疼痛，游走不定，加秦艽、桑枝、地龙；发热、咽痛者，加蚤休、薄荷、牛蒡子、桔梗疏风清热，解毒利咽；湿热偏盛，关节肿胀明显，重着不利，苔黄腻，加土茯苓、萆薢、豨莶草；皮肤有红斑者，加水牛角片、牡丹皮、赤芍、生地黄、凌霄花以清热凉血，活血化斑；口舌反复破溃，口渴明显者，加马勃、甘中黄、天花粉以清热泻火生津；邪热化火，壮热烦渴，关节红肿热痛，舌红少津者，去桂枝加山栀子、黄芩、漏芦，或选用犀角散加减。中成药可服用当归拈痛丸

3. 寒热错杂证

◇临床表现：关节灼热肿痛，而又遇寒加重，恶风怕冷，或关节冷痛喜温，而又手心灼热，口干口苦，尿黄，舌红苔白，脉弦或紧或数。

◇证机概要：寒郁化热，或经络蓄热，客寒外侵，闭阻经脉。

◇治法：温经散寒，清热除湿。

◇代表方：桂枝芍药知母汤加减。方中既有桂枝、附子温通阳气，又有芍药、知母护阴清热，寒热并用，适用于痹证寒热错杂者。

◇歌诀：**桂枝芍药知母汤，甘草生姜与麻黄；**
白术防风炮附子，寒热错杂此方良。

◇常用药：桂枝、防风、秦艽、羌活祛风胜湿，温经通络；麻黄、细辛温经散寒；苍术、木防己、晚蚕沙除湿宣痹；芍药、知母、黄柏、忍冬藤清热化湿通络。寒重热轻者，加制川乌、淫羊藿、威灵仙温阳散寒通络；热重于寒者，加生石膏、络石藤、豨莶草、海桐皮清热通络。

4. 痰瘀痹阻证

◇临床表现：病程日久，肢体关节肿胀刺痛，痛有定处，夜间痛甚；或关节肌肤紫暗、肿胀，按之较硬，肢体顽麻或重着；或关节僵硬变形，屈伸不利，甚则肌肉萎缩，有硬结，瘀斑，面色暗黧，肌肤甲错，眼睑水肿，或痰多胸闷；舌质暗紫或有瘀点瘀斑，苔白腻，脉弦涩。

◇治法：活血化瘀；祛痰通络。

◇代表方：双合汤加减。

◇歌诀：**双合桃红四物汤，二陈苓芥甘草尝。**

◇常用药：桃仁、红花、当归、川芎、白芍活血化瘀，通络止痛；茯苓、半夏、陈皮、白芥子、竹沥、姜汁健脾化痰。痰浊滞留，皮下有结节者，加天南星、僵蚕；瘀血明显，关节疼痛、肿大、强直、畸形，屈动不利，舌质紫暗，脉涩，加莪术、三七、土鳖虫；痰瘀交结，疼痛不已者，加穿山甲、白花蛇、全蝎、蜈蚣搜剔络道；有痰瘀化热之象者，加地龙、陈胆星、水蛭；关节和脊柱僵硬、强直、变形，疼痛较甚者，加乳香、没药、血竭、苏木、延胡索活血祛瘀止痛；关节屈伸不利者，加油松节祛风化湿，舒筋活络。如关节水肿而有积液，可加用小量控涎丹祛痰消肿，每日服1.5g，连服7~10天为1个疗程，不必空腹顿服，可分2次在餐后服下。

5. 气血虚痹证

◇临床表现：关节疼痛、酸楚，时轻时重，或气候变化、劳倦活动后加重，形体消瘦，神疲乏力，肌肤麻木，短气自汗，面色少华，唇甲淡白，头晕目花，舌淡苔薄，脉细弱。属风寒湿邪久留经络，气血亏虚，经脉失养。

◇治法：益气养血，和营通络。

◇代表方：黄芪桂枝五物汤加减。本方益气养血、和营通络，适用于痹证气血两虚、营卫失和者。

◇歌诀：**黄芪桂枝五物汤，桂枝去草增生姜；**
散寒固表调营卫，麻木不仁可调畅。

◇常用药：黄芪、党参益气；当归、白芍养血活血；桂枝和营通络；川芎、姜黄、鸡血藤、天仙藤行气和血通络，此即"气血流畅，痹痛自止"之意。血虚明显者，重用当归，加生地黄、熟地黄；阴虚者，加玄参、石斛、山茱萸；兼有寒象者，加附子温阳散寒；兼有便溏者，加炒白术、苍术、茯苓健脾化湿；兼有瘀血者，加桃仁、红花；肢体麻木者加苏木、路路通活血通络。

6. 肝肾两虚证

◇临床表现：痹证日久不愈，关节肿大，僵硬变形，屈伸不利，肌肉瘦削，腰膝酸软；或畏寒肢冷，阳痿遗精；或头晕目眩，骨蒸潮热，面色潮红，心烦口干，失眠；舌质红，少苔，脉细数。

◇治法：补益肝肾，舒筋活络。

◇代表方：独活寄生汤加减。本方具有补肝肾、益气血、祛风湿通经络之功，用于痹证日久，肝肾不足，气血亏虚者。

◇歌诀：独活寄生艽防辛，地芍归芎茯苓草；

  杜仲牛膝参桂心，久痹肝肾气血损。

◇常用药：独活、桑寄生祛风湿，补肝肾，强筋骨，除痹痛；防风、秦艽祛风化湿止痛；桂枝、细辛温经通络；牛膝、杜仲补益肝肾；人参、茯苓、甘草健脾益气；当归、川芎、生地黄、白芍养血活血；甘草调和诸药。肾气虚，腰膝酸软，加制黄精、续断、狗脊；骨节疼痛，乏力较著，加鹿衔草、千年健、石楠藤、骨碎补补虚通络，强壮筋骨；阳虚，畏寒肢冷，关节疼痛拘急，加附子、鹿角片、淫羊藿、巴戟天肉、肉苁蓉；肝肾阴亏，腰膝疼痛，低热心烦，或午后潮热，加生地黄、何首乌、桑葚、枸杞子、功劳叶。从痹证的病变过程来看，风寒湿痹、风湿热痹多见于病之初起。痹证日久不愈，则可见痰瘀痹阻和气血、肝肾亏虚，邪实正虚相兼，也可因病邪随体质从化（病情随体质而发生的转化）或郁化（六淫致病后，在其疾病发展过程中，有时会出现疾病的症候属性与初始病邪特性相反的状态）而呈现。

第二节　颤证

【歌诀】

> 颤证头部肢体摇，病重难治缓解少，
>
> 天钩镇肝风阳动，导痰羚钩痰热风，
>
> 人参养荣益气血，髓海不足电鹿膏，
>
> 阳气虚衰颤动甚，地黄饮子加减妙。

颤证是以头部或肢体摇动、颤抖，不能自制为主要临床表现的一种病症。轻者表现为头摇动或手足微颤，重者可见头部振摇、肢体颤动不止，甚则肢节拘急、失去生活自理能力。西医学中的震颤麻痹、肝豆状核变性、小脑病变的姿势性震颤、原发性震颤、甲状腺功能亢进等具有颤证临床特征的锥体外系疾病和某些代谢性疾病，均属本病范畴，可参照本节辨证论治。

【病因病机】

（一）病因

年老体虚，情志过极，饮食不节，劳逸失当。

（二）病机

颤证病在筋脉，与肝、肾、脾等脏关系密切。上述各种原因，导致气血阴精亏虚，不能濡养筋脉；或痰浊、瘀血壅阻经脉，气血运行不畅，筋脉失养；或热甚动风，扰动筋脉，而致肢体拘急颤动。本病的基本病机为肝风内动，筋脉失养。其中又有肝阳化风、血虚生风、阴虚风动、瘀血生风、痰热动风等不同病机。

本病的病理性质总属本虚标实。本为气血阴阳亏虚，其中以阴津精血亏虚为主；标为风、火、痰、瘀为患。标本之间密切联系，风、火、痰、瘀可因虚而生，诸邪又进一步耗伤阴津气血。风、火、痰、瘀之间也相互联系，甚至也可以互相转化，如阴虚、气虚可转为阳虚，气滞、痰湿也可化热等。颤证日久可导致气血不足，络脉瘀阻，出现肢体僵硬动作迟滞乏力现象。

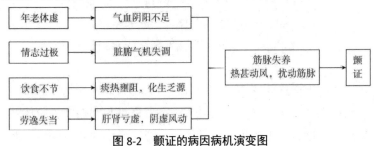

图 8-2　颤证的病因病机演变图

【辨证要点和鉴别诊断】

（一）辨证要点

本病为本虚标实。肝肾阴虚、气血不足为病之本，属虚；风、火、痰、瘀等病理因素多为病之标，属实。一般震颤较剧、肢体僵硬、烦躁不宁、胸闷体胖、遇郁怒而发者，多为实证；颤抖无力、缠绵难愈、腰膝酸软、体瘦眩晕、遇烦劳而加重者，多为虚证。但病久常标本虚实夹杂，临证需仔细辨别其主次偏重。

（二）鉴别诊断

瘈疭即抽搐，多见于急性热病或某些慢性疾病急性发作，抽搐多呈持续性，有时伴短阵性间歇，手足屈伸牵引，弛纵交替。部分患者可有发热、两目上视、神昏等症状，结合病史分析，二者不难鉴别。

【西医相关疾病及特征性症状】

（1）震颤麻痹：静止性震颤、运动迟缓、肌强直和姿势步态障碍，还可出现情绪低落、焦虑、睡眠障碍、认知障碍等。

（2）肝豆状核变性：舞蹈样动作、手足徐动和肌张力障碍，部分患者发生急性、亚急性或慢性肝炎。

（3）帕金森病：是常见的中老年神经系统退行性疾病，以静止性震颤、四肢肌肉强直或僵硬、动作迟缓、姿势平衡障碍这四大症状为显著特征。

（4）颅脑 CT、MRI、PET 等脑部影像学检查，有助于除外由脑部占位疾病引起的颤证。

【辨证论治】

1. 风阳内动

◇临床表现：肢体颤动大，程度较重，不能自制，头晕耳鸣，面赤烦躁，易激动，心情紧张时颤动加重，伴有肢体麻木，口苦而干，语言迟缓不清，流涎，尿赤，大便干；舌质红，苔黄，脉弦滑数。

◇治法：镇肝息风，舒筋止颤。

◇代表方：天麻钩藤饮合镇肝熄风汤加减。前方以平肝息风、清热安神为主，适用于肝阳上亢，肝风内动者；后方重在镇肝息风，育阴潜阳，舒筋止颤，适用于水不涵木，阳亢化风，风阳扰动筋脉之证。

◇歌诀：天麻钩藤石决明，杜仲牛膝桑寄生，
　　　　栀子黄芩益母草，茯苓夜交安神明。

◇歌诀：张氏镇肝熄风汤，龙牡龟牛治亢阳，
　　　　代赭天冬玄芍草，茵陈川楝麦芽襄。

◇常用药：天麻、钩藤、石决明、赭石、生龙骨、生牡蛎镇肝息风止颤；生地黄、白芍、玄参、龟甲（代）、天冬育阴清热，潜阳息风；怀牛膝、杜仲、桑寄生滋补肝肾；川楝子疏肝理气；黄芩、山栀子清热泻火；首乌藤、茯神宁心安神。肝火偏盛，焦虑心烦，加龙胆、夏枯草；痰多者，加竹沥、天竺黄以清热化痰。肾阴不足，虚火上扰，眩晕耳鸣者，加知母、黄柏、牡丹皮；烦躁失眠，加琥珀、磁石重镇安神；颤动不止，加僵蚕、全蝎，增强息风活络之力。

2. 痰热风动

◇临床表现：头摇不止，肢麻震颤，重则手不能持物，头晕目眩，胸脘痞闷，口苦口黏，甚则口吐痰涎；舌体胖大，有齿痕，舌质红，苔黄腻，脉弦滑数。

◇治法：清热化痰，平肝息风。

◇代表方：导痰汤合羚角钩藤汤加减。前方以化痰行气为主，适用于痰浊壅盛，阻滞气机之证；后方重在清热平肝息风，适用于热盛动风

之证。二方合用，用于痰热内蕴扰动肝风之颤证。

◇歌诀：**二陈去梅加枳星，方名导痰消积饮；**
胸膈痞塞肋胀满，坐卧不安服之宁。

◇歌诀：**俞代羚角钩藤汤，桑叶菊花鲜地黄，**
芍草茯神川贝菇，凉肝增液定风方。

◇常用药：半夏、胆南星、竹茹、川贝母、黄芩清热化痰；羚羊角、桑叶、钩藤、菊花平肝潜阳，息风止颤；生地黄、白芍、甘草育阴清热，缓急止颤；橘红、茯苓、枳实健脾理气。痰湿内聚，症见胸闷恶心，略吐痰涎，舌苔厚腻，脉滑者，加煨皂角、天竺黄、白芥子以燥湿豁痰；震颤较重，加珍珠母、生石决明平肝潜阳；心烦易怒者，加佛手、郁金疏肝解郁；胸闷脘痞，加厚朴、瓜蒌皮理气化痰；肌肤麻木不仁，加地龙、全蝎搜风通络；神志呆滞，加石菖蒲、远志醒神开窍。

3. 气血亏虚

◇临床表现：头摇肢颤，面色㿠白，表情淡漠，神疲乏力，动则气短，心悸健忘，眩晕，纳呆；舌体胖大，舌质淡红，舌苔薄白滑，脉沉濡无力或沉细弱。

◇治法：益气养血，濡养筋脉。

◇代表方：人参养荣汤加减。本方益气养血，补益心脾，适用于气血不足，心脾两虚，虚风内动之颤证。

◇常用药：熟地黄、当归、白芍、人参、白术、黄芪、茯苓、炙甘草健脾益气养血；肉桂助阳，鼓舞气血生长；五味子、远志养心安神；陈皮理气和胃；天麻、钩藤、珍珠母平肝息风止颤。气虚运化无力，湿聚成痰，应化痰通络止颤，加半夏、白芥子、胆南星；血虚心神失养，心悸，失眠，健忘，加炒酸枣仁、柏子仁；气虚血滞，肢体颤抖，疼痛麻木，加鸡血藤、丹参、桃仁、红花；脾胃虚弱，食少纳呆，加焦三仙、砂仁。

4. 髓海不足

◇临床表现：头摇肢颤，持物不稳，筋脉　动，腰膝酸软，失眠心烦，头晕，耳鸣，善忘，老年患者常兼有神呆、痴傻；舌质红，舌苔薄白，或红绛无苔，脉象细数。

◇治法：添精补髓，育阴息风。

◇代表方：龟鹿二仙膏加减。本方增液滋阴息风，适用于热盛耗伤阴津，或肝肾阴虚，筋脉失养，虚风内动证。

◇歌诀：**医便龟鹿二仙胶，人参枸杞熬成膏；**
**　　　滋阴益肾填精髓，精极用此疗效高。**

◇常用药：本方由鹿角、龟甲、人参、枸杞子组成。若肢体颤抖、眩晕较著，加天麻、全蝎、石决明；若阴虚火旺，兼见五心烦热、躁动失眠、便秘溲赤，加黄柏、知母、牡丹皮、玄参；若肢体麻木、拘急强直，加木瓜、僵蚕、地龙，重用白芍、甘草。

5. 阳气虚衰

◇临床表现：头摇肢颤，筋脉拘挛，畏寒肢冷，四肢麻木，心悸懒言，动则气短，自汗，小便长或自遗，大便溏；舌质淡，舌苔薄白，脉沉迟无力。

◇治法：补肾助阳，温煦筋脉。

◇代表方：地黄饮子加减。本方补肾助阳添精，温煦筋脉，适用于肾阳衰微，筋脉拘挛，颤抖不止者。

◇歌诀：**地黄饮萸麦味斛，苁戟附桂阴阳补；**
**　　　化痰开窍菖远茯，加薄姜枣暗痱服。**

◇常用药：附子、肉桂、巴戟天益肾温阳；山茱萸肉、熟地黄补肾添精；党参、白术、茯苓、生姜补气健脾，祛痰除湿；白芍、甘草缓急止颤；大便稀溏者，加干姜、肉豆蔻温中健脾；心悸者，加远志、柏子仁养心安神；神疲乏力者，加黄芪、黄精益气健脾；小便自遗者，加益智仁、桑螵蛸暖肾缩尿。

第三节　痉证

【歌诀】

> 痉病项强背反张，四肢抽搐筋失养，
> 外感内伤辨虚实，邪壅经络胜湿汤，
> 羚角钩藤清肝阳，热盛增承白虎汤，
> 心营热盛用清营，通窍活血瘀血伤，
> 导痰汤治痰浊阻，阴虚四物定风珠。

痉证，又称"痉"，是以项背强直、四肢抽搐，甚至口噤、角弓反张为主证的疾病。起病急骤，病情危重，可伴发于高热、昏迷等病症过程中。西医学中的流行性脑膜炎、流行性乙型脑炎、癫痫、破伤风以及各种原因引起的高热或无热惊厥，均可参照本节辨证论治。

【病因病机】

（一）病因

1. 感受外邪

外感风寒湿邪，壅塞经络，以致气血运行不利，筋脉失养，拘挛抽搐而成痉；外感温热之邪，或寒热郁而化热，邪热消灼津液，筋脉失养。或热病邪入营血，引动肝风，扰乱神明而发生痉证。

2. 久病过劳

久病不愈，气血耗伤，气虚血运不畅，瘀血内阻，血虚则不能濡养筋脉，久病脏腑功能失调，或脾不能运化水湿，或肝火灼伤津液，或肺热蒸灼津液，皆能产生痰浊，痰浊阻滞筋脉，筋脉失养而致痉。先天禀赋不足，操劳过度，情志不畅，久之致肝肾阴虚，阴不敛阳，水不涵木，肝阳上亢，阳亢化风而致痉。

3. 误治或失治

误用或过用汗吐下法，如表证过汗及产后失血，风寒误下，疮家误汗等，导致阴精耗伤；汗证、血证、体虚等病症失治，伤精损液，导致津伤脱液，亡血失精，筋脉失养，均可导致痉证的发生。

（二）病机

痉证病在筋脉，属肝所主，尚与心、胃、脾、肾等脏腑关系密切。病理性质有虚实两方面，虚者为脏腑虚损，阴阳、气血、津液不足；实者为邪气壅盛。痉证的病理变化主要在于阴虚血少，筋脉失养。

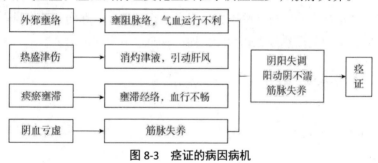

图 8-3 痉证的病因病机

【辨证要点和鉴别诊断】

（一）辨证要点

1. 辨外感与内伤

一般来说，外感致痉多有恶寒、发热、脉浮等表证，即使热邪直犯，可无恶寒，但必有发热。内伤致痉多无恶寒发热之象。

2. 辨虚证与实证

颈项强直，牙关紧闭，角弓反张，四肢抽搐频繁有力而幅度较大者，多属实证；手足蠕动，或抽搐时休时止，神疲倦怠者，多属虚证。

3. 内伤致痉须分阴血亏虚和痰瘀

内伤发痉有虚实之分，虚为阴血亏虚为主，久则阴损及阳而可致阴阳两虚；实为痰浊与瘀血。临证可根据伴随症状及舌脉加以辨别。

（二）鉴别诊断

1. 痫证

以突然仆倒、昏不知人、口吐涎沫、两目上视、四肢抽搐，或口中如作猪羊声为特征；大多发作片刻即自行苏醒，醒后如常人。

2. 厥证

由于阴阳失调，气机逆乱，以突然昏倒、不省人事、四肢逆冷等为主要表现。四肢逆冷，无项背强硬、四肢抽搐等症状是其鉴别要点。

3. 中风

急性发作，以突然昏仆、不省人事，或不经昏仆，但以半身不遂、口舌㖞斜、神志昏蒙等为主要表现，醒后多有后遗症。

4. 颤证

通常起病较慢，病程较久，以头颈、手足不自主颤动、振摇为主要症状。手足颤抖动作，频率较快，多呈持续性，无项背强硬、角弓反张、发热、神昏等症状。

【西医相关疾病及特征性症状】

（1）脑脓肿：颅内压增高，以发热、头痛、呕吐、视盘水肿为主要表现，脓肿大时可出现癫痫、幻觉、瘫痪等。

（2）流行性乙型脑炎：多见于 10 岁以下儿童，蚊类是主要传播媒介，潜伏期 10~15 天，初期主要症状有高热、头痛、恶心、呕吐，极期开始出现意识障碍，昏睡至昏迷。

（3）痉证的项背强急与西医所云的"脑膜刺激征"相似，"四肢抽搐、角弓反张"都是中枢神经系统受到损伤的临床表现，见于多种神经系统疾病和各种原因引起的脑膜炎、脑炎、高热惊厥、肝昏迷、尿毒症以及脑寄生虫病等，因病情危急，必须及时进行相关检查，如血常规、血培养、脑脊液、血电解质等，必要时应做脑 CT、MRI 等检查，以帮助明确诊断。

【辨证论治】

1. 邪壅经络

◇临床表现：头痛，项背强直，恶寒发热，无汗或汗出，肢体酸重，甚至口噤不能语，四肢抽搐；舌苔薄白或白腻，脉浮紧。

◇治法：祛风散寒，燥湿和营。

◇代表方：羌活胜湿汤加减。本方有祛风、散寒、燥湿、解肌和营作用，适用于风寒湿邪阻滞经脉，四肢抽搐，头痛项强者。

◇歌诀：羌活胜湿独防风，蔓荆藁本草川芎；
祛风胜湿止痛良，善治周身风湿痛。

◇常用药：羌活、独活、防风、藁本、川芎、蔓荆子祛风胜湿，散寒通络；葛根、白芍、甘草解肌和营，缓急止痉。若寒邪较甚，项背强急，肢痛拘挛，无汗，病属刚痉，治宜解肌发汗，以葛根汤为主方，葛根、麻黄、桂枝、生姜温经散寒，解肌止痉；芍药、甘草、大枣酸甘缓急，调和营卫。若风邪偏盛，项背强急，发热不恶寒，汗出，头痛，病属柔痉，治宜和营养津，以瓜蒌桂枝汤为主方，方用桂枝汤调和营卫，解表散邪，瓜蒌根清热生津，和络柔筋。

2. 肝经热盛

◇临床表现：高热头痛，口噤啮齿，手足躁动，甚则项背强急，四肢抽搐，角弓反张；舌质红绛，舌苔薄黄或少苔，脉弦细而数。

◇证治概要：邪热炽盛，动风伤津，筋脉失和。

◇治法：清肝潜阳，息风镇痉。

◇代表方：羚角钩藤汤加减。本方有平肝息风、清热止痉作用，适用于肝经热盛，热极动风证。

◇常用药：水牛角、钩藤、桑叶、菊花凉肝息风止痉；川贝母、竹茹清热化痰以通络；茯神宁神定志；白芍、生地黄、甘草酸甘化阴，补养肝血，缓急止痉；口苦苔黄，加龙胆、栀子、黄芩清肝热，泄肝火；高热持续者，加生石膏、寒水石泻热生津；口干渴甚者，加天花粉、麦冬以滋阴清热，生津止渴；痉证反复发作，加全蝎、蜈蚣、僵蚕、蝉蜕息风止痉。

3. 阳明热盛

◇临床表现：壮热汗出，项背强急，手足挛急，甚则角弓反张，腹满便结，口渴喜冷饮；舌质红，苔黄燥，脉弦数。

◇治法：清泄胃热，增液止痉。

◇代表方：白虎汤合增液承气汤加减。前方以清泄阳明实热为主，适用于阳明热盛之证；后方重在滋阴增液，泄热通便，适用于热结阴亏之证。

◇歌诀：**增液承气玄地冬，更加硝黄力量雄；**
温病阴亏实热结，养阴泻热肠道通。

◇常用药：生石膏、知母、玄参、生地黄、麦冬清热养阴生津，濡润筋脉；大黄、芒硝荡涤胃腑积热，软坚润燥；粳米、甘草和胃养阴。热邪伤津而无腑实证者，可用白虎加人参汤，清热救津。抽搐甚者，加天麻、地龙、全蝎、菊花、钩藤等息风止痉之品；热甚烦躁者，加淡竹叶、栀子、黄芩清心泻火除烦；热甚动血，斑疹显现，舌质红绛，加水牛角、生地黄、牡丹皮、赤芍。

4. 心营热盛

◇临床表现：高热烦躁，神昏谵语，项背强急，四肢抽搐，甚则角弓反张；舌质红绛，苔黄少津，脉细数。

◇治法：清心透营，开窍止痉。

◇代表方：清营汤。

本方由水牛角、生地黄、玄参、淡竹叶、麦冬、丹参、黄连、金银花、连翘组成。若高热烦躁，加牡丹皮、栀子、生石膏、知母；若四肢抽搐，角弓反张，加全蝎、蜈蚣、僵蚕、蝉蜕；若神昏谵语，躁动不安，四肢牵急抽搐，角弓反张，酌情选用安宫牛黄丸、至宝丹或紫雪丹。本病临证时须辨其营血热毒深浅轻重，可分别选用化斑汤、清瘟败毒饮、神犀丹化裁。若肢体抽搐无力，面色苍白，四肢厥冷，气短汗出，舌淡，脉细弱，证属亡阳脱证，当予急服独参汤、生脉散。

5. 瘀血内阻

◇临床表现：头痛如刺，痛有定处，形体消瘦，项背强直，四肢抽痛；舌质紫暗，边有瘀斑、瘀点，脉细涩。

◇治法：活血化瘀，通窍止痉。

◇代表方：通窍活血汤。

本方由桃仁、红花、川芎、赤芍、麝香、老葱、生姜、大枣、酒组成。筋脉拘急，瘀血较重，加郁金、地龙、当归尾、水蛭、鸡血藤等。

6. 痰浊阻滞

◇临床表现：头痛昏蒙，神志呆滞，项背强急，四肢抽搐，胸脘满闷，呕吐痰涎；舌苔白腻，脉滑或弦滑。

◇治法：豁痰开窍，息风止痉。

◇代表方：涤痰汤。

本方由制胆南星、制半夏、枳实、茯苓、橘红、石菖蒲、人参、竹茹、甘草、生姜、大枣组成。若言语不利，加白芥子、远志；若痰郁化热，身热、烦躁、舌苔黄腻，脉滑数，加瓜蒌、黄芩、竹茹、天竺黄、竹茹、青礞石；若痰浊上壅，蒙蔽清窍，突然昏厥抽搐，可急用竹沥加姜汁冲服安宫牛黄丸。

7. 阴血亏虚证

◇临床表现：项背强急，四肢麻木，抽搦或筋惕肉瞤，头目昏眩，自汗，神疲气短，或低热；舌质淡或舌红无苔，脉细数。

◇治法：滋阴养血，息风止痉。

◇代表方：四物汤合大定风珠加减。前方以补血调血为主，用治血虚血滞，筋脉失养证；后方重在滋液育阴，柔肝息风，适用于热灼真阴，阴血亏虚，虚风内动证。

◇歌诀：大定风珠鸡子黄，麦地胶芍草麻襄；
　　　　三甲并同五味子，滋阴息风是妙方。

◇常用药：生地黄、熟地黄、白芍、麦冬、阿胶、五味子、当归、麻子仁补血滋阴，柔肝荣筋；生龟甲、生鳖甲、生牡蛎息风止痉；鸡子黄养阴宁心。阴虚内热，心烦者，加白薇、青蒿、黄连、淡竹叶；抽动不安，失眠多梦者，加栀子、首乌藤、炒酸枣仁、生龙骨、生牡蛎；阴虚多汗，时时欲脱者，加人参、沙参、麦冬、五味子；气虚自汗，卫外不固，加黄芪、浮小麦；久病，阴血不足，气虚血滞，瘀血阻络，加黄芪、丹参、川芎、赤芍、鸡血藤，或用补阳还五汤加减；虚风内动，肢体拘紧挛缩，重用生龟甲、生鳖甲、白芍等养阴润筋之品，加全蝎、天麻、钩藤。

第四节 痿证

【歌诀】

> 痿病痿弱筋脉患，肢软无力甚则瘫，
> 肺热津伤清燥肺，湿热浸淫二妙丸，
> 脉络瘀阻圣愈补，脾胃亏虚参苓术，
> 肝肾亏损为虚证，养阴清热虎潜丸。

痿证是以肢体筋脉弛缓，软弱无力，不能随意运动为主证，或伴有肌肉萎缩的一种病症。临床以下肢痿弱较为常见，亦称"痿躄"。"痿"是指机体痿弱不用；"躄"是指下肢软弱无力，不能步履之意。西医学中的吉兰-巴雷综合征、重症肌无力、运动神经元疾病、脊髓病变、肌肉病变、周期性瘫痪等均属于本病范畴，可参照本节辨证论治。

【病因病机】

（一）病因

1. 感受温毒

温热毒邪内侵，或病后余邪未尽，低热不解，或温病高热持续不退，皆令内热燔灼，伤津耗气，肺热叶焦，津伤失布，不能润泽五脏，五体失养而痿弱不用。

2. 湿热浸淫

久处湿地或涉水淋雨，感受外来湿邪，湿热浸淫经脉，营卫运行受阻，或郁遏生热，或痰热内停，蕴湿积热，浸淫筋脉，气血运行不畅，致筋脉失于濡养而致痿。

3. 饮食毒物所伤

素体脾胃虚弱或饮食失节，劳倦思虑过度，或久病致虚，中气受损，脾胃受纳、运化、输布精微的功能失常，气血津液生化之源不足，无以濡养五脏，以致筋骨肌肉失养；脾胃虚弱，不能运化水湿，聚湿成痰，痰湿内停，客于经脉；或饮食失节，过食肥甘。嗜酒辛辣，损伤脾胃，运化失职，湿热内生，均可致痿。此外，服用或接触毒性药物，损伤气血经脉，经气运行不利，脉道失畅，亦可致痿。

4. 久病房劳

先天不足，或久病体虚，或房劳太过，伤及肝肾，精损难复；或劳逸太过而伤肾，耗损阴精，肾水亏虚，筋脉失于灌溉濡养。

5. 跌扑瘀阻

跌打损伤，瘀血阻络，新血不生，经气运行不利，脑失神明之用，发为痿证；或产后恶露未尽，瘀血流注于腰膝，以至于气血瘀阻不畅，脉道不利，四肢失于濡养滋养。

（二）病机

痿证病变部位在筋脉肌肉，但根于五脏虚损。肺主皮毛，脾主肌肉，肝主筋，肾主骨，心主血脉，五脏病变，皆能致痿，上述各种致病因素，毛伤五脏精气，致使精血津液亏损。而五脏受损，功能失调，生化乏源，又加重了精血津液的不足，筋脉肌肉因之失养而弛纵，不能束骨而利关节，以致肌肉软弱无力，消瘦枯萎，发为痿证。

痿证病变累及五脏，且常相互传变。一般而言，本病以热证、虚证为多，虚实夹杂者亦不少见。临证常表现为因实致虚、因虚致实和虚实错杂的复杂病机。

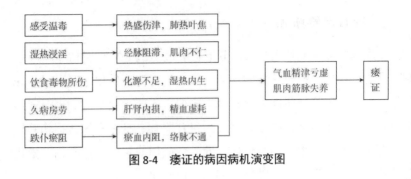

图 8-4 痿证的病因病机演变图

【辨证要点和鉴别诊断】

（一）辨证要点

1. 辨脏腑病位

痿证初起，症见发热、咳嗽、咽痛，或在热病之后出现肢体软弱不用者，病位多在肺；凡见四肢痿软无力、神疲肢倦、纳呆便溏、下肢微肿，病位多在脾胃；凡以下肢痿软无力明显，甚则不能站立、腰膝酸软、头晕耳鸣、遗精阳痿、月经不调，病位多在肝肾。

2. 辨标本虚实

痿证以虚为本，或本虚标实。因感受温热毒邪或湿热浸淫者，多急性发病，病情进展较快，属实证。热邪最易耗津伤正，故疾病早期常见虚实错杂。内伤积损，久病不愈，主要为脾胃虚弱和肝肾阴虚，多属虚证，但又常兼夹郁热、湿热、痰浊、瘀血，而虚中有实。跌打损伤，瘀阻脉络，或痿证日久，气虚血瘀，也属常见。

（二）鉴别诊断

1. 痹证

痹证日久因关节活动障碍，肌肉可出现失用性萎缩，其显著特点病变部位因气血闭阻不通而产生肢体关节、肌肉和筋脉疼痛酸胀、屈伸不利等症。但痿证无肢体关节疼痛，以肢体痿软无力或伴肌肉萎缩为主要表现，病变部位可见于一侧或两侧，或上肢或下肢，或四肢同时发病；两者在病机及治疗上亦各不相同。

2. 痹证及偏枯

痹证又称风痹；偏枯又名偏风，以半身不遂、废而不用为主证，属中风后遗症。病初常有神志改变，并伴有语言謇涩或口眼㖞斜等症。而痿证的肢体软弱无力可为身体的某一部位，无半身的定位症状，亦无口眼㖞斜等症。

【西医相关疾病及特征性症状】

1. 重症肌无力

初期眼或肢体酸胀不适，天气炎热或月经来潮时疲乏加重，随着病情发展，骨骼肌明显疲乏无力，特点是晨轻暮重。

2. 进行性肌营养不良

进行性加重的肌肉无力和萎缩，可以早至胎儿期，也可以在成年后。

【辨证论治】

1. 肺热津伤

◇临床表现：发病急，病起发热，或热后突然出现肢体软弱无力，兼见皮肤干燥，心烦口渴，咳呛少痰，咽干不利，小便黄赤或热痛，大便干燥；舌质红，苔黄，脉细数。

◇证机概要：肺燥伤阴，五脏失润，筋脉失养。

◇治法：清热润燥，养阴生津。

◇代表方：清燥救肺汤加减。本方有清热润燥、养阴宣肺的作用，适用于温燥伤肺，气阴两伤之证。

◇常用药：北沙参、西洋参、麦冬、生甘草甘润生津养阴；阿胶、胡麻仁养阴血以润燥；生石膏、桑叶、苦杏仁、枇杷叶清热宣肺。身热未退，高热，口渴有汗，可重用生石膏，加金银花、连翘、知母以清气分之热，解毒祛邪；咳嗽痰多，加瓜蒌、桑白皮、川贝母宣肺清热化痰；呛咳少痰，咽喉干燥，加玄参、天花粉、芦根以润肺清热。身热已退，兼见食欲减退，口干咽干较甚，此时胃阴亦伤，宜用益胃汤加石斛、天冬、炒麦芽。

2. 湿热浸淫

◇临床表现：起病较缓，逐渐出现肢体困重，痿软无力，下肢或两足痿弱尤甚，兼见微肿，手足麻木，扪及微热，喜凉恶热，或有发热，胸脘痞闷，小便赤涩热痛；舌质红，苔黄腻，脉濡数或滑数。

◇证机概要：湿热浸渍，壅遏经脉，营卫受阻。

◇治法：清热利湿，通利经脉。

◇代表方：加味二妙丸加减。本方清热利湿，通利筋脉，用于湿热内盛，筋脉阻滞之证。

◇歌诀：二妙散中苍柏煎，若云三妙牛膝添；
　　　　四妙再加薏苡仁，湿热下注痿痹瘿。

◇常用药：苍术、黄柏清热燥湿；萆薢、防己、薏苡仁渗湿分利；蚕砂、木瓜、牛膝利湿通络；龟甲滋阴壮骨。湿邪偏盛，胸脘痞闷，肢重且肿，加厚朴、茯苓、枳壳、陈皮以理气化湿；夏令季节，加藿香、佩兰芳香化浊、健脾祛湿；热邪偏盛，身热肢重，小便赤涩热痛，加忍冬藤、连翘、蒲公英、土茯苓清热解毒利湿；湿热伤阴，兼见两足焮热，心烦口干，舌质红或舌苔中剥，脉细数，可去苍术，重用龟甲，加玄参、山茱萸、生地黄；病史较久，兼有瘀血阻滞者，肌肉顽痹不仁，关节活动不利或有痛感，舌质紫暗，脉涩，加丹参、鸡血藤、赤芍、桃仁、红花。

3. 脾胃虚弱

◇临床表现：起病缓慢，肢体软弱无力逐渐加重，神疲肢倦，肌肉萎缩，纳呆便溏，兼见少气懒言，面色㿠白或萎黄无华，面浮；舌淡，苔薄白，脉细弱。

◇证机概要：脾虚不健，生化乏源，气血亏虚，筋脉失养。

◇治法：补中益气，健脾升清。

◇代表方：参苓白术散、补中益气汤加减。前方以健脾益气利湿为主，用于脾胃虚弱，健运失常，水湿内盛者；后方重在健脾益气养血，用于中气不足，气血亏虚者。

◇常用药：人参、白术、山药、扁豆、莲子、甘草、大枣补脾益气；黄芪、当归益气养血；薏苡仁、茯苓、砂仁、陈皮健脾和胃，理气化湿；升麻、柴胡升举清阳。脾胃虚者，易兼夹食积不运，当健脾助运，导其食滞，酌佐谷麦芽、山楂、神曲；气血虚甚者，加西洋参、黄精、阿胶；气血不足兼有血瘀，唇舌紫暗，脉兼涩象者，加丹参、川芎、川牛膝；如人痰多或脾虚湿盛，可用六君子汤加减。

4. 肝肾亏损

◇临床表现：起病缓慢，渐见肢体痿软无力，尤以下肢明显，兼见腰膝酸软，不能久立，甚至步履全废，腿胫大肉渐脱，或伴有眩晕耳鸣，舌咽干燥，遗精或遗尿，或女性月经不调；舌红少苔，脉细数。

◇证机概要：肝肾亏虚，阴精不足，筋脉失养。

◇治法：补益肝肾，滋阴清热。

◇代表方：虎潜丸加减。本方滋阴降火，强壮筋骨，用于治疗肝肾亏损，阴虚内热证。

◇歌诀：**虎潜足痿是妙方，虎骨陈皮并锁阳；**
龟板干姜知母芍，再加柏地做丸偿。

◇常用药：虎骨（狗骨代）、牛膝壮筋骨，利关节；熟地黄、龟甲、知母、黄柏添精补髓，滋阴清热；锁阳温肾益精；当归、白芍养血柔肝；

干姜、陈皮温中理气和胃，既防苦寒败胃，又使滋而不腻。病久阴损及阳，阴阳两虚，兼有神疲，怯寒怕冷，阳痿早泄，尿频而清，脉沉细无力，不可过用寒凉以伐生气，去黄柏、知母，加淫羊藿、鹿角霜、紫河车、附子、肉桂，或用鹿角胶丸、加味四斤丸；若症见面色无华或萎黄，头昏心悸，加黄芪、党参、何首乌、龙眼肉、当归以补气养血；腰脊酸软，加杜仲、续断、补骨脂、狗脊补肾壮腰；热甚者，可去锁阳、干姜，或用六味地黄丸加牛骨、鹿角胶、枸杞子滋阴补肾，以去虚火；遗精遗尿者，加金樱子、桑螵蛸、覆盆子缩尿止遗。

5. 脉络瘀阻证

◇临床表现：久病体虚，四肢痿弱，肌肉瘦削，手足麻木不仁，四肢青筋显露，肌肤甲错；舌痿伸缩不利，舌质暗淡或有瘀点瘀斑，脉细涩。

◇证机概要：气虚血瘀，阻滞经络，筋脉失养。

◇治法：益气养营，活血行瘀。

◇代表方：圣愈汤、补阳还五汤加减。前方以益气养血为主，用于气血亏虚，血行滞涩，经脉失养证；后方重在补气活血通络，用于气虚无力推动血行，经脉络阻证。

◇歌诀：**圣愈汤有党芪归，川芎白芍熟地随；**
气虚血虚血瘀证，益气养血活血瑞。

◇常用药：人参、黄芪益气；当归、川芎、熟地黄、白芍养血和血；川牛膝、地龙、桃仁、红花、鸡血藤活血化瘀通脉。手足麻木，舌苔厚腻者，加薏苡仁、木瓜化湿通络；下肢痿软无力，加杜仲、补骨脂、桑寄生补肾壮骨。若见形体消瘦，手足痿弱，为瘀血久留，可用圣愈汤送服大黄䗪虫丸，补虚活血，以丸缓图。

第五节 腰痛

【歌诀】

> 腰痛悠悠酸无力，肾着沉沉不转移，
>
> 重着而热苔黄腻，痛如锥刺属血瘀，
>
> 左右归丸肾虚主，甘姜苓术金匮立，
>
> 四妙身痛逐瘀施，综合治疗勿劳欲。

腰痛又称"腰脊痛"，是腰脊或脊旁部位疼痛为主要表现的病症。其发病有急性和慢性之分。急性腰痛，病程较短，腰部多拘急疼痛、刺痛，脊柱两旁有明显的压痛，慢性腰痛，病程较长，时作时止，腰部多隐痛或酸痛。西医学中的腰肌纤维炎、强直性脊柱炎、腰椎骨质增生、腰椎间盘病变、腰肌劳损等腰部病变均属于本病范畴，可参照本节辨证论治。

【病因病机】

主要有内伤、外感与跌仆挫伤，病机为筋脉痹阻，腰府失养；内伤多责之于禀赋不足，肾亏腰腑失养；外感为风、寒、湿、热诸邪痹阻经脉，或劳力扭伤，气滞血瘀，经脉不通而致腰痛。

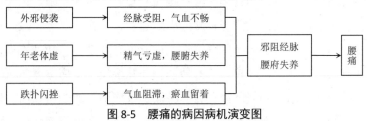

图 8-5 腰痛的病因病机演变图

【辨证要点和鉴别诊断】

（一）辨证要点

1. 辨别外感内伤

外感腰痛是由感受风寒湿热等外邪所致，一般腰痛多实证，表现为起病较急，病程较短，腰痛明显，以刺痛或钝痛为主。腰为肾之腑，内伤腰痛多虚证且痛无休止，常伴有不同程度的功能障碍，以腰酸痛为多见，或表现为腰部隐痛或沉重。

2. 辨别腰痛性质

外感腰痛是由感受风、寒、湿、热等外邪所致。腰重痛，卧时不能转侧，行时重痛无力者，属湿；腰冷痛，得热则舒，四肢倦怠，形寒肢冷，渐拘急者，属寒；腰部热痛，身热汗出，小便热赤，舌苔黄腻者，属湿热。

3. 注意经络部位

在辨证时应注意从腰痛的部位、疼痛的性质及伴随症状来判别病变所在的经络。腰痛引背者，病在太阳经；腰痛不可俯仰者，病在少阳经；腰痛不可前后转动者，病在阳明经；腰痛引脊者，病在少阴经；腰痛引少腹，上至胁者，病在太阴经；腰痛引阴器者，病在厥阴经。除六正经外，冲、任、督、带、阳维脉等诸经之病皆可导致腰痛。冲脉腰痛，腰以下如有模木居茎中，烦热，或有遗溲；任脉腰痛，腰痛漯漯然汗出，汗止则欲饮水，以致阴气下溢；督脉腰痛，腰痛则不能左右或前后仰；带脉腰痛则不可俯仰而有安血，令人腰痛如引带，常如折腰状；阳维脉腰痛则痛上怫然肿。

4. 辨别在气在血

腰痛有在气或在血之分。病在气分者，其痛多为胀痛，病势时作时止，痛无定处，聚散无常，走窜作痛；病在血分者，其痛多为刺痛，痛势绵绵不绝，痛处固定，或可扪及条块状物，痛无休止，多昼轻夜重。

（二）鉴别诊断

1. 背痛

背痛是指由于身体某组织受伤或妊娠、肥胖、不佳的静态姿势等所致的背脊以上部位出现疼痛的症状。

2. 尻痛

尻痛是尻骶部位的疼痛。

3. 胯痛

胯痛是指尻尾以下及两侧胯部的疼痛。

4. 肾痹

肾痹是指腰背强直弯曲、不能屈伸、行动困难而言，多由骨痹日久发展而成。

【西医相关疾病及特征性症状】

1. 急性肾盂肾炎

腰酸痛，伴有尿频、急、痛；血尿及排尿困难。

2. 强直性脊柱炎

初为腰骶痛，晨僵，类似坐骨神经痛。晚期常伴有严重骨质疏松，易发生骨折。

3. 腰椎间盘突出

腰痛伴坐骨神经痛，腰痛限于腰骶部。

【辨证论治】

1. 寒湿腰痛

◇临床表现：腰部冷痛重着，转侧不利，静卧病痛不减，寒冷或阴雨天加重；舌质淡，苔白腻，脉沉而迟缓。

◇治法：散寒行湿，温经通络。

◇代表方：甘姜苓术汤加减。本方即《金匮要略》肾着汤，有温中、散寒、化湿作用，适用于寒湿闭阻经脉而致腰脊疼痛之症。

◇歌诀：**肾着汤内用干姜，茯苓甘草白术襄；**
伤湿身痛与腰冷，亦名甘姜苓术汤。

◇常用药：干姜、甘草散寒暖中；茯苓、白术健脾胜湿；桂枝、苍术温经散寒燥湿；独活、牛膝祛风湿，利腰膝，且能引药入经。若寒邪偏胜，腰冷痛拘急，可加制附片或制川乌、制草乌、细辛温经祛寒止痛；湿邪偏胜，痛引下肢，酸重无力，加生薏苡仁、防己、五加皮、晚蚕沙祛湿散邪；风湿相合，腰痛引及肩背、腿膝，加防风、独活、秦艽祛风通络。中成药可服用大活络丸。

2. 湿热腰痛

◇临床表现：腰部疼痛，重着而热，暑湿阴雨天气加重，活动后或可减轻，身体困重，小便短赤；舌质红，苔黄腻，脉濡数或弦数。

◇治法：清热利湿，舒筋止痛。

◇代表方：四妙丸加味。本方有清利湿热、舒筋通络、强壮腰脊作用，治湿热在下、腰膝酸痛、尿黄赤等症。

◇常用药：苍术、黄柏、生薏苡仁清利下焦湿热；防己、草薢、泽桐皮、络石藤清热利湿，舒筋通络；牛膝益肾利腰，通利经脉，并能引药下行。若肾与膀胱湿热偏盛，伴有小便热赤，量少，加泽泻、木通、白茅根、车前草清热利湿；湿热耗阴，口咽干燥，手足心热，舌质红，酌加生地黄、知母、女贞子、墨旱莲，选用药物要注意滋阴而不恋湿。

3. 瘀血腰痛

◇临床表现：腰痛如刺，痛有定处，痛处拒按，日轻夜重，轻者俯仰不便，重者不能转侧；舌质暗紫，或有瘀斑，脉涩。部分患者有跌仆闪挫病史。

◇治法：活血化瘀，通络止痛。

◇代表方：身痛逐瘀汤、抵当汤加减。前者祛风通络，活血化瘀，用于风湿邪痹经络、腰部，气血瘀滞而致周身及腰部疼痛，转侧不利之症。后者破血逐瘀，通络止痛，用于瘀血阻滞之腰痛。

◇歌诀：**身痛逐瘀膝地龙，羌秦香附草归芎；**
黄芪苍柏量加减，要紧五灵桃没红。

◇歌诀：**抵当汤丸用大黄，水蛭虻虫桃仁帮；**
驱瘀活血皆峻猛，顽固瘀血能除光。

◇常用药：当归、川芎、桃仁、红花、赤芍活血祛瘀通络；没药、五灵脂、穿山甲、土鳖虫、水蛭破瘀通络；牛膝引药下行，祛瘀利腰。兼有风湿者，加独活、秦艽；腰痛引胁，胸胁胀痛不适，加柴胡、郁金理气通络；尿血，尿色暗红或夹血块，加大蓟、小蓟、白茅根，并吞服三七、琥珀祛瘀止血；体位不正，闪扭挫伤者，加乳香、延胡索行气活血止痛；病久肾虚，伴有形体消瘦、腰膝无力者，加杜仲、川继断、桑寄生、熟地黄补肾强筋利腰。

4. 肾虚腰痛

（1）肾阴虚。

◇临床表现：腰痛隐隐作痛，酸软无力，缠绵不愈，心烦少寐，口燥咽干，面色潮红，手足心热；舌红少苔，脉弦细数。

◇治法：滋补肾阴，濡养筋脉。

◇代表方：左归丸。滋养肾阴，治肾阴不足，精气内伤，腰膝疼痛，腿细酸软。

◇常用药：熟地黄、枸杞子、山茱萸、山药、龟甲胶以滋补肾阴；菟丝子、鹿角胶、牛膝温肾壮腰，阳中求阴。

（2）肾阳虚。

◇临床表现：腰部隐隐作痛，酸软无力，缠绵不愈，局部发凉，喜温喜按，遇劳更甚，卧则减轻，常反复发作，面色㿠白，肢冷畏寒；舌质淡，苔薄白，脉沉细无力。

◇治法：补肾壮阳，温煦经脉。

◇代表方：右归丸。

◇常用药：肉桂、附子、鹿角胶、杜仲、菟丝子温补肾阳，强壮腰膝；熟地黄、山药、山茱萸、枸杞子滋阴益肾，阴中求阳。无明显阴阳偏虚者，可服用青娥丸补肾壮腰止痛。

此外，因脾失健运，不能化生精微，充养形体，消瘦乏力，中气下陷，或行立较久，劳力负重太过，耗损肾气，而致腰酸腰痛，气短神疲者，治当补肾健脾，益气升提，培补后天以资先天，在补肾药中加党参、黄芪、升麻、白术以益气升举。腰痛病初多表现为寒湿证；寒湿郁而化热，则可出现湿热证；寒湿、湿热阻络日久，既可与瘀血证并见，亦可与肾精亏虚证并见；老年体虚者，病初即可呈现肾精亏虚证。